clave

El doctor **David Grotto**, nutriólogo certificado y antiguo portavoz de la Academia de Nutrición y Dietética, es fundador y presidente de Nutrition Housecall, una firma consultora que ofrece todo tipo de servicios en salud y nutrición. Es autor también de *101 alimentos que pueden salvarte la vida* y *101 Optimal Life Foods*. Vive con su familia a las afueras de Chicago.

Lo mejor que

puedes comer

De la A a la Z, la guía nutricional definitiva
para llenarte de energía, de salud y de belleza

Dr. David Grotto

Prólogo de
Lisa Lillien, autora de *Hungry Girl*

Traducción de
Ariadna Molinari Tato

DEBOLS!LLO

Lo mejor que puedes comer
De la A a la Z, la guía nutricional definitiva
para llenarte de energía, de salud y de belleza

Título original: *The Best Things You Can Eat*

Primera edición en Debolsillo: abril, 2017

D. R. © 2012, David Grotto

D. R. © 2017, derechos de edición mundiales en lengua castellana:
Penguin Random House Grupo Editorial, S. A. de C. V.
Blvd. Miguel de Cervantes Saavedra núm. 301, 1er piso,
colonia Granada, delegación Miguel Hidalgo, C. P. 11520,
Ciudad de México

www.megustaleer.com.mx

D. R. © 2014, Ariadna Molinari Tato, por la traducción

ISBN: 978-607-315-288-4

Impreso en México – *Printed in Mexico*

El papel utilizado para la impresión de este libro ha sido fabricado a partir de madera procedente
de bosques y plantaciones gestionadas con los más altos estándares ambientales, garantizando
una explotación de los recursos sostenible con el medio ambiente y beneficiosa para las personas.

Penguin
Random House
Grupo Editorial

Para mi padre y mi segunda madre, Sandy.
¡Gracias por estar siempre a mi lado!

Índice

PRIMERA SECCIÓN

Nutrientes vitales

SEGUNDA SECCIÓN

La mejor comida para lo que te aqueja

Agradecimientos

Les estaré eternamente agradecido a todos los aquí mencionados por su ayuda, su guía y su apoyo.

Primeramente, me gustaría darle las gracias a mi increíble esposa, Sharon, y a nuestras tres hermosas hijas, Chloe, Katie y Madison, por su inmensa paciencia a lo largo de este proceso. Estoy consciente del gran sacrificio que han hecho para permitirme terminar este libro: ¡las quiero muchísimo!

Gracias a mis asistentes de investigación, Kirsten Bohrnell, Erin Dubich, Brian Glasser Mayrsohn, Cristian Mendoza y Sheila Seybolt, cuya ayuda fue invaluable para que este libro se hiciera realidad.

Gracias a mis asesoras para este libro: Lisa Young, Annette Maggi y Roberta Duyff. Agradezco sus consejos sobre cómo presentar toda esta información.

A mis colaboradores expertos Nancy Clark, Jan Dowell, Janet Brill, Toby Smithson, Karen Collins y Toby Amidor, ¡gracias por compartir su sabiduría con tanta generosidad!

Gracias especialmente a Roseann Rust, Christine Gerbstadt, Elizabeth Ward, Wendy Jo Peterson, Joanne Litchen; a la Academia de Nutrición y Dietética (Academy of Nutrition and Dietetics); a Catherine Arnold y al resto del equipo del Departamento de Nutrición la Universidad Benedictina; a Bob True, Kirsten Straughan y al equipo del Departamento de Ciencia Nutricional de la Universidad de Illinois-Chicago. A mi publicista, Jenna Gilligan; a mi editora, Renée Sedliar, y a todo el equipo en Da Capo Lifelong Books que hizo posible este libro; a mi agente literario, Rick Broadhead, y a mi vocera, Beth Shepard.

A todos mis amigos, colegas y socios por apoyarme siempre a mí y a mi trabajo, les doy las gracias desde el fondo de mi corazón.

Prólogo

A todos aquellos que no saben quién soy, les cuento que soy mejor conocida como *Hungry Girl*, que es el nombre de mi servicio de correo electrónico diario gratuito, mediante el cual se envían consejos, trucos, hallazgos, recetas e información en general sobre pérdida de peso, dietas, elecciones inteligentes al momento de comer y, en general, sobre la comida en el mundo real. Aunado a los correos diarios, aparezco regularmente en televisión en mi propio programa en Food Network & Cooking Channel y tengo una serie de libros. Soy también una TREMENDA fan de David Grotto. Cuando me presento, suelo decir: "No soy nutrióloga, sólo tengo hambre". Pero cuando necesito el consejo y la experiencia de un dietista registrado de primera categoría, sé a quién acudir.

Conocí a Dave en el aeropuerto de Frankfurt, camino a Italia para una conferencia sobre alimentos. Todo esto suena mucho más glamoroso de lo que en realidad fue, aunque sin duda la reunión fue memorable. A los pocos minutos de que me hubieran presentado a Dave, él ya estaba tomando fotos de nuestros zapatos porque estaba sorprendido de la diferencia de tamaños: sí, Dave se entretiene fácilmente (y, en efecto, sí tiene pies enormes). Supe de inmediato que Dave y yo nos haríamos amigos. Buenos amigos. Es cálido, simpático, genuino, divertido y una de las personas más inteligentes y más informadas que he conocido en mi vida. Esa combinación de atributos también lo ha vuelto único en su campo. Muy a menudo la información sobre la salud y la alimentación viene presentada de un modo muy complicado, muy difícil de digerir o, francamente, aburridísimo. Dave siempre logra transmitir su mensaje con humor y desenfado a la vez que siempre mantiene la autoridad.

Poco después de que conocí a Dave, un amigo entrañable de toda la vida fue diagnosticado con diabetes. Mi amigo se negó a tomar pastillas: quería combatir la enfermedad a través de la pérdida de peso y mediante la alimentación. Cuando mi amigo acudió a mí para pedirme ayuda, lo primero que hice fue llamar a Dave; él inmediatamente voló a Los Ángeles y le dio a mi amigo un curso intensivo de nutrición, lo llevó de compras y lo hizo sentir mejor al mostrarle todo lo que podía comer (en contraste con la lista "Esto es todo lo que NO puedes comer"). Seis meses después, era momento para un nuevo examen sanguíneo. Mi amigo y su doctor estaban impactados y emocionados por los increíbles resultados del nuevo examen, sólo por comer correctamente y perder peso. Los únicos responsables de esta proeza fueron David y la determinación de mi amigo.

Esta obra es un ejemplo fantástico del increíble trabajo de Dave. De hecho, se parece mucho a él. Es un libro que se preocupa, que entretiene, que informa y con el que es muy fácil identificarse. A todos nos han dicho en algún momento que debemos comer más de un mineral o vitamina determinada; que tenemos algún problema de salud que podría beneficiarse de un cambio en nuestra dieta… Después, solemos correr al internet para *googlearlo* y terminamos confundidos, bombardeados por tanta información y tantos mensajes encontrados a cada clic. Este libro enmienda todo eso. Dave ha hecho un trabajo muy intenso y ha puesto todo a nuestro alcance a modo de (si me permiten la expresión) pequeños y deliciosos bocados. Incluso aquellos que tienen dificultades para concentrarse se beneficiarán del enfoque inteligente, con sentido común, y de la escritura ingeniosa y refrescante de Dave.

Conozco a Dave, y si él pudiera, definitivamente iría en persona a cada una de sus casas para apoyarlos en su nutrición. Este libro es un paso en ese sentido.

LISA LILLIEN, autora de *Hungry Girl*

Introducción

Los estadounidenses están enamorados de las listas. Ya sea que se trate de la lista anual de la gente más rica del mundo publicada por *Forbes*, la lista del consumidor de los vehículos más seguros para la familia, la lista anual y muy anticipada sobre los nombres de bebés más populares en Estados Unidos, o la de un *blogger* cualquiera que enlista sus canciones favoritas del año. Nos encantan los *rankings*. Son una presencia constante en periódicos, revistas, comunicados de prensa y programas de televisión, y son una de las fuentes favoritas de contenido en la blogósfera, donde se esparcen viralmente por medio de correos electrónicos y redes sociales, para luego ser tema de conversación en las fiestas, las cenas familiares e incluso las discusiones acaloradas. La incansable popularidad de las listas se debe a nuestra insaciable curiosidad por saber qué hay en ellas. ¿Quién no quisiera echarle un vistazo a la lista de los *1001 lugares que ver antes de morir*?

Las listas de alimentos no son distintas. Cuando *The New York Times* publicó una lista de "Los 11 mejores alimentos que no estás comiendo", en 2008, los lectores curiosos aterrizaron masivamente en el sitio web del periódico, haciendo de este artículo una de las historias más leídas de 2009. Cuando investigadores estadounidenses revelaron que una dieta alta en beta caroteno puede ayudar a prolongar la vida, las listas de alimentos ricas en beta caroteno comenzaron a publicarse aquí, allá y acullá. Y, a la vez que todas estas listas pueden ayudar, también son abrumadoras. Los nutriólogos (como yo) y los expertos médicos nos bombardean todo el tiempo con listas de alimentos importantes, desde las mejores fuentes de fibra hasta lo mejor que puedes comer antes de ejercitarte. Mantener todas estas listas presentes en tu cabeza requiere una hoja de cálculo.

Lo mejor que puedes comer es el primer libro dedicado a la clasificación de los alimentos, con base en los últimos hallazgos científicos sobre comida y nutrición, que ofrece al lector un compendio irresistible de sabiduría alimentaria: es una guía de consulta acreditada, informativa y reveladora que pone un alimento frente a otro y revela cuáles son los alimentos más benéficos en infinidad de categorías. Si siempre te has preguntado qué alimento es más alto en vitamina C o en qué alimentos puedes confiar cuando tienes un malestar estomacal, *Lo mejor que puedes comer* tiene las respuestas... y una que otra sorpresa.

Lo mejor que puedes comer está organizado en tres secciones: "Nutrientes vitales", que contiene capítulos sobre vitaminas, minerales, grasas, fibras y fitoesteroles; "La mejor comida para lo que te aqueja", la cual contiene información sobre la digestión, la salud cardiovascular, la glucosa en sangre, la salud bucal y lo mejor tanto para adentro como para afuera, y "Lo mejor de lo mejor", donde se presentan las superestrellas alimenticias y se responde la pregunta: "¿Quién es el rey en las categorías de granos, lácteos, frutas y verduras, frutos secos, fuentes de proteína y tentempiés?", además de ahondar en los mejores alimentos para complementar el ejercicio, mejorar la memoria y ayudar al sueño. En términos generales, en este libro encontrarás tres secciones, 10 capítulos y 60 listas.

Cada lista es rica en contenido, pues está colmada de datos y estadísticas fascinantes, de los últimos hallazgos científicos y de información útil para vivir más sanamente. Cada una de estas listas incluye:

La punta del *iceberg*. No te haré esperar para que sepas cómo termina la película. Abre la página del comienzo de cada lista y ¡bam! Ahí lo tienes. Encontrarás la lista de los mejores alimentos en cada categoría, con sus respectivas porciones y la cantidad exacta del nutriente en cuestión que contiene cada porción.

Las porciones incluidas en este libro están tomadas directamente de las recomendaciones de MyPlate.gov, la página oficial del Departamento de Agricultura de Estados Unidos (USDA) sobre nutrición. Éstas pueden ser distintas de las porciones que lees en etiquetas, en otros libros o en otras páginas de internet, pero se trata de las mejores y más recientes recomendaciones publicadas en la Guía Nutricional para Estados Unidos 2010. También tenía sentido comparar los alimentos de este modo para establecer *rankings*. Otras listas utilizan el estándar de 100 gramos, presuntamente la manera más justa de hacer comparaciones. Sin embargo, si la comida es ligera de peso, puedes obtener un número artificialmente elevado, como ocurre con el cereal listo para comer. Digamos que queríamos comparar el hierro contenido en los cereales para desayuno más comunes con base en la comparación de los 100 gramos. Esa cantidad se traduciría en 2 tazas de cereal de fibra con pasas, ¡y alrededor de 7 tazas de arroz inflado! ¿Ves a qué me refiero? De manera mucho más razonable, los lineamientos de MyPlate.com se refieren a 1¼ de taza de cereal de arroz inflado como una porción; y, para el cereal de fibra con pasas, una taza se considera una porción. Así que no te preocupes: las porciones que se presentan en este libro son muy sensatas.

Mención honorífica. ¿No te gustaría saber qué alimentos se quedaron a nada de la recta final? ¿Qué tal si no estás muy dispuesto a comer los alimentos del Top 7? Quizás el número 8 o el número 9 sean justo lo que necesitas.

Mejores grupos alimenticios. Un tema recurrente en la lista que te interesa. Por ejemplo, los alimentos con niveles más altos de potasio suelen estar en las categorías de frutas, verduras y lácteos bajos en grasa.

¿Qué es este nutriente/padecimiento y por qué es tan importante? Esta sección ofrece un resumen general del nutriente o de la afección médica. Se explican las deficiencias y las condiciones adversas de salud que pueden surgir si no se resuelven ciertas deficiencias.

¿Sabías que...? Trivialidades, exquisiteces y fascinantes hallazgos científicos sobre el nutriente, el alimento o la afección médica en cuestión.

¿Cuánto es suficiente? Esta sección muestra lo que es recomendable para una buena salud, ya sea la cantidad dctcrminada de un nutriente o el número de raciones de fruta que debes comer al día, presentadas por edad y género.

¡Demasiado! Cuando se trata de nutrientes, más no siempre significa mejor. El exceso puede ser potencialmente peligroso si supera el límite establecido. Por lo regular es un problema cuando se consumen suplementos alimenticios, más que cuando hablamos de la ingesta de un alimento en particular.

¿Suplementos? ¿Existen suplementos alimenticios disponibles que pueden ayudarte a acortar la brecha? ¿En qué formato se presentan? Esta sección provee información básica y recomendaciones sobre suplementos, aunque siempre recomiendo que consultes la opinión de un nutriólogo certificado o de algún otro profesional de la salud debidamente calificado cuando se trata de determinar qué suplemento alimenticio es el mejor para ti.

Por cada alimento específico incluido en una lista, encontrarás las excelentes fuentes de nutrientes que el alimento o la bebida ofrece, así como los beneficios científicamente comprobados del alimento en cuestión, aunado a reveladores datos sobre el mismo, como país de origen, variedades y sabiduría popular en torno a éste.

¡Alimento que sorprende!

He aquí la información que nunca esperabas encontrar. Algunos alimentos que sorprenden contemplan alternativas que no son las más sanas en el mundo, aunque pueden tener un alto contenido del nutriente en cuestión. Por ejemplo, ¡el chocolate! Te sorprenderá comprobar cuántas veces aparece el chocolate a lo largo del libro. Y, no sé a ti, pero a mí me da mucho gusto que así sea. El cacao contenido en el chocolate es sorprendentemente saludable, aunque engullir varias barras de este producto en una sentada no lo sería. Como con muchas cosas buenas, la moderación es la clave.

Un poco más sobre el sistema de *ranking*

Consulté la mejor y más reciente versión de la base de datos número 24 del USDA como guía acreditada para determinar qué alimentos eran líderes en cada una de las 33 listas de nutrientes vitales. Cuando empecé mi investigación, creí que esta sección sería muy sencilla de armar, pues asumía que el USDA había hecho ya la parte más difícil del trabajo al enumerar los alimentos siguiendo cierta lógica. Había experimentado con listas de alimentos ricos en nutrientes provenientes de otros libros de nutrición y de dietas, así como de internet, las cuales derivaban de la misma base de datos utilizada para este libro. Por lo tanto, pensé que la única ventaja que tendría hacer un libro propio sería tener todas las listas reunidas en una guía de referencia de bolsillo. Pero luego noté algo extraño cuando intenté hacer mi primera lista sobre potasio. El alimento en el primer lugar de alimentos altos en potasio, según la edición 24 de la lista de referencia del USDA, era una taza de pasta de tomate. ¡¿Qué?! ¿Quién en su sano juicio se come a cucharadas una taza de pasta de tomate? Quizá era un desliz, así que me apresuré a buscar el segundo alimento de la lista, pero encontré una recomendación igual de inútil: ¾ de taza de concentrado de jugo de naranja congelado. ¡¿Que qué?! ¿Qué se hace con el concentrado de jugo de naranja además de reconstituirlo? Empecé a entender entonces que éste *no* era un campo de juego parejo para el profesional de la salud ni para el consumidor.

También noté que la base de datos del USDA no sólo incluía alimentos en forma original, sino también alimentos procesados y fortificados. Por ejemplo, según su lista, la fuente número uno de colina es una rebanada de pastel. ¡Una rebanada de pastel! (Por cierto, como no me aguanto las ganas de arruinarte la sorpresa, ése es mi "alimento que sorprende" en el caso de la colina.) Ya hablando en serio, ¿qué se hace con esa información? Me di cuenta entonces de cuál debía ser mi trabajo: decidí filtrar las listas para que contuvieran sólo alimentos no fortificados en porciones realistas y formas de preparación realistas (por ejemplo, hígado cocido y no crudo), siguiendo los lineamientos de la plataforma MyPlate del USDA. Lo único que puedo decirte por ahora, porque quiero que leas el resto del libro, es que *no* es el típico libro de listas de alimentos.

No tengo nada en contra de la fortificación de los alimentos. De hecho, fortificar cereales para desayuno con ácido fólico, por poner un ejemplo, ha tenido un impacto muy positivo en la salud pública al reducir en gran medida las cifras de bebés con defectos de nacimiento provocados por deficiencia de ácido fólico. No obstante, como dietista registrado y un tipo cuya vida gira en torno a la comida saludable, mi misión es lograr que mis pacientes y mis lectores incluyan más alimentos frescos a su dieta y que los aprecien por sus bondades naturales y no adulteradas. Por lo tanto, decidí confrontar a los alimentos en un mano a mano, con base en sus propios méritos. Los alimentos fortificados quizá obtendrán de cuando en cuando una "mención honorífica", pero no están incluidos en las listas principales.

Perspectiva

¿Por qué escribir un libro así? ¿Es un compendio sólo para adictos a las listas que ansían ser los primeros entre sus amigos en saber qué alimentos son los ganadores y cuáles no llegaron a ser finalistas? Si éste es tu caso, prepárate para una gran decepción. Seré claro contigo. No hay "perdedores" en estas listas. Lo que separa al primer lugar del segundo en cada una de las 33 listas es cierta subjetividad en medio de la objetividad de las cifras duras. Según descubrí durante la investigación, factores como la condición del suelo, la temporada de cultivo, el momento de la cosecha y cuánto tiempo se mantienen almacenados los alimentos influyen en el contenido nutricional de éstos. Asimismo, el primero y el segundo lugares pueden estar separados apenas por una décima o una centésima de miligramo. También elijo presentar siete mejores alimentos en cada categoría simplemente para darte más opciones. ¿Qué tal que el hígado de res es la fuente número uno de vitamina B_{12}, pero tú *detestas* comer hígado? ¿No te agradaría saber que un trozo de salmón de 85 gramos también te aportaría el requerimiento diario de este nutriente? Bueno, si tampoco te agrada el salmón, tienes otras cinco opciones, además de las menciones honoríficas. Cuando se trate de las listas de "las mejores frutas" y "las mejores verduras", descubrirás que son un poco más extensas que las otras listas de "los mejores". Para ser exactos, en cada una hay 20 mejores alimentos. ¿Por qué? Pues porque es verdaderamente imposible reducir las listas de alimentos de origen vegetal a unos tres o cuatro, debido a su extenso contenido de nutrientes como vitaminas, minerales y fitoquímicos.

Tengo la esperanza de que este libro te inspire a comer de manera más saludable… no sólo porque descubrirás que cierto alimento es mejor fuente de tal nutriente que sientes que necesitas comer en mayor cantidad, sino porque también la ciencia que sustenta el beneficio que trae a la salud el consumo de ese alimento es tan convincente que se volverá parte de tu arsenal dietético. Por ello, no te sientas mal si tal o cual comida que está en primer lugar no te gusta, y, sobre todo, no te claves tanto en los números, pues eso te distraerá de comer otras opciones saludables.

Aviso de divulgación

Es importante que sepas que, además de ser autor y nutriólogo privado, también soy portavoz de algunos productos o marcas que coinciden con mi filosofía sobre la nutrición. También debes saber que nadie me ha pagado directa ni indirectamente para que su producto aparezca en este libro. Los alimentos entraron o salieron de las listas sólo con base en sus propiedades naturales, y el mejor juez de cada uno fue la ciencia.

Consulta siempre a un profesional de la salud calificado si planeas consumir suplementos alimenticios.

Abreviaturas usadas en este libro

Abreviatura	Significado
IA	La *ingesta adecuada* es el nivel promedio de la ingesta diaria recomendada, basado en niveles de ingesta promedio de un grupo (o grupos) de personas aparentemente saludables que se supone que son adecuados.
CRA	El *consumo de referencia alimenticio* hace alusión a una serie de valores nutrimentales de referencia basados en los requerimientos promedio estimados (RPE), las concesiones alimenticias recomendadas (CAR), la ingesta adecuada (IA) y el límite superior tolerable de ingesta (LSTI), cifras que pueden usarse para planear y valorar las dietas. El CRA remplazó las concesiones alimentarias recomendadas que desde 1941 publica la Academia Nacional de las Ciencias, y se pretende que sean aplicables a una población sana.
VD	El *valor diario* incluye dos series de valores referenciales para informar sobre los nutrientes en las etiquetas nutrimentales: los valores diarios de referencia (VDR) y la ingesta diaria recomendada (IDR). Se proporcionan VDR de grasa total, grasas saturadas, colesterol, carbohidratos totales, fibra dietética, sodio, potasio y proteínas, mientras que la IDR proporciona información sobre vitaminas y minerales, así como sobre proteínas para niños de menos de cuatro años y para mujeres embarazadas o lactantes. Para limitar la confusión, las etiquetas de información nutrimental en los empaques usan el término valor diario (VD) para representar tanto los VDR como la IDR, valores que se presentan como un porcentaje de un nutriente específico contenido en una porción del alimento o la bebida.
g	*Gramo* es la unidad de medida de peso que equivale a 15.432 granos o a la milésima parte de un kilogramo.
ui	*Unidad internacional* es una unidad de medida de convención internacional definida por el Congreso Internacional para la Unificación de Fórmulas, la cual cuantifica la actividad o el efecto biológico de sustancias como vitaminas solubles en grasa (A, D, E y K), enzimas y medicamentos.
mg	El *miligramo* es una unidad de medida de peso que equivale a una millonésima de un gramo.
mcg	El microgramo es una unidad de medida de peso que equivale a una millonésima de un miligramo.
CAR	Las *concesiones alimenticias recomendadas* son niveles diarios recomendados de nutrientes establecidos por el Consejo de Alimentación y Nutrición de la Academia Nacional de las Ciencias según género y edad, para los cuales hay consenso científico. En 1995, las CAR fueron remplazadas por el CRA para enfrentar las necesidades de grupos humanos además de las de individuos.
LSTI	El *límite superior tolerable de ingesta* es el mayor nivel de ingesta diaria de un nutriente que no es probable que represente un riesgo para la salud de la mayoría de los individuos. No era posible determinar los LSTI de la vitamina K, la tiamina, la riboflavina, la vitamina B_{12}, el ácido pantoténico, la biotina y los carotenoides. A falta de un LSTI, se sugiere no consumir cantidades que excedan la ingesta recomendada.

PRIMERA SECCIÓN

Nutrientes vitales

Capítulo 1

Lata de vita-monos

Las siete mejores fuentes de vitamina A

La punta del *iceberg*: un vistazo a los *rankings*

Ranking	Alimento	Porción	Cantidad (UI)
Primer lugar	Hígado (cocido)	85 g	9 416-81 600 (véase la página 29)
Segundo lugar	Jugo de zanahoria (de lata)	1 taza	45 133
	Zanahoria (cocida)	1 taza	26 571
Tercer lugar	Calabaza de Castilla (enlatada)	1 taza	38 129
Cuarto lugar	Camote (cocido)	Medio	28 058
Quinto lugar	Espinaca (cocida)	1 taza	22 916
Sexto lugar	Berza (cocida)	1 taza	19 538
Séptimo lugar	Col rizada (cocida)	1 taza	19 115 ·

FUENTE: Base de datos nacional de nutrientes para referencia estándar del USDA, edición 24.

Menciones honoríficas. Betabel, nabo y hojas de mostaza, calabazas de invierno, raíz de diente de león (una porción de 100 g proporciona 14 000 UI, pero ¡no la comas si fue rociada con pesticidas!).

Mejores grupos alimenticios. La carne (en particular el hígado), verduras verdes y naranjas, los alimentos fortificados.

¿Qué es la vitamina A y por qué es tan importante? La vitamina A comprende un grupo de nutrientes llamados retinoides que promueven la salud de los ojos, la piel y las mucosas; el crecimiento óseo; la reproducción, y el crecimiento y mantenimiento celular. La vitamina A se almacena principalmente en el hígado, por lo que no es sorprendente que el hígado sea una buena fuente de la misma.

¿Sabías que...? En la dieta se encuentran dos formas de vitamina A: la preformada, de origen animal, y la provitamina A (carotenoides), de origen vegetal. De los 563 carotenoides identificados que se encuentran sobre todo en frutas y verduras rojas, amarillas y naranjas, menos de 10% se convierten en vitamina A en el cuerpo. La ceguera nocturna es uno de los primeros síntomas de deficiencia de vitamina A; por su parte, la deficiencia a largo plazo es una de las principales causas de ceguera prevenible en niños. La deficiencia de vitamina A también aumenta la susceptibilidad a infecciones.

¿Cuánto es suficiente? El VD de la vitamina A es 5 000 UI, basado en una dieta de 2 000 calorías.

Consumo de referencia alimenticio (CRA) de la vitamina A

Edad (años)	Niños (mcg/día)*	Hombres (mcg/día)	Mujeres (mcg/día)	Embarazo (mcg/día)	Lactancia (mcg/día)
1-3	300 (1 000 UI)				
4-8	400 (1 320 UI)				
9-13	600 (2 000 UI)				
14-18		900 (3 000 UI)	700 (2 310 UI)	750 (2 500 UI)	1 200 (4 000 UI)
+ de 19		900 (3 000 UI)	700 (2 310 UI)	770 (2 565 UI)	1 300 (4 300 UI)

* El CRA de vitamina A se mide en MCG de equivalentes de actividad de retinol para comprender las distintas bioactividades del retinol y los carotenoides precursores de provitamina A.
FUENTE: Consejo de Alimentación y Nutrición, Institutos de Medicina, Academias Nacionales.

¡Demasiado! El exceso de vitamina A de origen animal puede ser tóxico, mas no si es de origen vegetal. Por lo tanto, no hay un LSTI para el betacaroteno ni para otros carotenoides precursores de vitamina A. El betacaroteno puede hacer que la piel se te ponga naranja si lo consumes en exceso. Éste es un trastorno inofensivo y reversible llamado carotenemia. El exceso de retinol (de origen animal), también conocido como hipervitaminosis A, puede provocar defectos de nacimiento, anormalidades hepáticas, osteoporosis y hasta la muerte. En realidad, la mayoría de los casos de hipervitaminosis A son provocados por los suplementos, no por la dieta.

¿Suplementos? El betacaroteno, junto con otros carotenoides y el retinol, están disponibles en cápsulas, en pastillas y en forma líquida. *Precaución*: dosis elevadas de vitamina A en forma de suplemento han sido vinculadas con problemas de toxicidad.

Primer lugar: hígado
Los hígados van en este orden:

Alce	85 g, en estofado	81 600 UI
Pavo	85 g, cocido	64 033 UI
Ternera	85 g, en estofado	59 979 UI
Ganso	85 g, cocido	34 218 UI
Res	85 g, frito	22 175 UI
Cordero	85 g, en estofado	22 230 UI
Puerco	85 g, cocido	15 297 UI
Pollo	85 g, frito	12 228 UI

El hígado, como el de ternero, es uno de los alimentos con mayor densidad nutricional en el mundo. Es una fuente excelente de colina, cobre, folato, hierro, niacina, fósforo, proteínas, vitamina B_{12} y zinc, así como una buena fuente de ácido pantoténico y selenio. Puesto que el hígado de los animales tiene una concentración alta de la forma más absorbible de la vitamina A, el retinol, no es recomendable comerlo a diario, sobre todo durante el embarazo. El hígado es bajo en grasa, pero, por desgracia, es alto en colesterol, por lo que es recomendable limitar la ingesta a no más de unas cuantas veces por semana.

¡Alimento que sorprende!

¿Sabías que 85 g de hígado de oso polar proporciona casi 3 millones de UI de vitamina A? Esta dosis es tan fuerte que podría matarte. Incluso entre los esquimales, comer hígado de oso polar está prohibido.

Segundo lugar: jugo de zanahoria y zanahorias

El jugo de zanahoria es una fuente excelente de alfa y betacaroteno, así como una buena fuente de luteína y zeaxantina, que son pigmentos amarillos que se encuentran concentrados en la retina del ojo. De hecho, el jugo de zanahoria enlatado contiene cuatro veces más betacaroteno y cinco veces más alfacaroteno que las zanahorias crudas. Cocinarlas o extraerles el jugo ayuda a romper las paredes celulares, lo cual, a su vez, incrementa la biodisponibilidad (capacidad de absorción) del betacaroteno de la zanahoria ¡de 5 a 90%! Asimismo, un vaso de jugo de zanahoria tiene casi 700 mg de potasio, más que cualquier otro jugo de fruta o de verdura. La luteína y la zeaxantina, también presentes en las zanahorias enteras, pueden ayudar a combatir la degeneración macular al bloquear la absorción de la luz azul, la cual ocasiona daños en la capa celular fotorreceptora.

Tercer lugar: calabaza de Castilla

La calabaza de Castilla (y otras calabazas amarillas y de invierno) es una excelente fuente de fibra y vitamina A (en particular de alfa y betacaroteno), y buena fuente de antioxidantes. La calabaza contiene también otros nutrientes, incluyendo alcaloides, flavonoides y ácidos linoléico, oleico y palmítico, los cuales pueden ayudar a combatir la diabetes y el cáncer gracias a sus propiedades antioxidantes y antiinflamatorias.

Cuarto lugar: camotes

Los camotes y el ñame se ven parecidos, pero en términos botánicos ni siquiera son primos. Sin embargo, debido a la frecuente confusión, el USDA exige que el ñame también se etiquete como camote. Un camote grande horneado es una fuente maravillosa de fibra y de vitaminas A, B_6 y C. También es buena fuente de hierro, magnesio, niacina, fósforo, potasio, riboflavina y tiamina. Los camotes pueden beneficiar a los diabéticos en dos sentidos: un pequeño estudio demostró que incluir camotes en la dieta de personas con diabetes tipo 2 tenía efectos benéficos en el control de la glucosa y en el HbA1c (marcador del control de la glucosa a largo plazo), además de mejorar su sensibilidad a la insulina. También se ha demostrado que el camote disminuye el fibrinógeno, una sustancia que contribuye a la formación de placa en las arterias (así que también es bueno para tu salud cardiovascular).

Quinto lugar: espinacas

Las espinacas cocidas y drenadas son fuente excelente de calcio, folato, hierro, magnesio, riboflavina y vitaminas A, B_6, C, E y K. También son buena fuente de fibra, fósforo, potasio, tiamina y zinc. Se ha descubierto que tiene un efecto relajante en las arterias, con lo que se reduce el riesgo de padecer una cardiopatía, además de disminuir la presión arterial.

Sexto lugar: berza

La berza es una excelente fuente de calcio, folato, manganeso y vitaminas A y C. Asimismo, es buena fuente de hierro y fibra. Cuando se trata de bajar el colesterol, una excelente opción es la berza cocida o al vapor. Un estudio demuestra que cocinarla al vapor, en comparación con comerla cruda, aumenta su capacidad para combinar ácidos biliares, lo cual ayuda a atrapar el colesterol y eliminarlo del cuerpo.

Séptimo lugar: col rizada

La col rizada picada y cocida es una fuente excelente de vitaminas A, C y K. También es buena fuente de calcio, fibra, hierro, fósforo y vitamina B_6. La col rizada es excelente en jugos y maravillosa para tu salud. De hecho, un estudio realizado en hombres con niveles altos de colesterol que bebieron poco más de media taza de jugo de col rizada todos los días durante tres meses observó que su HDL ("colesterol bueno") y la proporción de HDL con respecto a LDL aumentaron significativamente 27 y 52%, respectivamente. Su LDL ("colesterol malo") también disminuyó.

Las siete mejores fuentes de tiamina (vitamina B₁)

La punta del *iceberg*: un vistazo a los *rankings*

Ranking	Alimento	Porción	Cantidad (mg)
Primer lugar	Cerdo, magro (cocido)	85 g	0.53
Segundo lugar	Frijoles de soya (cocidos)	1 taza	0.468
Tercer lugar	Chícharo (cocido)	1 taza	0.453
Cuarto lugar	Frijol caupí (cocido)	1 taza	0.442
Quinto lugar	Alubias blancas (cocidas)	1 taza	0.431
Sexto lugar	Frijol negro (cocido)	1 taza	0.42
Séptimo lugar	Lentejas (cocidas)	1 taza	0.335

FUENTE: Base de datos nacional de nutrientes para referencia estándar del USDA, edición 24.

Menciones honoríficas. Cereales y panes fortificados, salvado de avena, hígado de res, espárragos, tahini (mantequilla de ajonjolí), mermelada de levadura de cerveza para untar (Marmite).

Mejores grupos alimenticios. Cerdo, legumbres, semillas, cereales para desayunar fortificados.

¿Qué es la tiamina y por qué es tan importante? La tiamina, también conocida como vitamina B₁, es uno de los nutrientes del complejo

B esenciales para el metabolismo energético. La falta de tiamina se ha relacionado con padecimientos como beriberi, neuritis periférica, pelagra, poco apetito, colitis ulcerativa y diarrea. Los suplementos de tiamina se usan también como terapia médica para una serie de enfermedades como sida u otros trastornos inmunosupresores, así como para el alcoholismo. Las investigaciones muestran resultados prometedores en el tratamiento de daño hepático.

¿Cuánto es suficiente? El VD de la tiamina es 1.5 mg, basado en una dieta de 2 000 calorías.

Consumo de referencia alimenticio (CRA) de la vitamina B$_1$ (tiamina)

Edad (años)	Niños (mg/día)	Hombres (mg/día)	Mujeres (mg/día)	Embarazo (mg/día)	Lactancia (mg/día)
1-3	0.5				
4-8	0.6				
9-13		0.9	0.9		
14-18		1.2	1.0	1.4	1.4
+ de 19		1.2	1.1	1.4	1.4

FUENTE: Consejo de Alimentación y Nutrición, Institutos de Medicina, Academias Nacionales.

¡Demasiado! No hay un LSTI para la tiamina. No se han observado efectos adversos con ingestas altas de este nutriente.

¿Suplementos? Para los adultos con niveles más o menos bajos de tiamina en el cuerpo (deficiencia leve de tiamina), la dosis habitual es de 5 a 30 mg al día, sea en una sola dosis o en dosis divididas durante un mes. La dosis típica para una deficiencia fuerte puede ser hasta de 300 mg al día. Para disminuir el riesgo de padecer cataratas, se recomienda una ingesta diaria de cerca de 10 mg de tiamina. Es posible encontrarlo como suplemento individual o como multivitamínico.

Primer lugar: cerdo magro

Además de ser una fuente excelente de tiamina, la carne magra de cerdo es una fuente excelente de niacina, proteínas, selenio y vitamina B_{12}, así como una buena fuente de vitamina B_6. Según datos de la Encuesta Nacional de Salud y Nutrición (NHANES, por sus siglas en inglés) de 2003-2006, las dietas que incluyen carne magra de cerdo proporcionan más proteínas, selenio, tiamina y vitamina B_6, en comparación con las dietas de adultos que no consumen cerdo magro.

Segundo lugar: frijoles de soya

Los frijoles de soya cocinados son fuente excelente de calcio, fibra, folato, hierro, magnesio, fósforo, potasio, riboflavina, tiamina y vitamina K. También es una buena fuente de niacina, vitamina C y zinc. La soya en sí es fuente excelente de tiamina, pero un estudio realizado en Alemania descubrió que las bacterias usadas en el proceso de fermentación y elaboración del tempeh (un pastel de soya fermentada japonés) intensifican las cantidades de niacina, nicotinamida, tiamina y vitamina B_{12}.

¡Alimento que sorprende!

Marmite es una mermelada untable de sabor ahumado que está hecha con extracto de levadura, un producto sobrante del proceso de elaboración de la cerveza. Aunque la levadura en sí misma es alta en vitaminas B, los productores de esta pasta le agregan tiamina (y otras vitaminas B) para hacerla más potente. Es muy popular en el mundo, en particular en Reino Unido y en Estados Unidos. Es delicioso entre dos panes y hasta como ingrediente para marinar.

Tercer lugar: chícharos

Los chícharos no sólo son una fuente excelente de tiamina, sino también de los carotenoides luteína y zeaxantina, así como una buena fuente de vitamina K, fibra y folato. Los chícharos frescos tienen altos niveles de betasitosterol, nutriente de origen vegetal que ayuda a bloquear la absorción de colesterol.

Cuarto lugar: frijoles caupí

Los frijoles caupí también se conocen como frijol chino y frijol cabecita negra. Los caupís son una fuente excelente de calcio, fibra, tiamina y vitamina A, así como una buena fuente de hierro. Son ricos en ácido fítico y en una serie de nutrientes de origen vegetal llamados polifenoles, los cuales se encuentran principalmente en la cáscara. Dejarlos remojar durante 12 horas para quitarles la cáscara es una forma excelente de reducir el ácido fítico, el cual puede interferir con la absorción de calcio. No obstante, en ese proceso también se elimina casi 70% de los polifenoles saludables.

Quinto lugar: alubias blancas

Las alubias blancas son una excelente fuente de fibra, folato, proteínas y tiamina, así como una buena fuente de hierro y magnesio. También contienen saponinas, un fitoquímico que se ha demostrado que tiene un efecto antibacterial y fungicida, por no mencionar anticancerígeno. También son la fuente más común con mayor contenido de ácidos ferúlico y p-cumárico, antioxidantes que protegen contra el cáncer de mama, de hígado y de estómago. Un breve estudio demostró que una comida con alubias blancas despertaba el hambre más pronto y derivaba en una menor concentración de glucosa en la sangre después de la comida, al compararlas con las lentejas, los garbanzos y las habas.

Sexto lugar: frijoles negros

Los frijoles negros son excelente fuente de fibra y proteína. Cuando se sirven con arroz, conforman una comida proteínica completa nada costosa. Además de proporcionar tiamina, también son excelente fuente de folato, hierro, magnesio, manganeso, molibdeno y fósforo, y una buena fuente de potasio y zinc. Un estudio realizado en Canadá descubrió que tienen propiedades antiinflamatorias potentes que son aun mejores que la aspirina para bloquear las enzimas COX-1 y COX-2 que provocan inflamación.

Con excepción del cerdo, la lista está dominada por legumbres, las cuales se sabe que causan flatulencias. Para evitar este incómodo efecto secundario, remójalas durante toda la noche antes de cocinarlas; cuando estén hirviendo quítalas del fuego un momento y échales agua fría, o cocínalas con tomillo, perejil, laurel o clavo.

Séptimo lugar: lentejas

Las lentejas son una excelente fuente de fibra, folato, hierro, magnesio, manganeso, fósforo, tiamina, vitamina B_6 y zinc. Un estudio realizado en más de 400 mujeres iraníes descubrió que quienes consumían mayores cantidades de lentejas y otras legumbres tenían concentraciones mucho menores de marcadores inflamatorios en la sangre.

Las siete mejores fuentes de riboflavina (vitamina B_2)

La punta del *iceberg*: un vistazo a los *rankings*

Ranking	Alimento	Porción	Cantidad (mg)
Primer lugar	Hígado de res (cocido)	85 g	3.0
Segundo lugar	Queso *cottage*	2 tazas	0.90
Tercer lugar	Yogurt	1 taza	0.53
Cuarto lugar	Frijoles de soya (cocidos)	1 taza	0.49
Quinto lugar	Champiñones (cocidos)	1 taza	0.47
Sexto lugar	Leche semidescremada	1 taza	0.45
Séptimo lugar	Espinaca (cocida)	1 taza	0.43

FUENTE: Base de datos nacional de nutrientes para referencia estándar del USDA, edición 24.

Menciones honoríficas. Cereales para el desayuno fortificados, leche malteada, harina de trigo, huevos, almendras.

Mejores grupos alimenticios. Carne, lácteos, legumbres, granos fortificados.

¿Qué es la riboflavina y por qué es tan importante? La riboflavina es un nutriente soluble en agua que se identificó por primera vez en la proteína de la leche hacia 1879, por lo que entonces se le llamó lactocromo. Es un nutriente fundamental para la conversión de comida en energía y para la eliminación de medicamentos y toxinas en el hígado. También se requiere para tener una piel sana, una buena digestión y células sanguíneas saludables. Los niveles bajos de riboflavina suelen presentarse en combinación con deficiencias de otras vitaminas solubles en agua, lo cual puede deberse también a condiciones de mala absorción, como celiaquía, colitis ulcerativa, enfermedad de Crohn, neoplasias malignas y alcoholismo. Los síntomas de deficiencia de riboflavina incluyen: irritación en la garganta, resequedad o llagas en los labios y las comisuras, inflamación de la lengua, piel grasa y escamosa, y anemia normocítica normocrómica.

La deficiencia de riboflavina es preocupante en dietas vegetarianas que prescinden de productos lácteos y de carne. El consumo de suplementos vitamínicos es esencial para satisfacer las necesidades alimenticias en el caso de dietas veganas mal planeadas, aunque no es necesario entre quienes incluyen una selección diversa de frutas y verduras ricas en riboflavina, como la espinaca.

¿Sabías que…? Un pequeño estudio transversal realizado a 98 enfermeras clínicas evaluó la incidencia de depresión, pero también evaluó la ingesta de riboflavina. Los investigadores descubrieron que la deficiencia de riboflavina era más común entre sujetos con depresión.

¿Cuánto es suficiente? El VD de la riboflavina es 1.7 mg, basado en una dieta de 2 000 calorías.

Consumo de referencia alimenticio (CRA) de la vitamina B$_2$ (riboflavina)

Edad (años)	Niños (mg/día)	Hombres (mg/día)	Mujeres (mg/día)	Embarazo (mg/día)	Lactancia (mg/día)
1-3	0.5				
4-8	0.6				
9-13		0.9	0.9		
14-18		1.3	1.0	1.4	1.4
+ de 19		1.3	1.1	1.4	1.4

FUENTE: Consejo de Alimentación y Nutrición, Institutos de Medicina, Academias Nacionales.

¡Demasiado! No hay LSTI para la riboflavina, y no se ha descubierto que en altas cantidades sea dañina para el ser humano.

¿Suplementos? Todos los multivitamínicos contienen riboflavina. Según la *Base de datos exhaustiva de medicina natural*, consumir riboflavina de forma suplementaria no sólo es efectivo para tratar la deficiencia de riboflavina, sino que también puede reducir el número de migrañas y contribuir a prevenir las cataratas.

Primer lugar: hígado de res
En la página 340 encontrarás todas las virtudes del hígado de res. Una ingesta inadecuada de riboflavina puede afectar la absorción de hierro; la ventaja del hígado es que tiene altas cantidades de ambos nutrientes.

¡Alimento que sorprende!

Una porción de 85 g (tres rebanadas) de *braunschweiger* proporciona 1.3 mg de riboflavina. Esta salchicha, también conocida como *liverwurst* ahumada, es una excelente fuente de vitamina A y una gran fuente de hierro, niacina y selenio. Para más información al respecto, consulta la página 337.

Segundo lugar: queso *cottage*

El queso *cottage* bajo en grasa (1%) es una excelente fuente de fósforo, riboflavina y vitamina B_{12}, así como una buena fuente de calcio y de vitamina B_6. Los lácteos bajos en grasa, como el queso *cottage*, son una de las fuentes más económicas de calcio y riboflavina, entre otros nutrientes, según un análisis de costos realizado por el doctor Adam Drewnowski.

Tercer lugar: yogurt

De todos los productos lácteos, el yogurt es el que contiene concentraciones mayores de calcio, yodo y potasio. También es una excelente fuente de fósforo, proteínas, riboflavina y vitamina B_{12}. El uso de quimioterapia para tratar el cáncer puede tener graves efectos secundarios, incluyendo desnutrición. El cisplatino, un componente de la quimioterapia, puede provocar daño renal y hepático. Un estudio descubrió que grupos tratados con una combinación de cisplatino y riboflavina sufrieron menor intoxicación en hígado y riñones. El yogurt no sólo es rico en riboflavina, sino que también contiene otras bacterias amigables llamadas probióticos, las cuales ayudan a mantener sano el sistema inmune.

Cuarto lugar: frijoles de soya

Si quieres saber todo sobre los frijoles de soya, consulta la pagina 344. Un estudio grande descubrió que quienes poseen mayores niveles de riboflavina en sangre tenían menor riesgo de desarrollar cáncer colorrectal. También es el caso de otra vitamina B, el folato, el cual también está presente en buena medida en los frijoles de soya.

Quinto lugar: champiñones

La riboflavina es un nutriente importante para desintoxicarnos. Los champiñones, además de ser bajos en calorías, no sólo nos proporcionan esta vitamina, sino que también contienen antioxidantes poderosos que ayudan a la riboflavina a neutralizar las toxinas y a reducir el daño que provocan los radicales libres en el cuerpo. No sólo son fuente excelente de selenio y una buena fuente de niacina y de ácido pantoténico, sino que también son la mayor fuente vegetal de vitamina D. Los champiñones también han demostrado tener efectos anticancerígenos, tanto en estudios celulares como animales. Algunas investigaciones sugieren que el ácido linoléico conjugado que está presente en ellos también puede ser útil para combatir el cáncer de próstata.

Sexto lugar: leche semidescremada
La leche semidescremada (con 2% de contenido de grasa) es una excelente fuente de calcio, fósforo y vitaminas B_{12} y D. Es buena fuente de vitamina A y de zinc. Los productos lácteos, como la leche, aportan más de 50% de las necesidades diarias de riboflavina en niños en edad preescolar, 35% en niños en edad escolar, 27% en adultos y 36% en adultos mayores.

Séptimo lugar: espinaca
La espinaca cocida y drenada es una fuente excelente de riboflavina. Consulta la página 339 para conocer los muchos otros nutrientes que contiene esta verdura de hoja verde.

Las siete mejores fuentes de niacina (vitamina B_3)

La punta del *iceberg*: un vistazo a los *rankings*

Ranking	Alimento	Porción	Cantidad (mg)
Primer lugar	Atún aleta amarilla (cocido)	85 g	19.0
Segundo lugar	Hígado de res (cocido)	85 g	15.0
Tercer lugar	Pechuga de pollo (cocida)	85 g	12.0
Cuarto lugar	Ternera, nalga (cocida)	85 g	9.0
Quinto lugar	Lomo de cerdo, deshuesado (cocido)	85 g	8.5

Ranking	Alimento	Porción	Cantidad (mg)
Sexto lugar	Salmón rojo (cocido)	85 g	8.2
Séptimo lugar	Pez espada (cocido)	85 g	8.0

FUENTE: Base de datos nacional de nutrientes para referencia estándar del USDA, edición 24.

Menciones honoríficas. Sirloin de res, trigo entero, trigo sarraceno, champiñones, cordero.

Mejores grupos alimenticios. Carne, pescado, cereales fortificados, productos de granos.

¿Qué es la niacina y por qué es tan importante? La niacina (también conocida como ácido nicotínico) pertenece a la familia del complejo B. Otra forma de niacina llamada niacinamida es necesaria para promover la producción del trifosfato de adenosina (ATP), el cual provee de energía a todas las células del cuerpo.

Las deficiencias de niacina se derivan de dietas bajas en proteínas que no incluyen un suplemento alimenticio con esta vitamina. La pelagra es una enfermedad provocada por una deficiencia fuerte de niacina, y suele asociarse con las cuatro D: dermatitis, diarrea, demencia y defunción. A principios del siglo XX, la pelagra era común en el sur de Estados Unidos entre los pobres, cuya dieta consistía principalmente de maíz. No obstante, es una enfermedad casi desconocida en México y entre los indios nativos americanos, para quienes el maíz es base de la alimentación. Puesto que parte del proceso de preparación tradicional implica remojar el maíz en una solución de cal (hidróxido de calcio) antes de cocinar, la niacina contenida en el grano se libera para ser utilizada en el cuerpo. Este proceso no se ha perdido en el procesamiento moderno de alimentos, pues si te fijas en las listas de ingredientes de frituras de maíz o de tortillas, verás que se incluye la cal.

¿Cuánto es suficiente? El VD de la niacina es 20 mg, basado en una dieta de 2 000 calorías.

Consumo de referencia alimenticio (CRA) de la vitamina B₃ (niacina)

Edad	Niños (mg/día)	Hombres (mg/día)	Mujeres (mg/día)	Embarazo (mg/día)	Lactancia (mg/día)
0-6 meses	2				
7-12 meses	4				
1-3 años	5				
4-8 años	8				
9-13 años		12	12		
14-18 años		16	14	18	17
+ de 19 años		16	14	18 .	17

FUENTE: Consejo de Alimentación y Autrición, Institutos de Medicina, Academias Nacionales.

¡Demasiado! El LSTI es de 35 mg debido al efecto de enrojecimiento (sonrojamiento) de la niacina en el cuerpo, aunque se administran dosis mucho mayores para tratar trastornos de salud como colesterol alto. Si la dosis diaria está entre 500 y 3 000 mg, de 2 a 10% de los consumidores experimentan dolores de cabeza, diarrea, malestar estomacal y vómito. Dosis de 3 a 9 g al día pueden ocasionar daño hepático, así como ictericia y aumento de las enzimas hepáticas.

¿Sabías que...? El doctor Abram Hoffer, psiquiatra ortomolecular y químico, descubrió que la niacina puede reducir el colesterol total y aumentar el colesterol HDL (el "bueno").

¿Suplementos? La niacina se usa en dosis altas como agente reductor del colesterol y se vende como medicamento que requiere receta médica. La niacinamida no provoca enrojecimiento y puede usarse en dosis mayores que el LSTI recomendado para la niacina.

Primer lugar: atún aleta amarilla

El atún enlatado suele ser aleta amarilla, barrilete o atún blanco albacora. Además de ser una excelente fuente de niacina, lo es también de proteínas, selenio y vitamina B₁₂, y es una buena fuente de ácido pantoténico. Un estudio realizado por el Instituto

Nacional para la Seguridad y la Salud Ocupacional examinó el papel que desempeña la niacina en la protección contra la radiación ionizante en pilotos aéreos. Los pilotos que consumen más alimentos ricos en niacina, como el atún, y llevan una dieta baja en carnes rojas procesadas, ostentaban un menor daño a los cromosomas, en comparación con los demás.

Segundo lugar: hígado de res

Para consultar el amplio rango de propiedades saludables del hígado de res, véase la página 340.

Tercer lugar: pechuga de pollo

La pechuga de pollo es una excelente fuente de niacina y proteína, así como una buena fuente de colina, ácido pantoténico y selenio. Si comes pollo, elige la pechuga, pues la carne oscura tiene apenas la mitad de la niacina contenida en la carne más blanca. La pechuga de pollo sin piel también es baja en colesterol (sólo tiene 73 mg). Asimismo, es más alta en triptófano —un aminoácido conocido por promover la relajación y el sueño— que la pechuga de pavo, aunque la gente suele creer que es al revés. Aunque quizá no sea relevante, pues el triptófano debe competir con otros aminoácidos para atravesar la barrera hematoencefálica. Por lo tanto, el sueño que te da después de la cena de Navidad se puede deber a que comiste mucho, y no a los efectos del triptófano.

Cuarto lugar: Ternera

La carne magra de ternera es una excelente fuente de niacina y proteína, y una buena fuente de riboflavina, vitamina B_{12} y zinc. Un estudio español encontró que los participantes que consumieron carne magra de cerdo o ternera como parte de una dieta saludable, redujeron significativamente sus niveles de colesterol LDL.

¡Alimento que sorprende!

La proteína de origen animal es, por mucho, la mejor fuente de niacina; sin embargo, una taza de champiñones cocidos también es una excelente fuente de niacina, pues proporciona 7 mg por taza, que es casi 1/3 del valor diario. En la página 338 encontrarás más beneficios de los champiñones.

Quinto lugar: lomo de cerdo
Una chuleta magra de cerdo es excelente fuente de niacina, proteínas, selenio y vitamina B_{12}, así como buena fuente de vitamina B. Según un estudio reciente de la NHANES, entre 11 y 19% de la ingesta total estadounidense proviene del cerdo.

Sexto lugar: salmón rojo
El salmón rojo es una excelente fuente de niacina, proteínas, selenio y vitaminas B_{12} y D, así como una buena fuente de colina, ácidos grasos omega 3, tiamina y vitamina B_6. Un estudio español descubrió que las mujeres embarazadas que agregan dos porciones de salmón a su dieta semanal tenían mejores defensas antioxidantes, en comparación con las mujeres que no lo hacían.

Séptimo lugar: pez espada
El pez espada es una fuente excelente de niacina, proteínas y vitamina D, así como una buena fuente de colina y vitaminas B_6 y B_{12}. Asimismo, es una gran fuente de ácidos grasos omega 3. Un estudio reveló que una porción de 100 g de pez espada aporta más de 2 g de omega 3. No es recomendable que lo consuman mujeres embarazadas, lactantes o niños pequeños, pues sus niveles de mercurio son elevados.

Las siete mejores fuentes de ácido pantoténico (vitamina B₅)

La punta del *iceberg*: un vistazo a los *rankings*

Ranking	Alimento	Porción	Cantidad (mg)
Primer lugar	Hígado de res (cocido)	85 g	5.9
Segundo lugar	Hongos *shiitake* (crudos)	1 taza	5.2
Tercer lugar	*Braunschweiger*	3 rebanadas (85 g)	2.86

Ranking	Alimento	Porción	Cantidad (mg)
Cuarto lugar	Trucha (cocida)	85 g	1.69
Quinto lugar	Yogurt	1 taza	1.45
Sexto lugar	Maíz dulce	1 taza	1.418
Séptimo lugar	Langosta (cocida)	85 g	1.417

FUENTE: Base de datos nacional de nutrientes para referencia estándar del USDA, edición 24.

Menciones honoríficas. Chícharos, leche con chocolate, camarón, camote, papas, cerdo, lentejas.

Mejores grupos alimenticios. Cereales para el desayuno fortificados, carne, pescado, verduras, lácteos, legumbres y huevo.

¿Qué es el ácido pantoténico y por qué es tan importante? El ácido pantoténico es un nutriente soluble en agua que pertenece a la familia del complejo B, al que se le conoce también como vitamina B_5. Junto con las otras vitaminas B, el ácido pantoténico ayuda a convertir los carbohidratos de los alimentos en la glucosa que nos da energía. También promueve la salud del cabello, la piel, los ojos, el hígado (incluyendo la producción de colesterol), el sistema nervioso y el sistema reproductivo, así como la producción de glóbulos rojos, el buen funcionamiento suprarrenal y la digestión saludable.

Aunque la deficiencia de ácido pantoténico suele ser poco común porque abunda en los alimentos fortificados, los síntomas de deficiencia incluyen infecciones del tracto respiratorio superior, depresión, náusea y vómitos, malestar digestivo, fatiga y ardor en pies y manos.

¿Sabías que...? Llevar una dieta alta en ácido pantoténico puede ayudar a detener el envejecimiento de la piel. Un estudio descubrió que la deficiencia de vitamina B_5 disminuía la producción y afectaba la salud de los queratinocitos, el tipo de célula de la piel más común.

¿Cuánto es suficiente? El VD del ácido pantoténico es 10 mg, basado en una dieta de 2 000 calorías.

Consumo de referencia alimenticio (CRA) de la vitamina B$_5$
(ácido pantoténico)

Edad	Niños (mg/día)	Hombres (mg/día)	Mujeres (mg/día)	Embarazo (mg/día)	Lactancia (mg/día)
0-6 meses	1.7				
7-12 meses	1.8				
1-3 años	2				
4-8 años	3				
9-13 años		4	4		
14-18 años		5	5	6	7
19-50 años		5	5	6	7
51-70 años		5	5		
+ de 70 años		5	5		

FUENTE: Consejo de Alimentación y Nutrición, Institutos de Medicina, Academias Nacionales.

¡Demasiado! No se ha determinado un LSTI para el ácido pantoténico; no obstante, dosis superiores a 10 mg pueden provocar diarrea.

¿Suplementos? El ácido pantoténico puede encontrarse en forma de complejo B y de fórmulas multivitamínicas, así como por separado. Viene en forma de pastilla, cápsula y cápsula de gel, principalmente en forma de calcio o pantotenato de sodio, las cuales son iguales de efectivas. También se encuentra como pantetina, su forma metabólicamente activa, la cual es útil en el control de los lípidos, según investigaciones.

Primer lugar: hígado de res
En la página 340 encontrarás el espectro de todos los atributos del hígado de res. El hígado ofrece muchos otros nutrientes adicionales que, en combinación con el ácido pantoténico, fomentan la salud reproductiva. Un estudio realizado en animales mostró

que el grupo que llevaba una dieta sin ácido pantoténico tenía menos testosterona y menor motilidad de los espermatozoides, en comparación con el grupo control.

Segundo lugar: hongos *shiitake*

Los hongos *shiitake* son la segunda especie de hongo más cultivada, después del champiñón común. Su principal productor es China, quien cosecha más de 1.6 millones de toneladas al año. Estos hongos no sólo tienen un sabor similar a la carne, sino que están a la altura de las proteínas animales cuando se trata de contenido de ácido pantoténico. Son una excelente fuente de cobre y una buena fuente de niacina, fósforo, riboflavina y vitaminas B_6 y E. También son ricos en betaglucano, un nutriente de origen vegetal famoso por reducir el colesterol e impulsar la función inmunológica. Asimismo, en un estudio realizado en células humanas, los hongos *shiitake* inactivan las moléculas adhesivas formadoras de placa arterial.

Tercer lugar: *braunschweiger*

Para conocer todos los beneficios de las salchichas *braunschweiger,* consulta la página 337. Tradicionalmente se hacen a partir de hígado de cerdo, pero también las hay de res, de pavo y hasta de bisonte, las cuales son más magras.

Cuarto lugar: trucha

Además de su contenido de ácido pantoténico, el cual se ha demostrado en investigaciones que reduce el colesterol, la trucha arcoíris es una excelente fuente de ácidos grasos omega 3, así como de proteínas. Asimismo, es una buena fuente de niacina y de selenio.

Quinto lugar: yogurt

En la página 344 encontrarás más información sobre los beneficios del yogurt. El ácido pantoténico contenido en el yogurt ayuda a combatir la fatiga y convierte los depósitos de glucógeno que están en los músculos en glucosa para tener energía, lo cual lo hace particularmente bueno para los atletas. Los probióticos del yogurt también mejoran el desempeño atlético al optimizar el sistema inmune y mantener un tracto digestivo sano.

Sexto lugar: maíz

Además de su contenido de ácido panoténico, el maíz dulce también es una buena fuente de fibra, manganeso, niacina y vitamina C. El salvado de maíz contiene el nivel más elevado de ácido panoténico, en comparación con los otros componentes del grano. Cuando se trata de salvado de maíz seco o harina de maíz, entre más fino sea el molido, mayor será la biodisponibilidad de esta vitamina y de otros nutrientes.

Séptimo lugar: langosta

Además de ser rica en ácido pantoténico, la langosta es una excelente opción de proteína magra que al mismo tiempo aporta fósforo y selenio. Hay quienes creen que debe ser alto en colesterol por ser un crustáceo, pero la realidad es que tiene menos colesterol que la mayoría de los productos de origen animal. Una porción de 85 g tiene apenas como 60 mg de colesterol, lo cual está muy por debajo de la recomendación diaria de 300 mg.

Las mejores siete fuentes de piridoxina (vitamina B$_6$)

La punta del *iceberg*: un vistazo a los *rankings*

Ranking	Alimento	Porción	Cantidad (mg)
Primer lugar	Garbanzos (cocidos)	1 taza	1.14
Segundo lugar	Atún aleta amarilla (cocido)	85 g	0.90
Tercer lugar	Hígado de res (cocido)	85 g	0.873
Cuarto lugar	Lomo de cerdo, deshuesado (cocido)	85 g	0.60
Quinto lugar	Salmón rojo (cocido)	85 g	0.59
Sexto lugar	Jugo de ciruela	1 taza	0.56
Séptimo lugar	Plátanos	1 taza	0.55

FUENTE: Base de datos nacional de nutrientes para referencia estándar del USDA, edición 24.

Menciones honoríficas. Cereal para el desayuno fortificado, pez espada, menudencias de pavo, pechuga de pollo, plátano macho.

Mejores grupos alimenticios. Pescado, hígado de res y otros órganos, papas y otras verduras almidonosas, frutas no cítricas.

¿Qué es la vitamina B_6 y por qué es tan importante? La vitamina B_6, también conocida como piridoxina, es un nutriente soluble en agua que pertenece a la familia del complejo B. La B_6 es mejor conocida por ayudar a convertir la energía almacenada, conocida como glucógeno, y los aminoácidos en glucosa. También participa en la producción de las sustancias químicas del cerebro que regulan el estado de ánimo: es decir, los neurotransmisores serotonina, dopamina, norepinefrina y ácido gammaaminobutírico.

Las deficiencias de vitamina B_6 suelen manifestarse en un inicio como confusión o depresión. Otros signos incluyen llagas en la boca, inflamación de la lengua y úlceras alrededor de la boca.

¿Sabías que...? Los estudios muestran que altas dosis de un suplemento de vitamina B_6 puede beneficiar a algunos niños y adultos con autismo.

¿Cuánto es suficiente? El VD de la vitamina B_6 es 2 mg, basado en una dieta de 2 000 calorías.

Consumo de referencia alimenticio (CRA) de la vitamina B_6 (piridoxina)

Edad	Niños (mg/día)	Hombres (mg/día)	Mujeres (mg/día)	Embarazo (mg/día)	Lactancia (mg/día)
0-6 meses	0.1				
7-12 meses	0.3				
1-3 años	0.5				
4-8 años	0.6				
9-13 años		1.0	1.0		
14-18 años		1.3	1.2	1.9	2.0

Edad	Niños (mg/día)	Hombres (mg/día)	Mujeres (mg/día)	Embarazo (mg/día)	Lactancia (mg/día)
19-50 años		1.3	1.3	1.9	2.0
+50 años		1.7	1.5		

FUENTE: Consejo de Alimentación y Nutrición, Institutos de Medicina, Academias Nacionales.

¡Demasiado! El LSTI para adultos es de 100 mg. Irónicamente, las neuropatías (daños al tejido nervioso) son señal de deficiencia de B_6, pero el exceso en el consumo de esta vitamina también se asocia con este padecimiento neuronal. La neuropatía sensorial puede presentarse con dosis inferiores a 500 mg al día; no obstante, algunos estudios muestran que quienes tomaban hasta 200 mg diarios por un periodo hasta de cinco años no padecieron neuropatías.

¿Suplementos? La vitamina B_6 se encuentra en forma líquida, en cápsulas, en pastillas y en tabletas masticables. Hay una variedad de fórmulas, incluyendo multivitamínicos, complejo B y como agente aislado. La forma más común es el hidrocloruro de piridoxina, aunque también se puede conseguir una forma más costosa de fosfato piridoxal. La mayoría de los casos de deficiencia de B_6 se resuelven bien con el económico hidrocloruro de piridoxina.

Primer lugar: garbanzos

En la mayoría de las vitaminas B, las proteínas de origen animal se coronan como mayores fuentes de cada una de ellas. Pero, curiosamente, cuando se trata de B_6, los garbanzos se llevan las palmas (si no tomamos en cuenta los alimentos fortificados) al aportar la mayor cantidad de B_6 por porción. Los garbanzos son legumbres que se cultivaron por primera vez en la región mediterránea alrededor del año 3000 a.C. También son una excelente fuente de cobre, fibra, folato, manganeso, molibdeno y proteínas, así como una buena fuente de magnesio. Dos estudios pequeños y aleatorios en lugares distintos hallaron que las dietas que incluían garbanzos ayudaban a reducir el colesterol total y el colesterol LDL dañino más que la dieta control.

Segundo lugar: atún aleta amarilla

En la página 42 encontrarás el espectro completo de beneficios del atún aleta amarilla. La vitamina B_6 es fundamental para la producción de neurotransmisores cerebrales que ayudan a levantar el ánimo y a mantener la depresión a raya. En un estudio realizado entre 618 sujetos ancianos que se sometieron a pruebas para detectar síntomas de depresión, había una correlación significativa entre niveles bajos de B_6 y de ácidos grasos omega 3, nutrientes que se sabe que combaten la depresión.

Tercer lugar: hígado de res

En la página 29 hallarás todos los detalles sobre las propiedades saludables del hígado de res. Un estudio de 2004 de la NHANES, realizado en más de 6 000 individuos, encontró que muchos adultos que no tomaban suplementos de B_6 tenían niveles demasiado bajos de esta vitamina. No obstante, las investigaciones sugieren que las mujeres en edad reproductiva, sobre todo las que toman anticonceptivos orales, tenían niveles considerablemente menores de B_6 que los hombres. El hígado de res aporta la fundamental B_6, además de hierro y folato, nutrientes importantes para las mujeres no menopáusicas.

Cuarto lugar: lomo de cerdo

Si deseas tener toda la información sobre el lomo de cerdo deshuesado, consulta la página 338. En un estudio realizado a mujeres de más de 55 años, quienes no consumían alimentos ricos en vitamina B_6, como cerdo, ni toman suplementos de B_6, suelen presentar señales de deficiencia, además de tener niveles elevados de homocisteína, un marcador inflamatorio asociado con un mayor riesgo de padecer enfermedad cardiovascular.

Quinto lugar: salmón rojo

Para más información sobre el salmón rojo, consulta la página 343. Como ya se mencionó en el caso del atún, los ácidos grasos omega 3, en combinación con la vitamina B_6, pueden ser de mucha utilidad para combatir la depresión. El salmón es rico en ácido docosahexaenóico, una forma de omega 3 muy estudiada que tiene la capacidad de proteger y estimular los centros cognitivo y de aprendizaje del cerebro.

Sexto lugar: jugo de ciruela

Además de ser una excelente fuente de vitamina B_6, las ciruelas también son buena fuente de vitamina A y de fibra, además de estar cargadas de polifenoles que ayudan a combatir las cardiopatías y el cáncer. La vitamina B_6 tiene una leve cualidad diurética que contribuye a controlar la hipertensión. Asimismo, el jugo de ciruela contiene otros nutrientes de origen vegetal que se sabe que ejercen un efecto positivo en la presión sanguínea y el colesterol.

Séptimo lugar: plátanos

Los plátanos son una buena fuente de fibra, manganeso, potasio y vitamina C. Un estudio realizado en animales mostró que la absorción de vitamina B_6 proveniente de los plátanos era un poco menor que la de aquélla de origen animal. No obstante, los plátanos siguen siendo considerados una fuente excelente de B_6.

Las mejores siete fuentes de biotina (vitamina B_7)

La punta del *iceberg*: un vistazo a los *rankings*

Ranking	Alimento	Porción	Cantidad (mg)
Primer lugar	Hígado de pollo (cocido)	85 g	158
Segundo lugar	Hígado de res (cocido)	85 g	35.38
Tercer lugar	Huevos (cocidos)	1 grande	10
Cuarto lugar	Salmón (cocido)	85 g	4.98
Quinto lugar	Cacahuate	30 g	4.91
Sexto lugar	Chuleta de cerdo (cocida)	85 g	3.79
Séptimo lugar	Champiñones (enlatados)	1 taza	2.59

FUENTE: *Journal of Food Composition and Analysis* 17, núm. 6, diciembre de 2004, pp. 767-776.

Menciones honoríficas. Cereal para el desayuno, chocolate, legumbres, lácteos, nueces, hígado de res, levadura.

Mejores grupos alimenticios. Granos para cereal fortificados, carne, huevos, lácteos.

¿Qué es la biotina y por qué es tan importante? La biotina, o vitamina B_7, es una vitamina soluble en agua que fue descubierta por primera vez en 1927, aunque pasaron cuatro décadas antes de que se le reconociera como nutriente. La biotina es indispensable para todos los organismos. Puede ser producida por bacterias, levaduras, moho, algas y algunas plantas, mas no por los seres humanos. Es fundamental para el mantenimiento de todas las células del cuerpo y ayuda a consevar sanos la piel y el cabello, además de fomentar el buen funcionamiento de los sistemas nervioso y digestivo, y de la metabolización de los carbohidratos.
Las deficiencias, que antes se creía que eran poco comunes, son preocupantes y pueden presentarse en forma de piel seca y escamosa, náuseas, anorexia, dermatitis, pérdida del cabello, conjuntivitis, depresión y alucinaciones.

¿Sabías que...? La biotina ha recibido muchos nombres distintos, como coenzima R, vitamina H y "factor anticlara de huevo". (Las claras de huevo crudas contienen una proteína que aglutina la biotina llamada avidina; no obstante, cuando se cuecen, la avidina se destruye.)

¿Cuánto es suficiente? El VD de la biotina es 300 mcg, basado en una dieta de 2 000 calorías..

Consumo de referencia alimenticio (CRA) de la vitamina B_7 (biotina)

Edad	Niños (mg/día)	Hombres (mg/día)	Mujeres (mg/día)	Embarazo (mg/día)	Lactancia (mg/día)
0-6 meses	5				
7-12 meses	6				

Edad	Niños (mg/día)	Hombres (mg/día)	Mujeres (mg/día)	Embarazo (mg/día)	Lactancia (mg/día)
1-3 años	8				
4-8 años	12				
9-13 años		20	20		
14-18 años		25	25	30	35
19-50 años		30	30	30	35
+ de 50 años		30	30		

FUENTE: Consejo de Alimentación y Nutrición, Institutos de Medicina, Academias Nacionales.

¡Demasiado! No se tiene registro de que la biotina sea tóxica. Se ha reportado que se toleran bien dosis hasta de 200 000 mcg al día por periodos cortos de tiempo y de hasta 5 000 mcg diarios hasta durante dos años. Por lo tanto, los Institutos de Medicina no han determinado un LSTI para la biotina.

¿Suplementos? Se usan dosis elevadas para tratar neuropatías periféricas, niveles elevados de glucosa en la sangre, resistencia a la insulina y niveles altos de lípidos. La biotina en forma de suplemento alimenticio se usa popularmente para tratar la pérdida de cabello o para engrosarlo. Hasta la fecha, la investigación que sustenta su uso para este fin es muy débil.

Primer lugar: hígado de pollo

Ningún alimento le llega a los talones en cuestión de biotina, incluyendo el hígado de otras fuentes animales. El hígado de pollo también es una excelente fuente de colina (255% del VD), folato (127% del DV), hierro, niacina, ácido pantoténico, fósforo, riboflavina, selenio (más de 100% del DV), vitamina A, vitamina B_{12} (247% del DV) y zinc; y una buena fuente de los siguientes fitoquímicos: luteína, licopeno y zeaxantina. Además, contiene niveles bastante bajos de grasas saturadas. Si no fuera por esos infames 495 mg de colesterol por porción, el hígado de pollo sería uno de los alimentos más saludables en todo este libro. Las investigaciones sugieren que muchas mujeres embarazadas sufren deficiencia marginal de biotina, la cual puede derivar en defectos de nacimiento. Sin duda, tomar una fórmula prenatal sirve para enfrentar esta deficiencia; sin embargo, comer alimentos ricos en biotina como el hígado de pollo aporta este nutriente y otros en abundancia en porciones bastante pequeñas. Asimismo, la biotina promueve la formación de hemo, el cual ayuda a la absorción de hierro.

Segundo lugar: hígado de res
Para conocer todos los beneficios que aporta el hígado de res a la salud, consulta la página 340. Investigaciones realizadas en animales han demostrado que las deficiencias tanto de biotina como de cromo contribuyen al mal manejo de la glucosa y a una menor sensibilidad a la insulina, lo que deriva en síndrome metabólico y diabetes. El hígado de res es una buena fuente tanto de biotina como de cromo.

Tercer lugar: huevos
Los huevos son buena fuente de fósforo, proteínas, riboflavina y vitamina D. La biotina es fundamental para la expresión de genes que protegen el cerebro. Los huevos no sólo son fuente de biotina, sino también de colina, la cual puede ayudar a mejorar la cognición.

Cuarto lugar: salmón rosado
Para más información sobre las propiedades saludables del salmón, consulta la página 343. La biotina controla la expresión de los genes, que es fundamental para la regulación de la glucosa en la sangre y de la producción de colesterol. Una dieta que incluya alimentos con biotina y ácidos grasos omega 3, como el salmón, pueden contribuir al control de lípidos y trastornos relacionados con los niveles de glucosa en la sangre.

Quinto lugar: cacahuates
Una onza (30 g) de cacahuates es una excelente fuente de manganeso y niacina, así como una buena fuente de cobre, fibra, folato, magnesio, fósforo, tiamina, vitamina E y zinc. Un estudio con

células humanas encontró que las células de linfomas con deficiencia de biotina eran más resistentes a los efectos aniquilantes de los medicamentos usados en quimioterapia, como doxorubicina y vinblastina. Los cacahuates son un tentempié nutritivo que contiene tanto biotina como toda una serie de nutrientes que fortalecen el estatus nutricional de los pacientes con cáncer que están siendo tratados con quimioterapia.

Sexto lugar: chuletas de cerdo

Para mayor información sobre las propiedades saludables de la carne de cerdo magra, consulta la página 338. Se ha demostrado que la proteína magra, como la del puerco, ayuda a controlar la glucosa en sangre, a controlar el peso al aumentar la saciedad y a preservar el tejido muscular magro. Hay siete cortes de cerdo que califican como "magros" (es decir, que tienen menos de 10 g de grasa). La grasa contenida en la carne de puerco magra consiste principalmente de grasas mono y poliinsaturadas, no trans, lo cual encaja bien con una dieta para mejorar la salud cardiovascular.

Séptimo lugar: hongos

Para más información sobre los beneficios a la salud que aportan los hongos, véanse las páginas 39, 47, 338 y 340. Los hongos ofrecen una solución real para los vegetarianos o para quienes quieren disminuir su consumo de carne. Un estudio que eliminó carnes con alta densidad calórica y las sustituyó por hongos descubrió que la ingesta de calorías era significativamente mayor cuando se hacían comidas con carne, aunque el volumen de comida entre los platillos con base en carne y aquellos con base en hongos fuera igual. La mejor de todas las noticias es que la mayoría de los sujetos no evaluó distinta la comida con hongos en términos de sabor, apetito o sensación de saciedad al compararla con la comida con base en carne.

Las siete mejores fuentes de folato
(vitamina B$_9$)

La punta del *iceberg*: un vistazo a los *rankings*

Ranking	Alimento	Porción	Cantidad (mg)
Primer lugar	Hígado de pollo (cocido)	85 g	491
Segundo lugar	Lentejas (cocidas)	1 taza	358
Tercer lugar	Frijol caupí (cocido)	1 taza	358
Cuarto lugar	Frijoles pintos (cocidos)	1 taza	294
Quinto lugar	Garbanzos (cocidos)	1 taza	282
Sexto lugar	Espinaca (cocida)	1 taza	263
Séptimo lugar	Frijoles negros (cocidos)	1 taza	256

FUENTE: Base de datos nacional de nutrientes para referencia estándar del USDA, edición 24.

Menciones honoríficas. Cereales enriquecidos, cereales para el desayuno.

Mejores grupos alimenticios. Granos para cereal enriquecidos, verduras.

¿Qué es el folato y por qué es tan importante? Es probable que te hayas topado con los términos *folato* y *ácido fólico* en contextos intercambiables para referirse al mismo nutriente. El folato es un nutriente soluble en agua perteneciente al complejo B que se presenta de forma natural en los alimentos; el ácido fólico, por su parte, es el equivalente sintético del folato. La hipótesis sobre la relación entre la deficiencia de folato y los defectos del tubo neural data de 1965; en 1998 se volvió obligatorio añadir ácido fólico a los granos para cereal con el fin de enfrentar esta amenaza a la salud pública.

¿Sabías que...? Aunque la fortificación de alimentos ha reducido de manera considerable el número de casos de espina bífida, cada vez hay mayor evidencia de que las deficiencias de folato y vitamina B_{12} siguen existiendo y se vinculan con las crecientes tasas de demencia y de defectos cardiacos congénitos. Las investigaciones también indican que una ingesta baja de folato deriva en un peor desempeño escolar entre los adolescentes.

¿Cuánto es suficiente? El VD del folato es 400 mcg, basado en una dieta de 2 000 calorías.

Consumo de referencia alimenticio (CRA) de la vitamina B_9 (folato)

Edad	Niños (mcg/día)	Hombres (mcg/día)	Mujeres (mcg/día)	Embarazo (mcg/día)	Lactancia (mcg/día)
0-6 meses	65				
7-12 meses	80				
1-3 años	150				
4-8 años	200				
9-13 años		300	300		
14-18 años		400	400	600	600
19-50 años		400	400	600	500
+ de 50 años		400	400		

FUENTE: Consejo de Alimentación y Nutrición, Institutos de Medicina, Academias Nacionales.

¡Demasiado! Por lo regular, la ingesta de folato en los alimentos no suele ser una preocupación, pero cuando se toma ácido fólico, el cual se absorbe mejor, puede haber problemas (véase el siguiente apartado). El LSTI tolerable se ha fijado en 1 000 mcg de ácido fólico.

¿Suplementos? Se recomienda no exceder la dosis de 1 000 mcg de ácido fólico en suplemento al día, pues podría enmascarar una deficiencia de B_{12}, la cual se presenta con más frecuencia entre los adultos mayores que entre los jóvenes. La mayoría de los multivitamínicos contiene una cantidad adecuada de ácido fólico (400 mcg), como también una cantidad adecuada de vitamina B_{12}.

Primer lugar: hígado de pollo

Para conocer todos los beneficios que aporta a la salud el hígado de pollo, véase la página 340. En un metaanálisis de 14 estudios se halló que una ingesta mayor de alimentos ricos en folato y mayores niveles de folato en la sangre se asocian con un menor riesgo de padecer enfermedad coronaria. Aunque el hígado de pollo es la mejor fuente de folato, no es el tipo de alimento al que se refería el estudio, pues los beneficios cardiovasculares del folato pueden verse opacados por los altos niveles de colesterol contenidos en el hígado de pollo. ¿Mi recomendación? Limítate a una porción de 85 g a la semana.

Segundo lugar: lentejas

Si quieres conocer todos los beneficios que las lentejas traen a la salud, consulta la página 341. Muchos estudios han demostrado que mientras más folato se consuma en la dieta, menor es el riesgo de padecer bloqueos arteriales.

Tercer lugar: frijol caupí

Para más propiedades saludables del frijol caupí, consulta la página 339. Un estudio realizado en la Universidad Penn State reveló que sólo 7.9% de los estadounidenses consume legumbres un día cualquiera. Quienes agregaban ½ taza de cualquier legumbre, como frijoles caupí, una vez al día, hacían una contribución significativa no sólo a su ingesta de folato sino también a la de fibra, hierro, magnesio, proteínas y zinc, mientras que reducían la ingesta de grasas saturadas y de grasas totales.

Cuarto lugar: frijoles pintos

Además de ser una gran fuente de folato, los frijoles pintos son una excelente fuente de fibra, hierro, manganeso, molibdeno, fósforo, proteínas y tiamina.

La más reciente Encuesta Nacional de Salud y Nutrición (NHANES) reveló que, para sorpresa de nadie, consumimos muchos alimentos ricos en calorías pero que carecen de nutrientes. Lo anterior de por sí es malo, pero lo que también halló es que elegimos estos alimentos en lugar de otros más saludables.

Traducción: comemos más basura y sacrificamos los nutrientes importantes, como el folato. La buena noticia es que muchas empresas están llevando el folato a la mesa al agregar polvos de frijol a alimentos familiares como la pasta para incrementar el consumo de folato y de otros nutrientes tomados de fuentes naturales.

Quinto lugar: garbanzos

Si quieres conocer más detalles sobre las propiedades saludables de los garbanzos, consulta la página 339. Incluir alimentos ricos en folato, como los garbanzos, puede brindar mejoría a las enfermedades mentales y al síndrome metabólico.

Sexto lugar: espinaca

Si quieres saber toda la historia de esta verdura superpoderosa, consulta la página 339. Un estudio realizado en japonesas en el primer trimestre de embarazo descubrió que quienes incluían espinacas en su dieta tenían los mayores niveles de folato, lo cual es importante para combatir los defectos de nacimiento.

¡Alimento que sorprende!

Una taza de espárragos cocidos aporta 253 mcg de folato, casi tanto como la espinaca, que es la reina del folato en la categoría verdura. El espárrago también es una excelente fuente de hierro, tiamina y vitamina K, así como una buena fuente de fibra, niacina, fósforo, riboflavina, zinc y vitaminas A, B_6, C y E.

Séptimo lugar: frijoles negros

Para más información sobre las propiedades de los frijoles negros, consulta la página 339. Investigadores de la Universidad de Florida descubrieron que una ingesta inadecuada de folato se asocia con un mayor riesgo de padecer hiperhomocisteinemia (niveles elevados del marcador inflamatorio homocisteína), lo cual puede derivar en endurecimiento de las arterias, daño al ADN que aumenta en potencia el riesgo de desarrollar cáncer y un mayor riesgo de padecer deterioro cognitivo, como demencia senil y

Alzheimer. Recomiendan aumentar la ingesta de folato en los adultos, además de la contenida en un multivitamínico pertinente, a través de la inclusión de alimentos ricos en folato natural, como los frijoles negros.

Las siete mejores fuentes de colina

La punta del *iceberg*: un vistazo a los *rankings*

Ranking	Alimento	Porción	Cantidad (mg)
Primer lugar	Hígado de res (cocido)	85 g	355
Segundo lugar	*Braunschweiger*	3 rebanadas (85 g)	215
Tercer lugar	Huevos (cocidos)	1 grande	147
Cuarto lugar	Ternera (cocida)	85 g	120
Quinto lugar	Salmón rojo (cocido)	85 g	96
Sexto lugar	Cerdo (cocido)	85 g	94
Séptimo lugar	Cordero (cocido)	85 g	92

FUENTE: Base de datos nacional de nutrientes para referencia estándar del USDA, edición 24.

Menciones honoríficas. Pavo, pato, productos de tomate.

Mejores grupos alimenticios. Carne, huevo, pescado.

¿Qué es la colina y por qué es tan importante? La colina se clasifica como un nutriente esencial soluble en agua que forma parte del complejo B. Se encuentra principalmente en los lípidos (grasas) que conforman las membranas celulares y en los neurotransmisores responsables de señalizar cosas en el cerebro. La colina también es importante para muchas de las funciones más básicas de la vida, incluyendo el metabolismo hepático y la transportación de otros nutrientes a través del cuerpo. Durante el embarazo, ayuda a proteger al feto al mantener a raya la homocisteína, un aminoácido tóxico. Además, es esencial para la creación de la acetilcolina, un neurotransmisor que influye en la memoria y el aprendizaje.

No se conocen síntomas de deficiencia de colina en seres humanos; sin embargo, dicha deficiencia de colina se ha asociado a una mala metabolización y utilización inadecuada de la grasa, con hígado graso, daño al tejido nervioso, posible desarrollo de carcinomas hepáticos y mala cognición.

¿Sabías que...? Aunque la colina ha estado presente desde que la humanidad dio su primer bocado, fue hasta hace poco que se le empezó a considerar un nutriente. Fue descubierta por primera vez en 1862. Sin embargo, no se le reconoció como parte esencial de la dieta diaria hasta 1998. Fue entonces que el Instituto de Medicina determinó la IDR de la colina.

¿Cuánto es suficiente? Aunque el cuerpo produce algo de colina, no es suficiente para cubrir las necesidades diarias; por lo tanto, debemos consumirla en la dieta.

No se ha establecido el VD específico para la colina.

Un estudio de la Universidad de Duke encontró que el periodo perinatal es el momento más crítico para tener una ingesta adecuada de colina y así promover una capacidad de memoria óptima y disminuir el riesgo de padecer deterioro cognitivo relacionado con la edad.

Consumo de referencia alimenticio (CRA) de la colina

Edad	Niños (mg/día)	Hombres (mg/día)	Mujeres (mg/día)	Embarazo (mg/día)	Lactancia (mg/día)
0-6 meses	125				
7-12 meses	150				
1-3 años	200				
4-8 años	400				

Edad	Niños (mg/día)	Hombres (mg/día)	Mujeres (mg/día)	Embarazo (mg/día)	Lactancia (mg/día)
9-13 años		375	375		
14-18 años		550	400	450	550
19-50 años		550	425	450	550
+ de 50 años		550	425		

FUENTE: Consejo de Alimentación y Nutrición, Institutos de Medicina, Academias Nacionales.

¡**Demasiado!** Consumir cantidades altas de colina puede hacerte exudar un inusual olor a pescado, además de sudar y salivar más… por no mencionar los ocasionales episodios de vómito. Se han observado estos efectos secundarios con ingestas de 10 a 15 g de colina, así que asegúrate de mantenerte por debajo del LSTI de 3.5 g diarios.

¿**Suplementos?** La colina puede encontrarse en suplementos como la lecitina de soya, una sustancia grasosa que contiene tanto colina como vitamina B inositol. Viene en cápsulas, líquido o en forma granular, así como también puede presentarse en forma de colina citadin-5 difosfato.

Primer lugar: hígado de res
Para mayor información sobre las maravillosas propiedades del hígado, consulta la página 340. Un interesante estudio de casos controlados realizado en Uruguay determinó que el consumo de carne blanca, pollo, pescado e hígado podría tener un efecto protector contra el cáncer de esófago. Este estudio no anula a otros que sugieren que una mayor ingesta de carne roja aumenta el riesgo de desarrollar ciertos tipos de cáncer, pero puede servir para ejemplificar que no todas las "carnes rojas" son de la misma calaña. Ciertamente, se requiere más investigación.

Segundo lugar: *braunschweiger*
Para más información sobre este tipo de salchicha *liverwurst*, consulta la página 337. Un estudio realizado en Johns Hopkins

halló que las mujeres posmenopáusicas con una ingesta baja de alimentos con colina tenían un riesgo mucho mayor de desarrollar fibrosis en el hígado si se les diagnosticaba hígado graso no alcohólico. Sin la cantidad adecuada de colina, la grasa se acumula en el hígado.

Tercer lugar: huevos

> En Francia, romper un huevo es señal de buena suerte. Antes de entrar a su nuevo hogar, las novias francesas rompen un huevo para la buena suerte y para tener bebés saludables.

Si quieres saber más sobre las virtudes de san huevo, consulta la página 340. Los huevos son excelentes fuentes de colina. Asimismo, son buenas fuentes de fósforo, proteínas, riboflavina y vitamina D.

Comer un huevo o dos al día puede ser benéfico para quienes padecen diabetes tipo 2 e intentan mejorar su estado de salud. Un estudio determinó que incorporar dos huevos al día en una dieta alta en proteínas y alta en colesterol tiene resultados muy positivos. Quienes tuvieron asignada esta dieta bajaron en promedio 6 kilos, además de experimentar un mejor control glicémico, una disminución del colesterol total y un incremento del colesterol HDL.

¡Alimento que sorprende!

¿Qué se le agrega a la mezcla para hacer pastel? Pues ¡huevo! También la harina que se usa para el pastel está enriquecida con una serie de nutrientes. En pocas palabras: aunque el pastel contiene nutrientes, incluyendo colina, también trae consigo otras cosas indeseables, como azúcar, calorías y grasas saturadas. No recurras al pastel como buena fuente de nutrientes y trátalo como lo que es: una indulgencia. Recuerda: de pan bendito, poquito.

Cuarto lugar: ternera

Si quieres saber más sobre las propiedades saludables de la carne magra de ternera, consulta la página 344. En un estudio controlado, investigadores italianos descubrieron que las ratas con una dieta baja en colina eran, en comparación con el grupo control, menos capaces de aprender nuevas tareas. También descubrieron que las mitocondrias de las neuronas se desarrollan con ayuda de la colina, lo que sugiere que quizá desempeña un papel importante en la cognición no sólo de las ratas sino también de los seres humanos.

Quinto lugar: salmón rojo

Si quieres más detalles coloridos sobre este increíble pescado, consulta la página 344. Un estudio realizado durante cinco años mostró que el consumo de pescados grasos, incluyendo el salmón, se asocia con un menor riesgo de padecer deterioro de las funciones cognitivas. Además de la colina, también se ha descubierto que los ácidos grasos omega 3 promueven un buen funcionamiento cerebral.

Sexto lugar: cerdo

Para más información sobre los beneficios de la carne magra de cerdo, consulta la página 338.

Séptimo lugar: cordero

La pierna de cordero es una excelente fuente de ácido pantoténico, proteínas, selenio, vitamina B_{12} y zinc, así como una buena fuente de hierro y fósforo.

Las siete mejores fuentes de vitamina B_{12}

La punta del *iceberg*: un vistazo a los *rankings*

Ranking	Alimento	Porción	Cantidad (mg)
Primer lugar	Hígado de res (cocido)	85 g	71
Segundo lugar	Almejas (cocidas)	85 g	16
Tercer lugar	*Braunschweiger*	3 rebanadas (85 g)	16

Ranking	Alimento	Porción	Cantidad (mg)
Cuarto lugar	Cangrejo (cocido)	85 g	10
Quinto lugar	Sardinas (enlatadas)	85 g	8
Sexto lugar	Ostiones (crudos)	85 g	7
Séptimo lugar	Salmón rojo	85 g	5

FUENTE: Base de datos nacional de nutrientes para referencia estándar del USDA, edición 24.

Menciones honoríficas. Cereales para el desayuno fortificados, menudencias de pollo y de pavo.

Mejores grupos alimenticios. Carnes, mariscos y alimentos fortificados.

¿Qué es la vitamina B$_{12}$ y por qué es tan importante? La vitamina B$_{12}$ es una vitamina soluble en agua. Existe en distintas formas y todas ellas contienen cobalto, razón por la cual en conjunto se les conoce como cobalaminas. La función principal de la vitamina B$_{12}$ es actuar como facilitador o cofactor de reacciones químicas vitales en el cuerpo que producen hormonas, proteínas, lípidos y glóbulos rojos, además de asegurar el funcionamiento neurológico adecuado. La deficiencia de vitamina B$_{12}$ causada por una ingesta inadecuada o por problemas de salud, suele manifestarse como: anemia megaloblástica, pérdida de apetito, pérdida de peso, fatiga/debilidad, depresión, demencia y mala memoria.

¿Sabías que...? El cuerpo es capaz de almacenar la vitamina B$_{12}$ de varios años en el hígado. Por eso, la deficiencia de esta vitamina no es tan común como la de otras. Sin embargo, es más probable que se presente debido a falta de ácido estomacal o de una sustancia presente en el intestino que se llama factor intrínseco, la cual ayuda al cuerpo a absorber las vitaminas. Esto último es más común entre los adultos mayores.

¿Cuánto es suficiente? El VD de la vitamina B$_{12}$ es 6 mcg, basado en una dieta de 2 000 calorías.

Consumo de referencia alimenticio (CRA) de la vitamina B_{12}

Edad	Niños (mcg/día)	Hombres (mcg/día)	Mujeres (mcg/día)	Embarazo (mcg/día)	Lactancia (mcg/día)
1-3 años	0.7				
4-8 años	1.0				
9-13 años		1.5	1.5		
14-18 años		2.0	2.0	2.2	2.4
19-50 años		2.0	2.0	2.2	2.4
+ de 50 años		2.0	2.0		

FUENTE: Consejo de Alimentación y Nutrición, Institutos de Medicina, Academias Nacionales.

¡Demasiado! La vitamina B_{12} tiene un potencial de toxicidad muy bajo. Lo anterior, junto con el hecho de que no hay efectos adversos asociados con la ingesta excesiva de vitamina B_{12}, ha hecho que el Instituto de Medicina no establezca un LSTI para este nutriente. No obstante, el VD de la vitamina B_{12} es de 6 mcg al día, que es casi dos veces y media más que la CAR para adultos.

¿Suplementos? La vitamina B_{12} suele agregarse a los alimentos fortificados. Así que si comes estos alimentos estás recibiendo esta vitamina como suplemento. No obstante, también se le encuentra con frecuencia en los multivitamínicos, en los suplementos de complejo B o por separado en pastilla, cápsula o presentación sublingual.

Primer lugar: hígado de res

Para más información sobre los beneficios que aporta el hígado de res, consulta la página 340. Ya sea que te guíes por el VD o por la CAR, el hígado de res aporta vitamina B_{12} en abundancia. Ten en cuenta que la porción adecuada es de 85 g, la cual podrías reducir a 60 g y te aportaría alrededor de 48 mcg de vitamina B_{12}, así como 216 mg de colesterol.

Segundo lugar: almejas

Las almejas son una excelente fuente de hierro, manganeso, selenio y vitamina B_{12}, así como una buena fuente de cobre, fósforo, riboflavina y vitamina C.

¿No te agrada su consistencia? No te preocupes. Un estudio sugiere que el caldo en el que están conservadas las almejas enlatadas también tiene altas cantidades de vitamina B_{12}. Hasta 72% de la vitamina B_{12} de las almejas se encuentra en este delicioso líquido. Asimismo, un estudio de ratas alimentadas con extracto de almeja mostró una reducción en sus niveles de colesterol.

Tercer lugar: *braunschweiger*
Para más información sobre las propiedades benéficas de esta salchicha, consulta la página 337. La cualidad única de la *braunschweiger* es que a quienes no les gusta el hígado puede llegar a gustarles mucho esta presentación.

Cuarto lugar: cangrejo
Dependiendo del tipo de cangrejo, la carne comestible que se puede extraer de uno de ellos comprende de 10 a 25% del peso total del crustáceo. El cangrejo es una excelente fuente de cobre, selenio, vitamina B_{12} y zinc, así como una buena fuente de hierro, magnesio, niacina, fósforo, riboflavina y vitamina C.

Investigaciones recientes demuestran que hay una relación inversamente proporcional entre comer mariscos, incluyendo camarón, y el riesgo de desarrollar diabetes tipo 2. Esto significa que, a mayor consumo de mariscos, menor riesgo de desarrollar esta terrible enfermedad.

Quinto lugar: sardinas
Las sardinas, el primer pescado que fue enlatado, son una excelente fuente de calcio, niacina, omega 3, fósforo, selenio y vitaminas B_{12} y D. También es una buena fuente de hierro, zinc y vitaminas B_2 y B_6.

El consumo de pescado tiene muchos beneficios, aunque también conlleva algunos riesgos. Un estudio reciente indicó que los beneficios (menores índices de enfermedad coronaria y muerte repentina, disminución de la hipertensión leve, prevención de arritmias) superan el riesgo que conlleva la ingesta de contaminantes presentes en el pescado. Las sardinas, por ser muy pequeñas, tienen la menor cantidad de contaminantes y son más seguras en comparación con otros pescados.

Sexto lugar: ostiones

Los ostiones cocidos son una excelente fuente de cobre, hierro, selenio, vitamina B_{12} y zinc. Asimismo, son buena fuente de magnesio, fósforo y riboflavina.

Un equipo de investigadores en Italia y Estados Unidos descubrió que los ostiones contienen dos compuestos que, se ha demostrado en estudios con animales, estimulan la liberación de testosterona y de estrógeno. Finalmente, ¡quizá sea cierto que los ostiones aumentan la libido!

> Aunque las perlas provienen de ostras, como los ostiones, no pertenecen a la misma especie. Las ostras perlíferas pertenecen a una familia bivalva distinta. Además, las ostras cambian de género varias veces en la vida, y también son un sistema natural de filtración de agua. De hecho, una ostra adulta puede filtrar más de 230 litros de agua al día.

Séptimo lugar: salmón rojo

Para más información sobre las virtudes de esta delicia acuática, consulta la página 343. Niveles maternos bajos de B_{12} durante el embarazo se han vinculado con un mayor llanto infantil. Y un bebé que llora todo el tiempo puede resultar muy abrumador. Curiosamente, también se han hallado relaciones entre los niveles bajos de omega 3 y la depresión posparto, por lo que comer dos porciones de salmón rojo a la semana podría ser la receta ideal para hacer dinámico el dúo madre-bebé.

¡Alimento que sorprende!

No hay muchas fuentes vegetarianas de vitamina B_{12}, pero la levadura alimenticia, la cual crece en la melaza, contiene una forma activa de esta vitamina. Viene en forma de hojuelas o polvo amarillo, y tiene un agradable sabor a queso. De hecho, sabe delicioso si se lo espolvoreas a las palomitas. Cerca de dos cucharaditas de levadura alimenticia aportan la dosis recomendada de vitamina B_{12} para adultos.

Las siete mejores fuentes de vitamina C

La punta del *iceberg*: un vistazo a los *rankings*

Ranking	Alimento	Porción	Cantidad (mg)
Primer lugar	Guayaba	1 taza	376
Segundo lugar	Pimiento rojo dulce (cocido)	1 taza	233
	Pimiento rojo (crudo)	1 taza	190
Tercer lugar	Kiwi	1 taza	167
Cuarto lugar	Jugo de naranja	1 taza	124
Quinto lugar	Chile verde (crudo)	1 taza	120
	Pimiento verde (cocido)	1 taza	101
Sexto lugar	Brócoli (cocido)	1 taza	101
Séptimo lugar	Fresas	1 taza	98

FUENTE: Base de datos nacional de nutrientes para referencia estándar del USDA, edición 24.

Menciones honoríficas. Jugo de toronja, colinabo, papaya, coles de Bruselas.

Mejores grupos alimenticios. Verduras, frutas.

¿Qué es la vitamina C y por qué es tan importante? Los seres humanos necesitamos consumir una fuente de vitamina C a diario porque el cuerpo no la produce ni la almacena. Es un antioxidante poderoso que ayuda a protegernos del daño causado por los radicales libres que deriva en envejecimiento, enfermedades cardiacas, cáncer, etcétera. La vitamina C también es vital para la formación de colágeno, una proteína que se encuentra en la piel, los tendones, el cartílago, los huesos y los dientes. Entre los síntomas de deficiencia de vitamina C están el sangrado de encías, el aflojamiento de los dientes, sangrados por la nariz y formación de moretones, dificultad para sanar heridas y una mayor susceptibilidad a infecciones. La deficiencia de vitamina C provoca una enfermedad llamada escorbuto, la cual era común entre los marineros que se embarcaban en viajes largos por el océano, hasta que en el siglo XVIII se descubrió que los cítricos la prevenían. Hoy en día rara vez se llega a presentar en ancianos con problemas de desnutrición. La palabra *ascórbico*, como en el término ácido ascórbico (nombre químico de la vitamina C), significa "sin escorbuto".

¿Sabías que...? Todos los mamíferos, con excepción de algunos monos, los cuyos, los murciélagos indios y los seres humanos, producen su propia vitamina C.

¿Cuánto es suficiente? El VD de la vitamina C es 90 mg, basado en una dieta de 2 000 calorías.

Consumo de referencia alimenticio (CRA) de la vitamina C

Edad	Niños (mg/día)	Hombres (mg/día)	Mujeres (mg/día)	Embarazo (mg/día)	Lactancia (mg/día)
0-6 meses	40				
7-12 meses	50				
1-3 años	15				
4-8 años	25				
9-13 años		45	45		
14-18 años		75	65	80	115
19-70 años		90	75	85	120

FUENTE: Consejo de Alimentación y Nutrición, Institutos de Medicina, Academias Nacionales.

¡Demasiado! El LSTI establecido es de 2 000 mg, pero se sabe que los individuos sanos toleran niveles aun mayores. La diarrea es el primer indicador de que la has consumido en exceso y de que es momento de bajarle. Asimismo, las dosis mayores de vitamina C se asocian con mayor riesgo de desarrollar piedras en los riñones.

Uno de los beneficios únicos de la vitamina C es que ayuda a incrementar la absorción de hierro de los alimentos. Es algo negativo si tienes trastornos de producción excesiva de hierro, como la hemocromatosis.

¿Suplementos? Los niveles adecuados de vitamina C pueden alcanzarse con facilidad a través de la dieta. No obstante, si se requiere vitamina C adicional o se te dificulta cumplir con el requerimiento sólo con la comida, un suplemento te irá bien. El ácido ascórbico viene en polvo, pastillas, cápsulas, tabletas masticables y líquido. También lo hay en presentaciones de liberación prolongada.

Primer lugar: guayabas

Una taza de guayaba aporta cuatro veces la cantidad de vitamina C que se requiere al día. Hay guayabas de varias formas, tamaños y sabores. La carne de la fruta es dulce y aromática, y puede ser blanca, amarilla, rosa o roja. La guayaba fresa es muy popular, aunque no tiene tanta vitamina C como las otras variedades. También es una excelente fuente de fibra, folato, licopeno y vitamina A, así como una buena fuente de potasio. La guayaba también contiene muchos nutrientes de origen vegetal, como aceites esenciales, flavonoides, lectinas, fenoles, saponinas, triterpenos y taninos.

Estudios demuestran que la guayaba le envía un telegrama a las células cancerígenas avisándoles que sus días están contados al incrementar la apoptosis (muerte celular programada) y prevenir la expansión de las células malignas.

Segundo lugar: pimiento rojo

Además de aportar vitamina C, los pimientos rojos también son una excelente fuente de vitamina A y una buena fuente de folato, licopeno y otros carotenoides. Sus variedades picantes (chiles) son reconocidas por su efecto termogénico (de quema de grasas) en el cuerpo. No obstante, un estudio japonés demostró que el pimiento rojo dulce tiene propiedades termogénicas similares sin causar picor en la boca. Esta variedad también bloquea los receptores del dolor de forma similar a sus parientes picantes.

Tercer lugar: kiwis

El kiwi se considera una de las frutas con mayor densidad de nutrientes en todo el mundo. Además de ser una excelente fuente de vitamina C, también es rico en fibra, y una buena fuente de folato y potasio. En un estudio realizado en China, los sujetos que padecían estreñimiento provocado por síndrome de intestino irritable, probaron agregar dos kiwis a su dieta regular durante un mes. La mayoría de los individuos experimentó evacuaciones más frecuentes y menor tiempo de tránsito digestivo (menos tiempo entre la ingestión y la evacuación).

> El kiwi antes se llamaba *grosella china*, hasta que un importador estadounidense llamado Norman Sondag señaló que la fruta se parecía mucho al pájaro kiwi de Nueva Zelanda.

Cuarto lugar: jugo de naranja

Con pulpa o sin pulpa... ésa es la cuestión. Las investigaciones confirman que el jugo de naranja con pulpa es más sano que su versión con poca pulpa o sin pulpa. Además de ser una maravillosa fuente de vitamina C, también es buena fuente de folato y potasio. Es rico en hesperidina, un nutriente de origen vegetal que se encuentra sobre todo en la pulpa y en la base blanca carnosa de la piel de la naranja. Se ha encontrado también que la hesperidina es útil para reducir la presión arterial y para mejorar la salud de las arterias. El consumo frecuente de jugo de naranja también redujo la inflamación y los factores de riesgo para desarrollar ateroesclerosis.

Quinto lugar: chiles verdes

Los chiles verdes habrían quedado en segundo lugar si se midieran por taza como las otras verduras contenidas en este libro. Pero ¿quién podría comer una taza de chiles? También son una buena fuente de vitamina A. Los chiles verdes contienen capsaicina, un nutriente de origen vegetal con un fuerte efecto antibacterial. Quizá esto explica por qué los platillos picantes tienen una larga tradición en climas cálidos, donde la refrigeración moderna no siempre estuvo disponible para impedir la descomposición de los alimentos. La capsaicina también es útil para el control del dolor. Un estudio doble ciego examinó la capacidad de la capsaicina aplicada en el sitio de la cirugía a pacientes que se sometieron a un remplazo completo de rodilla. Su uso derivó en una menor necesidad de opiáceos posteriores a la cirugía, una mejor recuperación y mucho menos dolor entre los miembros del grupo que recibió la capsaicina, en comparación con el grupo placebo que recibió cuidados postoperatorios estándar.

Sexto lugar: brócoli

El brócoli pertenece a la familia de las verduras crucíferas, entre las cuales están la col, la coliflor, la col rizada, la berza y las coles de Bruselas. Es una fuente excelente de vitamina K, además de una buena fuente de folato y de vitaminas A y B_6.

Es el rey del contenido de sustancias con potencial anticancerígeno (glucosinolatos), en comparación con algunas de sus primas crucíferas. No obstante, el consumo regular de cualquier tipo de crucífera puede reducir el riesgo de desarrollar cánceres de próstata, mama, pulmón o colon.

Séptimo lugar: fresas

Además de ser ricas en vitamina C, las fresas también son una buena fuente de folato y de varios nutrientes de origen vegetal, como antocianinas, catequinas, ácido elágico y flavonoides. La fisetina, un flavonoide que abunda en las fresas, puede ser útil para combatir una gran variedad de tipos de cáncer, incluyendo cáncer de mama, de próstata, cervicouterino y melanoma, además de combatir la depresión y mejorar la función cognitiva. Un estudio aleatorio doble ciego que usaba polvo de fresa liofilizado halló que quienes consumían el equivalente de cuatro porciones de fresas congeladas experimentaban la mayor reducción de factores de riesgo asociados con obesidad, como apoplejías, diabetes y afecciones cardiovasculares.

Las siete mejores fuentes de vitamina D

La punta del *iceberg*: un vistazo a los *rankings*

Ranking	Alimento	Porción	Cantidad (UI)
Primer lugar	Trucha arcoíris (cocida)	85 g	16.2
Segundo lugar	Salmón rojo o rosado (cocido)	85 g	11.1-14.5

Ranking	Alimento	Porción	Cantidad (UI)
Tercer lugar	Pez espada (cocido)	85 g	14.1
Cuarto lugar	Atún (enlatado en agua)	85 g	5.7
Quinto lugar	Fletán (cocido)	85 g	4.9
Sexto lugar	Sardinas (cocidas)	85 g	4.1
Séptimo lugar	Lubina rayada (cocida)	85 g	3.9

FUENTE: Base de datos nacional de nutrientes para referencia estándar del USDA, edición 24.

Menciones honoríficas. Leche fortificada y otros alimentos fortificados, hígado de res, camarones, yema de huevo, hongos.

Mejores grupos alimenticios. Pescados grasos, carne, huevos, lácteos.

La mejor de todas las fuentes. ¡El sol!

¿Qué es la vitamina D y por qué es tan importante? En realidad la vitamina D no es una vitamina. Es una hormona que produce el cuerpo cuando la piel se expone al sol. Ya sea que provenga de la luz solar o de lo que comes, debe convertirse a una forma activa que el cuerpo pueda procesar, llamada calcitriol. Necesitamos la vitamina D para mantener fuertes los huesos y los dientes, y para prevenir el raquitismo, una enfermedad que se caracteriza por huesos delicados, debilitados y quebradizos. Esta vitamina ayuda al cuerpo a absorber el calcio de los alimentos y es necesaria para incitar al sistema inmune a activarse. Sin cantidades adecuadas de vitamina D en el cuerpo, las células T que forman parte del sistema inmune se mantienen inactivas y no responden a los virus y las bacterias que invaden el organismo. Una ingesta inadecuada de vitamina D también llega a vincularse con afecciones como enfermedad cardiovascular, diabetes, esclerosis múltiple, hipertensión, ciertos tipos de cáncer y depresión.

¿Cuánto es suficiente? El VD de la vitamina D es 400 UI, basado en una dieta de 2 000 calorías diarias.

Consumo de referencia alimenticio (CRA) de la vitamina D

Edad	Niños (ui/día)	Hombres (ui /día)	Mujeres (ui / día)	Embarazo (ui /día)	Lactancia (ui /día)
0-12 meses	400				
1-13 años	600				
14-18 años		600	600		
19-70 años		600	600	600	600
+ de 70 años		800	800		

FUENTE: Consejo de Alimentación y Nutrición, Institutos de Medicina, Academias Nacionales.

Muchos expertos argumentan que el CRA más reciente sigue siendo demasiado bajo y sólo se concentra en la salud ósea, pero no en otros problemas de salud. En el caso de esclerosis múltiple, niveles mayores de vitamina D se asocian con un menor riesgo de desarrollar la enfermedad. Los niveles elevados también se asocian con menores índices de recaída.

¡Demasiado! El LSTI establecido para la vitamina D es de 4 000 UI; no obstante, se sabe que durante periodos cortos de tiempo se toleran niveles bastante más elevados. Los síntomas de intoxicación por vitamina D incluyen pérdida del apetito y de peso, micción frecuente, ritmo cardiaco anormal e hipocalcemia (exceso de calcio), el cual puede endurecer el sistema circulatorio y los órganos del cuerpo.

Todo el mundo está de acuerdo en que una sobreexposición al sol es dañina, pero, curiosamente, ésta *no* es una de las causas de intoxicación por vitamina D. El calor emitido por el cuerpo limita la cantidad de vitamina D que éste absorbe.

¿Suplementos? Encontrarás diversos suplementos de vitamina D, como multivitamínicos y fórmulas para fortalecer los huesos. Los suplementos individuales de vitamina D vienen en dos presentaciones: D_2 (ergocalciferol, una fuente de origen vegetal) y D_3 (colecalciferol, de origen animal), y pueden hallarse en forma líquida, en cápsulas, en pastillas y en tabletas masticables. Si se pasan 10 minutos bajo el sol de mediodía en traje de baño sin protección solar, se cree que las personas con piel clara producen alrededor de 10 000 UI. Por su parte, los adultos mayores y los individuos de piel más oscura no producen tanta vitamina D a partir de la exposición a rayos UV.

Primer lugar: trucha arcoíris

Si quieres consultar toda una colorida gama de información sobre las propiedades benéficas de la trucha, consulta la página 344. Un repaso de 13 estudios reveló que comer una porción de pescado graso, como la trucha, apenas una vez a la semana reduce el riesgo de morir por cardiopatía en 15%. Si agregas otra porción de 150 gramos, el riesgo total se reduce en 22 por ciento.

> Ya no es necesario emprender un viaje de aventura con todo el equipo de pesca para disfrutar una deliciosa trucha arcoíris, pues en la actualidad hay granjas de truchas arcoíris en muchos lugares.

Segundo lugar: salmón rojo o rosado

Además de ser una gran fuente de vitamina D, el salmón rosado es una fuente excelente de niacina y de proteínas, así como una buena fuente de ácidos grasos omega 3 y de selenio. El salmón rojo (véase página 343) está justo detrás del rosado en cuanto a contenido de vitamina E. Un estudio que observó la sangre de mujeres que comieron dos porciones de salmón a la semana descubrió que mostraban una protección antioxidante superior en comparación con quienes no lo comían con tanta frecuencia. También en el grupo que consumía salmón dos veces por semana se observaron mayores niveles de vitamina A y de selenio.

> El salmón rosado (también conocido como salmón rey) no es sólo la especie de mayor tamaño (los adultos exceden los 20 kilogramos, e incluso algunos han llegado a pesar hasta 50), sino que también es el pez representativo de Alaska.

Tercer lugar: pez espada

Para más información sobre este pescado con hocico en forma de espada, asegúrate de consultar la página 342. No hay duda: es un pescado muy nutritivo. No obstante, por su gran tamaño y naturaleza depredadora, una de las preocupaciones que desata su consumo es la acumulación de mercurio de metilo, por lo que la FDA recomienda que no lo coman mujeres embarazadas ni niños.

Cuarto lugar: atún en agua

Este tipo de atún enlatado por lo regular consiste de una combinación de especies de atún que tienen una apariencia menos rosada, como el barrilete, el aleta amarilla, el tongol y el patudo. Estas variedades contienen menos mercurio que el atún albacora y son una excelente fuente de niacina, fósforo y vitaminas B_6, B_{12} y D, así como una buena fuente de hierro. La piedra angular de la saludable dieta mediterránea son los peces grasos, como el atún. Un repaso de varios estudios demuestra que el riesgo de padecer apoplejía era significativo entre quienes comían pescados grasos una vez por semana. Sin embargo, quienes los comían cinco veces por semana o más tenían un riesgo 31% menor de padecer una apoplejía. Sujetos de la tercera edad que consumían atún padecían menos apoplejías y sus resonancias magnéticas cerebrales eran más normales.

Quinto lugar: fletán

El fletán es una excelente fuente de magnesio, niacina, fósforo, proteínas, selenio y vitamina D, así como una buena fuente de ácidos grasos omega 3 y de vitamina B_{12}. En un estudio realizado en ratas a las que se alimentó con selenio proveniente de una variedad de fuentes alimenticias, el fletán resultó ser el más eficiente de todos para restablecer los depósitos de selenio.

Sexto lugar: sardinas

Si quieres saber más sobre este pequeño pececillo (una de las fuentes de pescado más seguras para las mujeres embarazadas), consulta la página 343.

La vitamina D desempeña un papel muy importante en el embarazo, en particular en el desarrollo óseo del feto. No obstante, en un estudio que examinaba tendencias de consumo en mujeres embarazadas, menos de 25% de esas mujeres consumían pescados grasos ricos en vitamina D, como sardinas.

Séptimo lugar: lubina rayada

Además de aportar vitamina D, una porción de 85 g de lubina rayada es también una excelente fuente de colina y de selenio, así como una buena fuente de potasio. Un estudio realizado en Reino Unido descubrió que quienes comían carne y pescado tenían mejores niveles de vitamina D, en comparación con los vegetarianos y los veganos.

¡Alimento que sorprende!

En términos nutricionales, los champiñones y los champiñones portobello toleran bien ser comparados con los costosos hongos *shiitake*, aunque estos últimos tienen mayores niveles de vitamina E y de ácidos grasos poliinsaturados. Como la piel humana, los hongos que se exponen a rayos ultravioleta pueden generar grandes cantidades de vitamina D_2. Una empresa de frutas y verduras congeladas ha explotado este proceso al secar y moler los portobello antes de exponerlos a los rayos UV. Esto incrementa la superficie expuesta, así como la producción de vitamina D. Una cucharada de polvo de hongo seco aporta 600 UI de vitamina D, que es suficiente para cubrir las necesidades de un vegano.

Las siete mejores fuentes de vitamina E

La punta del *iceberg*: un vistazo a los *rankings*

Ranking	Alimento	Porción	Cantidad (UI)
Primer lugar	Almendras	30 g	7.43
Segundo lugar	Semillas de girasol (tostadas)	30 g	7.4
Tercer lugar	Espinaca (cocida)	1 taza	6.7
Cuarto lugar	Aceite de girasol	1 cucharada	5.6
Quinto lugar	Aceite de cártamo	1 cucharada	4.6
Sexto lugar	Hojas de nabo (cocidas)	1 taza	4.4
Séptimo lugar	Avellana	30 g	4.3

FUENTE: Base de datos nacional de nutrientes para referencia estándar del USDA, edición 24.

Menciones honoríficas. Cereales fortificados, papas fritas, nueces mixtas, pasta de jitomate y salsa para pasta.

Mejores grupos alimenticios. Frutos secos, semillas, verduras.

¿Qué es la vitamina E y por qué es tan importante? La vitamina E es como el foso que rodea el castillo. Su trabajo es fungir como barrera protectora para evitar la invasión desde el exterior. En el caso del cuerpo, el invasor es un grupo rebelde llamado radicales libres. No… no es una banda de música *hippie* de los años sesenta. Se trata más bien de sustancias tóxicas en el cuerpo que están empeñadas en afectar y destruir todas las células del cuerpo. El daño ocasionado por los radicales libres da paso al envejecimiento, las cardiopatías, el cáncer, la diabetes, etcétera. La vitamina E combate bien los radicales libres al funcionar como antioxidante. También es esencial para mantener bien el sistema inmune, el corazón y la salud oftálmica. Las investigaciones demuestran que la vitamina E es capaz de disminuir la prevalencia de cataratas y de ayudar a prevenir las cardiopatías.

¿Sabías que...? Existen ocho formas químicas de la vitamina E que entran en dos grupos distintos. Éstos son los tocotrienoles y los tocoferoles. En cada uno hay cuatro formas distintas de la vitamina, pero la única forma de vitamina E biológicamente activa en el cuerpo humano es el alfatocoferol.

¿Cuánto es suficiente? El VD de la vitamina E es 30 UI, basado en una dieta de 2 000 calorías.

Consumo de referencia alimenticio (CRA) de la vitamina E

Edad	Niños (UI /día)	Hombres (UI /día)	Mujeres (UI /día)	Embarazo (UI /día)	Lactancia (UI /día)
0-6 meses	6				
7-12 meses	7.5				
1-3 años	9				
4-8 años	10.4				

Edad	Niños (UI /día)	Hombres (UI /día)	Mujeres (UI / día)	Embarazo (UI /día)	Lactancia (UI /día)
9-13 años		16.4	16.4		
14-18 años		22.4	22.4	22.4	28.4
+ de 19 años		22.4	22.4	22.4	28.4

FUENTE: Consejo de Alimentación y Nutrición, Institutos de Medicina, Academias Nacionales.

¡Demasiado! El LSTI establecido para la vitamina E es de 1 500 UI al día. Los síntomas de intoxicación se han observado en el caso de consumo de suplementos de vitamina E que superan las 3 000 UI al día durante tres meses. El síntoma más común de intoxicación por vitamina E es hemorragias, aunque también se manifiesta a través de náuseas, diarrea, debilidad muscular y fatiga generalizada.

¿Suplementos? Los suplementos de vitamina E vienen en forma de alfatocoferol, lo cual es lógico, pues esta forma es la más activa en términos biológicos. Un estudio controlado aleatorio con placebo reveló que puede haber un mayor riesgo de padecer cáncer de próstata cuando se usan suplementos de vitamina E de 400 UI diarias. Otra investigación reportó resultados mixtos con respecto al uso de suplementos de vitamina E.

Primer lugar: almendras

Las almendras son excelente fuente de magnesio, manganeso (20% del DV por porción), proteínas y vitamina E (35% del DV por porción), además de ser una buena fuente de cobre, fibra, fósforo y vitamina B_2. La almendra es el fruto seco que por gramo contiene la mayor cantidad de calcio, fibra, niacina, proteínas, riboflavina y vitamina E. ¿Te interesa controlar tu nivel de glucosa en la sangre? Un pequeño estudio demostró que agregar uno o dos puñados de almendras a una comida alta en carbohidratos ayuda a controlar mejor la glucosa en sangre. El consumo de almendras también se asocia con la reducción del colesterol LDL y con un menor manejo del peso corporal.

> Hay más de 30 especies de almendras en el mundo.

81

Segundo lugar: semillas de girasol

Las semillas de girasol son muy nutritivas, además de ser una excelente fuente de cobre, magnesio, selenio y vitaminas B_1 y E. También son una buena fuente de folato, fósforo y vitamina B_6. Las semillas de girasol están en tercer lugar entre las fuentes de fitoesteroles de origen vegetal (encontrarás la lista completa en las páginas 169 y 170), compuesto que puede ayudar a reducir los niveles de colesterol.

Tercer lugar: espinaca

Si quieres conocer otras de las propiedades de la comida favorita de Popeye, consulta la página 339. Además de contener una cantidad abundante de vitamina E, la espinaca también es famosa por producir óxido nítrico, el cual ayuda a mejorar la presión sanguínea. Un ensayo cruzado controlado aleatorio realizado con un grupo de hombres y mujeres sanos observó los efectos de comer espinaca sobre una serie de indicadores de la salud. En comparación con el grupo control, quienes comían espinaca experimentaban varios beneficios a la salud, incluyendo una menor presión sanguínea.

Cuarto lugar: aceite de girasol

Además de ser rico en vitamina E, las variedades de contenido medio y alto de ácido oleico son ricas en grasas monoinsaturadas, lo cual ayuda a mantener el colesterol bajo control. Un estudio que comparó el aceite de oliva con el aceite de girasol de contenido oleico medio halló que los primeros individuos experimentaban menor colesterol total y colesterol LDL que quienes llevaban una dieta con aceite de girasol.

El aceite de girasol con contenido alto de ácido oleico (también llamado aceite con alto contenido de ácido esteárico) tiene un punto de desprendimiento de humo mayor, lo cual hace que tenga más utilidades para remplazar otras grasas sólidas en procesos de horneado, freído, etcétera.

Quinto lugar: aceite de cártamo

El cártamo se cosechaba originalmente porque las flores se usaban para hacer colorantes rojos y amarillos para prendas de ropa y alimentos. Hoy en día, se cultivan sobre todo para la producción de aceite. Tiene una composición de 8% de grasas saturadas, 15% de grasas poliinsaturadas y 77% de grasas monoinsaturadas, además de ser una buena fuente de vitamina E, por lo que es excelente para cocinar. Asimismo, parece ser prometedor en la lucha contra la gordura. En un estudio realizado en mujeres posmenopáusicas con diabetes tipo 2, quienes complementaron su dieta con aceite de cártamo durante 32 semanas mostraron menos grasa en la sección media, mayor desarrollo muscular, menores niveles de azúcar en ayunas y mayor producción de la hormona adiponectina, cuyo trabajo es mejorar la sensibilidad a la insulina.

¡Alimento que sorprende!

Una porción estándar de 30 g de papas fritas contiene 3.23 UI de vitamina E, que es más de 10% de su VD. En realidad, las papas no son tan buena fuente de vitamina E, pero los aceites en las que se fríen sí lo son. A que sí puedes comerlas con moderación.

Sexto lugar: hojas de nabo
No tires a la basura las hojas del nabo, pues son una excelente fuente de folato, manganeso y vitaminas A y C. Asimismo, son buena fuente de fibra, cobre y vitaminas B_6 y E. La familia crucífera, como regla general, contiene muchos nutrientes que ayudan a proteger la salud, como glucosinolatos y fenoles. Las hojas de nabo están bien calificadas en ese campo.

Séptimo lugar: avellanas
Las avellanas son una fuente excelente de cobre y manganeso. Asimismo, son una buena fuente de vitamina E, fibra y magnesio. Las avellanas también ayudan a reducir el colesterol. Un estudio reciente demostró que 15 hombres con colesterol alto que comieron unas 30 avellanas (40 g) al día experimentaron una reducción de componentes de colesterol LDL y un incremento de los del HDL.

Las siete mejores fuentes de vitamina K

La punta del *iceberg*: un vistazo a los *rankings*

Ranking	Alimento	Porción	Cantidad (mcg)
Primer lugar	Col rizada (cocida)	1 taza	1 147
Segundo lugar	Berza (cocidas)	1 taza	1 059
Tercer lugar	Espinaca (cocida)	1 taza	1 027
Cuarto lugar	Hojas de nabo (cocidas)	1 taza	851
Quinto lugar	Hojas de betabel (cocidas)	1 taza	697
Sexto lugar	Hojas de diente de león (cocidas)	1 taza	579
Séptimo lugar	Acelga (cocida)	1 taza	572

FUENTE: Base de datos nacional de nutrientes para referencia estándar del USDA, edición 24.

Menciones honoríficas. Coles de Bruselas, perejil, brócoli, espárragos.

Mejores grupos alimenticios: Verduras de hoja verde.

¿Qué es la vitamina K y por qué es tan importante? Sin esta vitamina nuestro cuerpo sería un moretón gigante. La vitamina K es integral para la coagulación, la cual previene que nos desangremos o que tengamos una hemorragia interna en caso de que suframos alguna herida. También es extremadamente importante para la formación de huesos y para la prevención de la osteoporosis. A los pacientes que toman medicamentos anticoagulantes, como warfarina, suelen advertirles que limiten la ingesta de alimentos ricos en vitamina K. No obstante, las investigaciones muestran que una ingesta regular de vitamina K ayuda al cuerpo a ejercer mejor control sobre el efecto anticoagulante del medicamento y equilibrarlo cuando se requiere coagulación en el cuerpo. La clave es tener una ingesta consistente de alimentos ricos en vitamina K, lo cual ayuda al médico a regular mejor el medicamento anticoagulante.

¿Sabías que...? La vitamina K en realidad comprende un grupo de vitaminas solubles en grasa: la K1, también conocida como filoquinona, es de origen vegetal, y la K2, la cual hace referencia a un subgrupo llamado menaquinonas, es de origen animal y proviene de la síntesis de bacterias intestinales.

> La K de la vitamina proviene de una revista médica alemana en la que se hizo referencia a ella como *Koagulationsvitamin*.

¿Cuánto es suficiente? El VD de la vitamina K es 80 mcg, basado en una dieta de 2 000 calorías.

Consumo de referencia alimenticio (CRA) de la vitamina K

Edad	Niños (mcg/día)	Hombres (mcg/día)	Mujeres (mcg/día)	Embarazo (mcg/día)	Lactancia (mcg/día)
0-6 meses	2				
7-12 meses	2.5				
1-3 años	30				
4-8 años	55				
9-13 años		60	60		
14-18 años		75	75	75	75
19-50 años		120	90	90	90
+ de 50 años		120	90		

FUENTE: Consejo de Alimentación y Nutrición, Institutos de Medicina, Academias Nacionales.

¡Demasiado! No se ha determinado el LSTI de la vitamina K. Consumir altas cantidades de vitamina K de fuentes dietéticas por lo regular no representa un problema. No obstante, se sabe que una ingesta alta de suplementos de vitamina K puede provocar daño hepático e ictericia. De nueva cuenta, si te prescriben anticoagulantes, asegúrate de discutir tu ingesta de esta vitamina con tu médico.

¿Suplementos? La vitamina K puede hallarse en multivitamínicos o de forma aislada. Se ha demostrado que el consumo de suplementos de vitamina K aumenta la densidad ósea y reduce la pérdida de hueso y las fracturas.

Primer lugar: col rizada

Para más información sobre la col rizada, consulta la página 338. La col rizada pertenece a la familia de las crucíferas, una categoría de verduras que se vinculan con la prevención del cáncer. Una ingesta elevada de crucíferas, como la col rizada, se ha vinculado con un menor riesgo de padecer cáncer de mama y de próstata.

Segundo lugar: berza

Si quieres conocer el perfil nutricional de la berza, consulta la página 337. Para obtener mejores beneficios de reducción del colesterol, cocínala. Un estudio descubrió que la berza cocida era mejor que la cruda para asir el colesterol contenido en el sistema digestivo.

Tercer lugar: espinaca

Hay diferentes variedades de espinaca, desde la de hojas planas y lisas, a las arrugadas y sabrosas. La espinaca *baby* suele ser de la primera variedad. Si quieres conocer más acerca de los beneficios del platillo favorito del novio de Oliva, visita la página 339. En un estudio control aleatorio se demostró que la espinaca mejora el flujo sanguíneo y disminuye la presión sanguínea. Los flavonoides y los nitratos de la espinaca ayudan a producir ácido nítrico, el cual contribuye a abrir los vasos sanguíneos.

Cuarto lugar: hojas de nabo

Las hojas de nabo son la porción verde del nabo, una raíz de la familia de la mostaza que fue traída por primera vez a América por los colonizadores. Para más detalles sobre el perfil nutricional de estas hojas, consulta la página 340. Asimismo, estas hojas contienen glucorafanina, una sustancia química que produce sulforafano, una sustancia anticancerígena potente.

Al hablar de verduras verdes uno no suele pensar en cebolla, pero éstas aportan más del doble del CRA de vitamina K por porción. También contiene el flavonoide quercetina y otros fitoquímicos, los cuales se ha observado que protegen contra el cáncer, disminuyen la presión sanguínea y reducen el riesgo de padecer un infarto.

Quinto lugar: hojas de betabel

Las hojas de betabel son muy parecidas a las de nabo en tanto que son las hojas unidas a las raíces. Son una excelente fuente de vitaminas A, C y K, así como una buena fuente de riboflavina. Un estudio realizado en animales descubrió que los ratones que recibían una dieta alta en grasas y en colesterol podían prevenir la peroxidación de lípidos y mejorar su condición antioxidante cuando se complementaba su alimentación con hojas de betabel.

Sexto lugar: hojas de diente de león

Las hojas de diente de león son una excelente fuente de vitaminas A, C y K, así como una buena fuente de calcio. Los dientes de león suelen usarse para hacer vino, además de que tradicionalmente los han usado los distintos sistemas médicos del mundo, incluyendo la medicina de los indios nativos americanos y la medicina árabe. Se ha demostrado que el extracto de diente de león tiene efectos antivirales que combaten la influenza.

> El nombre de *diente de león* se inspira en la apariencia dentada de las hojas de la planta.

Séptimo lugar: acelga

Las acelgas son parte de la familia del betabel, con la diferencia de que el bulbo que producen no es comestible. La acelga está cargada de 961 mg, o 27% del VD de potasio, sustancia que ayuda a regular la presión sanguínea. También es rica en hierro, magnesio y vitaminas A, C y K, y también es una buena fuente de calcio y fibra. No obstante, quizá quieras vigilar tu ingesta de acelga si estás cuidando tu consumo de sodio, pues este producto tiene uno de los mayores niveles de sodio del reino vegetal, con 313 mg por taza de acelga cocida.

Científicos italianos en Urbino descubrieron en las hojas y las semillas de la acelga un flavonoide llamado xilosilvitexina, el cual inhibe el crecimiento y la duplicación de las células malignas de cáncer de colon.

Capítulo 2

Mina de minerales

Las siete mejores fuentes de calcio

La punta del *iceberg*: un vistazo a los *rankings*

Ranking	Alimento	Porción	Cantidad (mg)
Primer lugar	Queso curado (el parmesano es el mejor)	40 g	300-468
Segundo lugar	Yogurt	1 taza	452
Tercer lugar	Berza (cocida)	1 taza	357
Cuarto lugar	Ruibarbo* (cocido)	1 taza	348
Quinto lugar	Sardinas (enlatadas)	85 g	325
Sexto lugar	Leche	1 taza	299-305
Séptimo lugar	Espinaca* (cocida)	½ taza	291

*La biodisponibilidad (la capacidad del cuerpo para absorber un nutriente) del calcio a partir de alimentos de origen vegetal es menor que cuando proviene de alimentos de origen animal. Ése puede ser un factor más importante que saber qué alimento contiene más. Consumir una fuente de vitamina C en conjunto con estos alimentos de origen vegetal puede ayudar a incrementar su biodisponibilidad de calcio.

FUENTE: Base de datos nacional de nutrientes para referencia estándar del USDA, edición 24.

Menciones honoríficas. Frijoles de soya, tofu, germen de verduras de hojas verde oscuro, coliflor, ajonjolí, nueces de Brasil, arenque, hierbas de olor, frijol de grano rojo.

Mejores grupos alimenticios. Lácteos, verduras verdes, frijoles de soya, frutos secos y semillas, pescado.

¿Qué es el calcio y por qué es tan importante? El calcio es el quinto elemento más abundante en la naturaleza. La piedra caliza, el mármol, el coral, las conchas y las cáscaras de huevo, los cuernos y los huesos están hechos de este mineral. Nuestra propia estructura depende de él, pues 99% del calcio almacenado en el cuerpo se encuentra en los huesos (incluyendo los dientes). También es responsable de la conducción celular cardiovascular, nerviosa y muscular.

Las elecciones de nuestro estilo de vida son las principales responsables de las deficiencias de calcio: ingesta deficiente, falta de ejercicio y abuso del tabaco o del alcohol. Estar bajo de peso es factor de mayor pérdida de calcio que el sobrepeso, y los desequilibrios hormonales, como la menopausia, también alteran el balance del calcio. Fuera de una ingesta adecuada, las deficiencias de calcio también pueden ser ocasionadas por enfermedades como la de Crohn, trastornos hepáticos y celiaquía. Las afecciones asociadas con la inmovilidad o con la postración en cama durante más de medio año, como en el caso de apoplejía, Parkinson o esclerosis múltiple, derivan en un gasto de calcio. Incluso ciertos medicamentos pueden eliminar las reservas de calcio, como es el caso de los esteroides.

Cuando la cantidad de calcio en el torrente sanguíneo no es adecuado, el cuerpo extrae calcio de sus reservas (es decir, de los dientes y de los huesos), lo cual puede provocar osteoporosis y problemas dentales. Asimismo, las deficiencias de calcio pueden derivar en afecciones como cardiopatía congestiva, arritmia cardiaca, hipotensión, rigidez muscular y cólicos.

¿Sabías que...? Se ha observado que una ingesta adecuada de calcio reduce el riesgo de desarrollar obesidad, hipertensión, hiperinsulinemia y resistencia a la insulina. Los niveles adecuados de vitamina D también ayudan a garantizar una absorción de calcio apropiada (en las páginas 74 y 75 encontrarás las mejores fuentes de vitamina D). ¡Pero no pierdas de vista el sodio! Éste compite con el calcio por ser absorbido por el cuerpo, lo cual implica que un exceso de sodio contribuiría al desarrollo de osteoporosis.

¿Cuánto es suficiente? El VD del calcio es 1 000 mg, basado en una dieta de 2 000 calorías.

Consumo de referencia alimenticio (CRA) del calcio

Edad	Hombres (mg/día)	Mujeres (mg/día)	Embarazo (mg/día)	Lactancia (mg/día)
0-6 meses	200	200		
7-12 meses	260	260		
1-3 años	700	700		
4-8 años	1 000	1 000		
9-13 años	1 300	1 300		
14-18 años	1 300	1 300	1 300	1 300
19-50 años	1 000	1 000	1 000	1 000
51-70 años	1 000	1 200		
+ de 70 años	1 200	1 200		

FUENTE: Consejo de Alimentación y Nutrición, Institutos de Medicina, Academias Nacionales.

¡Demasiado! Consumir calcio en exceso puede derivar en la acumulación de calcio (hipercalcemia). Los síntomas de hipercalcemia incluyen fatiga, debilidad, pérdida del apetito, náuseas, micción excesiva, deshidratación, letargia, estupor y coma. La sobrecarga de calcio a largo plazo puede derivar en trastornos a la salud como hiperparatiroidismo, ciertos cánceres, hipertiroidismo, hipervitaminosis D, inmovilización y sarcoidosis.

¿Suplementos? Si se considera que los lácteos nos aportan 78% del calcio de la dieta, puede ser difícil mantener los niveles de calcio sin consumir lácteos o alimentos fortificados. (Los análisis de sangre *no* son la mejor forma de determinar si tus reservas de calcio son adecuadas. Si las cantidades de calcio de la dieta no son suficientes, el cuerpo extraerá el calcio de los huesos para mantener los niveles sanguíneos en cifras normales. Pregúntale a tu médico si es pertinente que te hagas un estudio de densidad ósea.) El calcio está presente en multivitamínicos, fórmulas para fortalecer los huesos, por sí solo o combinado con otros nutrientes.

Primer lugar: queso curado

El queso parmesano aparece en los textos escritos por primera vez en el siglo XIV. Su lugar de origen es Parma, una de las cinco provincias de Italia, que hospeda más de 1 600 fábricas de queso.

Los quesos curados en general contienen más calcio que el resto de los quesos. El parmesano en particular está hecho de leche de vaca semidescremada y pasa por un proceso de maduración que puede durar entre 10 meses y varios años. El largo proceso de maduración es lo que le da su friabilidad. Es una excelente fuente de calcio y de proteínas, así como una buena fuente de fósforo. De hecho, los quesos se encuentran entre las fuentes de proteínas más concentradas en el mundo. El parmesano en sí mismo contiene más de 38 g de proteína por cada 100 g de queso rebanado. Eso es más que lo contenido en la carne y en todas las otras fuentes de proteína.

Segundo lugar: yogurt

Si quieres saber todo sobre el yogurt, consulta la página 344. Tres porciones de yogurt al día administradas a mujeres con una ingesta bajísima de calcio disminuyó significativamente la secreción en el cuerpo de una sustancia química indicativa de la pérdida ósea.

Tercer lugar: berza

Si bien es cierto, no hay campañas que promuevan el contenido de calcio de las verduras, lo que es un hecho es que una taza de berza contiene más calcio que la leche. Ahora bien, en cuanto a supremacía de nutrientes, lo importante es la cantidad que se absorbe. Por desgracia, las verduras de hoja verde, como la berza, también son altas en oxalatos, los cuales pueden impedir que se absorba parte del calcio. Servir las hojas verdes con una fuente de vitamina C como un cítrico puede ser útil. Si quieres conocer más beneficios de la berza, consulta la página 337.

> Algunas ratas, a las que se les había privado de calcio, se sintieron más atraídas por el gusto de la berza por encima de otras tres fuentes no tan ricas en calcio que se les presentaron durante un estudio. El calcio puede contribuir al sabor amargo de estas hojas y resulta desagradable para algunas personas. Sin embargo, si se le prepara bien, esta amargura se enmascara y se vuelve aceptable para seres humanos y para ratas por igual.

Cuarto lugar: ruibarbo

El uso más popular del ruibarbo es en tarta o en salsa. No es dulce por naturaleza, así que se le debe agregar azúcar. También es una excelente fuente de fibra y una buena fuente de muchos otros nutrientes. El ruibarbo es rico en calcio, pero también en oxalatos, los cuales llegan a impedir que buena parte del calcio se absorba. También se le debe preparar con cuidado (pues el resto de la planta, con excepción de los tallos, es venenoso). ¿En pocas palabras? Disfrútalo, pero no lo consideres tu fuente principal de calcio.

> El uso del ruibarbo como planta medicinal data del año 2700 a.C. en China, donde supuestamente se le dio al emperador Wu de la dinastía Liang para quitarle la fiebre. En Estados Unidos, se cree que un jardinero fue el primero en plantar el ruibarbo en Maine, a finales del siglo XVIII, después de haber obtenido las semillas de Europa.

Quinto lugar: sardinas

Las sardinas contienen un sinfín de huesos suaves (pero es improbable que los sientas, de tan suaves que son), lo cual las hace una excelente fuente de calcio, siempre y cuando te las comas con huesos. Para aprender más sobre ellas y los nutrientes que contienen, consulta la página 343. Junto con los lácteos, las sardinas son la principal fuente de calcio alimenticio entre los adultos mayores. Por desgracia, no suelen consumir suficientes de estos pescaditos para cumplir con sus necesidades nutricionales, lo cual a veces desencadena trastornos como osteopenia u osteoporosis.

Sexto lugar: leche

Cambiar de leche entera a leche descremada puede ayudarte a perder casi 3 kilos de peso al año. Según la Academia Nacional de las Ciencias, la leche tiene 10 veces más biodisponibilidad para el calcio que la espinaca.

Ninguna otra bebida de origen natural contiene tantos nutrientes como la leche, la cual es la principal fuente de calcio, potasio y vitamina D en la dieta estadounidense. Si revisas la página 341, aprenderás más sobre este líquido milagroso.

Séptimo lugar: espinaca

Aunque la espinaca contiene oxalatos que fijan el calcio, un estudio realizado en Japón descubrió que las jóvenes que no ingerían a diario verduras amarillas y verdes, como la espinaca, tenían un riesgo casi 5 veces mayor de desarrollar problemas de baja densidad ósea, en comparación con las mujeres que sí las comían. Para saber más sobre esta verdura supernutritiva, consulta la página 339.

Las siete mejores fuentes de cobre

La punta del *iceberg*: un vistazo a los *rankings*

Ranking	Alimento	Porción	Cantidad (mcg)
Primer lugar	Hígado de res (cocido)	85 g	12400
Segundo lugar	Ostiones del Pacífico (crudos)	85 g	12000
Tercer lugar	Langosta (cocida)	85 g	1550
Cuarto lugar	Hongos *shiitake*	1 taza	1299
Quinto lugar	Cangrejo rey (cocido)	85 g	1055
Sexto lugar	Chocolate para repostería	30 g	917
Séptimo lugar	Champiñón blanco (cocido)	1 taza	786

FUENTE: Base de datos nacional de nutrientes para referencia estándar del USDA, edición 24.

Menciones honoríficas. Semillas de girasol, cacao en polvo, frijoles de soya, castañas, alubia blanca.

Mejores grupos alimenticios. Mariscos, carne, frutos secos, legumbres y verduras.

¿Qué es el cobre y por qué es tan importante? El cuerpo necesita apenas una probadita de cobre, pero esa cantidad es vital para seguir realizando las funciones necesarias, como la capacidad de la hemoglobina de absorber el hierro y llevar oxígeno a través de los glóbulos rojos por todo el cuerpo. El cobre también influye en el crecimiento normal y en la salud inmunológica. La deficiencia de cobre es poco común, pero puede manifestarse como anemia, infertilidad, problemas articulares, osteoporosis, niveles anormales de colesterol y mal funcionamiento del sistema inmune.

¿Sabías que...? Antes se creía que usar brazaletes de cobre o tomar suplementos de cobre ayudaba a aliviar la artritis. Sin embargo, no hay evidencias científicas que sustenten esta premisa, aunque es posible derivar cobre si se bebe de copas de cobre, se toma agua que pasa por tuberías de cobre o se cocina con ella, y si se usan utensilios de cobre para cocinar.

¿Cuánto es suficiente? El VD del cobre es 2 mg, basado en una dieta de 2 000 calorías.

Consumo de referencia alimenticio (CRA) de cobre

Edad	Niños (mg/día)	Hombres (mg/día)	Mujeres (mg/día)	Embarazo (mg/día)	Lactancia (mg/día)
0-6 meses	200				
7-12 meses	200				
1-3 años	340				
4-8 años	440				
9-13 años		700	700		

Edad	Niños (mg/día)	Hombres (mg/día)	Mujeres (mg/día)	Embarazo (mg/día)	Lactancia (mg/día)
14-18 años		890	890	1 000	1 300
19-50 años		900	900	1 000	1 300
+ de 50 años		900	900		

FUENTE: Consejo de Alimentación y Nutrición, Institutos de Medicina, Academias Nacionales.

¡Demasiado! Aunque la intoxicación por cobre no es muy común, se ha establecido un LSTI de 10 000 mcg (10 mg) para adultos. Hay estudios que demuestran que una intoxicación aguda por cobre causa algunos problemas que incluyen de forma no exclusiva dolor abdominal, náusea y vómitos, diarrea, ictericia, dolores de cabeza y debilidad general.

¿Suplementos? La mayoría de los multivitamínicos incluyen cobre como parte de los minerales que contienen. También está disponible de forma individual como suplemento por vía oral. Tomar demasiado cobre se vincula con vómito intenso y hasta con la muerte. Quienes padecen enfermedad de Wilson, la cual provoca una acumulación de cobre, por lo regular no deben consumir suplementos que contengan este mineral.

Primer lugar: hígado de res

En la página 340 encontrarás todos los beneficios del hígado de res. En la batalla contra la obesidad, muchos han recurrido a la cirugía bariátrica (en la que se reduce el tamaño del estómago). Aunque puede ser una herramienta eficaz para perder peso, no es inofensiva, sobre todo porque incrementa el riesgo de padecer deficiencias posquirúrgicas de nutrientes como el cobre. (Si éste es tu caso, consulta a un bariatra para saber en qué momento es prudente reintroducir alimentos como el hígado a tu dieta.)

Segundo lugar: ostiones del Pacífico

Hay distintos tipos de ostiones, cada uno de los cuales tiene un sabor único y particular. Dependiendo de la zona, la ubicación y el clima en el que fueron obtenidos, el sabor puede variar de salado a dulce, con cierto gusto a hierbas o a mantequilla. Los ostiones son poderosas fuentes de micronutrientes; apenas media concha aporta todo o casi todo el requerimiento nutricional de cobre, hierro, magnesio y vitamina B_{12} (véase la página 342). Un estudio ha demostrado que los ostiones tienen más injerencia en la reducción de lípidos que la proteína del frijol de soya cuando se agregaron a la dieta de las ratas investigadas.

Tercer lugar: langosta

Además de ser una excelente fuente de cobre, la langosta también es fuente de vanadio, el cual puede ser útil en el control de la diabetes (claro, siempre y cuando no la satures de mantequilla). Pero también es rica en otros nutrientes, los cuales puedes consultar en la página 341. Cada porción de 85 g tiene apenas 60 mg de colesterol, lo cual está por debajo de la recomendación diaria de 300 mg al día.

Cuarto lugar: hongos *shiitake*

Los hongos *shiitake* ocupan el segundo lugar en producción de hongos en todo el mundo. En la página 340 encontrarás más beneficios de este delicioso hongo.

Quinto lugar: cangrejo rey

Los cangrejos, sobre todo los cangrejos rey o centollas, son una excelente fuente de cobre, además de aportar los nutrientes que se mencionan en la página 338. En un pequeño estudio realizado entre 18 hombres, el cangrejo fue uno de los cuatro crustáceos que resultó útil para disminuir los triglicéridos y el colesterol.

Sexto lugar: chocolate para repostería

Este alimento se usa sobre todo como ingrediente para pasteles, pastelillos y betunes. También se conoce como chocolate amargo y contiene 100% cacao. El chocolate para repostería sin endulzar debe contener de 50 a 58% de manteca de cacao. Asimismo, el cacao contiene una variedad de vitaminas y minerales y antioxidantes de origen vegetal conocidos como flavanoles y es, quizá, uno de los alimentos más ricos en antioxidantes.

> Se conocen alrededor de 14 000 especies de hongos, aunque es una parte muy pequeña de las más de 140 000 variedades que se estima que existen. Aunque algunas son venenosas, hay más que suficientes especies benéficas que podemos disfrutar en la ensalada o como guarnición.

Por un lado, recurrir al chocolate para aliviar el dolor quizá no es la mejor idea. Un estudio realizado entre 24 hombres halló que el azúcar actúa como analgésico cuando se consume mientras se agarran con las manos barras extremadamente frías. Los individuos fueron capaces de aferrarse más tiempo a ellas sólo con el consumo de la solución azucarada. Sin embargo, cuando se le agregó azúcar, su tolerancia al dolor disminuyó 30%. No obstante, más de 250 estudios sobre intervenciones en la última década, además de 10 metaanálisis y estudios recopilatorios han demostrado que los beneficios de comer chocolate superan por mucho esta única cualidad negativa. Los polifenoles del cacao que se encuentran en el chocolate para repostería aumenta el óxido nítrico, el cual promueve la vasodilatación, disminuye la inflamación y la cualidad adherente de los glóbulos rojos, fortalece el sistema antioxidante y la sensibilidad a la insulina, y disminuye la presión sanguínea y el colesterol LDL. Además, las investigaciones también sugieren que agregar cacao rico en flavanol a la dieta de forma regular ayuda a disminuir el riesgo de morir de una gran diversidad de enfermedades.

Séptimo lugar: champiñones

Para saber más sobre las virtudes de este pequeño botón, consulta la página 338.

Las siete mejores fuentes de cromo

La punta del *iceberg*: un vistazo a los *rankings*

Por desgracia, según los Institutos Nacionales de Salud no hay una base de datos exhaustiva sobre el cromo alimenticio, puesto que el contenido de cromo en los alimentos se puede ver muy afectado por los procesos agrícolas y de producción. No obstante, muchas fuentes que hablan del cromo en la dieta sugieren que los siguientes son algunos de los ejemplos de alimentos con más cromo que conocen.

Alimento	Cantidad
Levadura de cerveza	1 cucharada
Cerveza y vino tinto	350 ml/125 ml
Res, órganos y carnes procesadas	85 g
Queso curado	40 g
Brócoli	1 taza
Hongos	1 taza
Jugo de uva	1 taza

Menciones honoríficas. Lechuga italiana, cebollas, ostiones, granos integrales, germen de trigo, piel de la manzana, papas, avena, ciruela pasa, frutos secos, espárragos.

Mejores grupos alimenticios. Carne, queso, productos de trigo entero.

¿Qué es el cromo y por qué es tan importante? El cromo es un mineral esencial que desempeña un papel preponderante en el mantenimiento de los niveles de azúcar en la sangre. Nos basta con una cantidad pequeña, razón por la cual nos referimos a él como un oligoelemento. Es parte del factor de tolerancia de la glucosa, el cual ayuda a incrementar la acción de la insulina en el cuerpo, de modo que la glucosa se utilice de manera más efectiva. El cromo también ayuda a activar varias enzimas durante el proceso digestivo, de modo que el cuerpo pueda obtener energía de los distintos alimentos que comemos.

Puesto que las cantidades de cromo que necesitamos son muy pequeñas, no suele haber problemas de deficiencia del mismo. De hecho, también puede ser absorbido a través de la exposición en el medio ambiente. En algunos casos, los síntomas de deficiencia de cromo incluyen hipcrinsulinemia, presión arterial alta, niveles de azúcar en la sangre altos y resistencia a la insulina.

¿Cuánto es suficiente? El VD del cromo es 80 mcg, basado en una dieta de 2 000 calorías.

Consumo de referencia alimenticio (CRA) del cromo

Edad	Niños (mcg/día)	Hombres (mcg/día)	Mujeres (mcg/día)	Embarazo (mcg/día)	Lactancia (mcg/día)
0-6 meses	0.2				
7-12 meses	5.5				
1-3 años	11				
4-8 años	15				
9-13 años		25	21		
14-18 años		35	24	29	44
19-50 años		35	25	30	45
+ de 50 años		30	20		

FUENTE: Consejo de Alimentación y Nutrición, Institutos de Medicina, Academias Nacionales.

¡Demasiado! La intoxicación por cromo ingerido en la comida es poco común y casi no ha sido estudiada de forma eficiente, por lo que no se ha establecido un LSTI. La gente con historial de problemas hepáticos o renales debe consultar a su médico antes de tomar cualquier suplemento que contenga cromo.

¿Suplementos? El cromo se presenta en una amplia variedad de formas: cloruro de cromo, picolinato de cromo, polinicotinato de cromo y levadura enriquecida con cromo. Aún está sujeto a debate cuál es la mejor de ellas. Algunos estudios indican que las formas queladas, como el picolinato y el polinicotinato de cromo, en las que el cromo aparece ligado a otra sustancia, se absorben mejor en el cuerpo. No obstante, el efecto quelante quizá tampoco permita que se libere suficiente cromo en el cuerpo para su adecuada absorción. El cromo en forma de polinicotinato suele utilizarse para ayudar al control del azúcar en la sangre.

Primer lugar: levadura de cerveza

La levadura de cerveza, también conocida como *Saccharomyces cerevisiae,* en realidad es un hongo usado en su producción. Se vende en polvo o como suplemento y es una rica fuente de vitaminas B, proteínas y selenio. Otros tipos de levadura, como la nutricional, la levadura para hornear o la levadura de torula, son bajas en cromo. En un estudio realizado con 50 sujetos diabéticos, quienes tomaron un suplemento de levadura de cerveza durante ocho semanas, se mostró una reducción marcada de la glucosa en sangre, los triglicéridos y los niveles de colesterol LDL y de HDL elevado.

Segundo lugar: cerveza y vino tinto

Los estudios demuestran que el cromo se acumula durante el proceso de fermentación de algunas bebidas alcohólicas. Un estudio francés descubrió que el contenido de cromo de los vinos tintos variaba entre 7 y 90 mcg por litro, y que las variedades Syrah y Garnacha tenían los valores más altos.

Por lo tanto, una copa de vino o una lata de cerveza pueden haber proporcionado cromo a tu cuerpo sin que tú te dieras cuenta. ¿No es emocionante? Pero espera. No te eches la botella entera ni el *six pack* de cervezas. Modera tu consumo de alcohol: uno o dos tragos para los hombres y uno para las mujeres, según la Asociación Cardiaca Estadounidense. ¿No me crees? El vino contiene una cantidad sustancial de polifenoles con cualidades que protegen el corazón. Su consumo moderado también puede disminuir el riesgo de padecer síndrome metabólico. Los diabéticos que para un estudio bebieron entre 100 y 250 ml de vino al día durante un mes no experimentaron efectos dañinos a su química sanguínea o a su metabolismo. De hecho, los niveles de insulina en ayunas disminuyeron con el tiempo.

Tercer lugar: res, órganos y carnes procesadas

La res es una excelente fuente de cromo, proteína, selenio y zinc, además de una buena fuente de hierro, niacina, riboflavina y vitamina B$_6$. El colesterol elevado, el colesterol LDL y los triglicéridos pueden ser complicaciones del síndrome metabólico y la diabetes. No obstante, cuando se agregan cantidades moderadas a una dieta estilo DASH para controlar la hipertensión (véase la página 207), los lípidos eran bien manejados siempre y cuando el consumo de grasas saturadas fuera de menos de 7 por ciento.

Cuarto lugar: queso añejo

Es verdad que algunas variedades de queso son altas en grasa, pero muchas no lo son, así que no es necesario que elimines este producto de la dieta si quieres cuidar la línea. Finalmente, unos 40 g de queso añejo cuentan como una porción diaria que te aporta calcio para los huesos y proteínas. Se ha descubierto que el cromo ayuda a regular el azúcar en la sangre. Por lo tanto, agregar lácteos como el queso a la dieta reduce el riesgo de padecer síndrome metabólico, con lo que a su vez beneficia la presión sanguínea, el colesterol y los niveles de glucosa en la sangre.

Quinto lugar: brócoli

El consumo de esta deliciosa verdura ha aumentado más de 900% en los últimos 25 años. California es uno de sus principales productores.

El brócoli es una de las fuentes más ricas de cromo en la dieta, además de estar cargado de otras vitaminas y minerales (consulta la página 337). El brócoli es un ejemplo perfecto de cómo una verdura baja en calorías y rica en nutrientes que ayuda a controlar el peso también puede influir en el control de la glucosa en la sangre.

Sexto lugar: hongos

Para aprender más sobre las maravillas de los hongos, consulta las páginas 338 y 340. También son ricos en sustancias llamadas betaglucanos, los cuales tienen beneficios inmunoestimulantes y ayudan a reducir el colesterol. Los alimentos con más beta-glucanos son los ostiones, los hongos *shiitake* y las setas. Los hongos son un digno oponente en la lucha contra la "diabesidad", pues los estudios han demostrado que cambiar una dieta alta en calorías por alimentos densos pero poco calóricos y que producen saciedad, como los hongos, ayuda a controlar el peso sin que te quedes con hambre. La reducción de peso, a su vez, ayuda a reducir el riesgo de padecer diabetes tipo 2.

Séptimo lugar: jugo de uva

No es ninguna sorpresa que el jugo de uva sea una buena fuente de cromo, puesto que el vino también es una excelente fuente del mismo elemento. El jugo de uva es una excelente fuente de manganeso, de poderosos antioxidantes llamados polifenoles y de vitamina C. No sé tú, pero yo siempre he considerado que es demasiado dulce y por eso asumía que aumentaba la glucosa en la sangre con rapidez. Sin embargo, un estudio realizado en 64 individuos sanos mostró que la glucosa promedio disminuía en vez de elevarse después de beber jugo de uva. ¿Quién se lo hubiera imaginado?

Las siete mejores fuentes de fósforo

La punta del *iceberg*: un vistazo a los *rankings*

Ranking	Alimento	Porción	Cantidad (mg)
Primer lugar	Queso *ricotta*	1 taza	450
Segundo lugar	Frijoles de soya (cocidos)	1 taza	421
Tercer lugar	Sardinas (enlatadas)	85 g	417
Cuarto lugar	Hígado de res (cocido)	85 g	412
Quinto lugar	Lentejas (cocidas)	1 taza	356
Sexto lugar	Yogurt	1 taza	356
Séptimo lugar	Semillas de calabaza	30 g	333

FUENTE: Base de datos nacional de nutrientes para referencia estándar del USDA, edición 24.

Menciones honoríficas. Queso parmesano, res, huevos, pollo, queso *mozzarella*.

Mejores grupos alimenticios. Carne, mariscos, lácteos, frutos secos y semillas, productos de granos integrales.

¿Qué es el fósforo y por qué es tan importante? El fósforo es el segundo mineral más abundante en el cuerpo, después del calcio. Funciona en conjunto con este último y con otros minerales para formar huesos y mantener la estructura celular. La mayoría del fósforo (cerca de 85%) se ubica en los huesos, mientras el resto ayuda al cuerpo a filtrar los desechos, a almacenar y a utilizar la energía, y a producir material genético (o ADN).

Se han documentado casos de deficiencia de fósforo (hipofosfatemia), aunque son sumamente raros, pues el fósforo abunda en los alimentos, a menos que la ingesta general sea baja por inanición. La hipofosfatemia también se ha observado en padecimientos que causan que el fósforo no se absorba bien o se desperdicie, como alcoholismo, diabetes y anorexia nerviosa. Los síntomas de deficiencia incluyen pérdida de apetito, anemia, debilidad muscular, dolor en los huesos, raquitismo (en niños), osteomalacia (en adultos), mayor susceptibilidad a infecciones, adormecimiento y hormigueo de las extremidades, fatiga y hasta la muerte.

¿Sabías que...? Los cerillos, las balas trazadoras y los fuegos artificiales están hechos de fósforo rojo. Otros usos populares de este mineral incluyen fertilizantes, cristalería y fosfato trisódico, el cual se usa para limpiar, descalcificar el agua e inhibir la corrosión. El fosfato de calcio, también conocido como ceniza de hueso, se usa para hacer loza y polvo para hornear.

¿Cuánto es suficiente? El VD del fósforo es 1 000 mg, basado en una dieta de 2 000 calorías.

Consumo de referencia alimenticio (CRA) del fósforo

Edad	Niños (mg/día)*	Hombres (mg/día)	Mujeres (mg/día)	Embarazo (mg/día)	Lactancia (mg/día)
0-6 meses	100				
7-12 meses	275				

Edad	Niños (mg/día)*	Hombres (mg/día)	Mujeres (mg/día)	Embarazo (mg/día)	Lactancia (mg/día)
1-3 años	460				
4-8 años	500				
9-13 años		1 250	1 250		
14-18 años		1 250	1 250	1 250	1 250
19-50 años		700	700	700	700
+ de 50 años		700	700		

FUENTE: Consejo de Alimentación y Nutrición, Institutos de Medicina, Academias Nacionales.

¡Demasiado! El LSTI para adultos es de 4 000 mg diarios y por lo regular no se presenta intoxicación por fósforo en personas saludables que consumen 3 000 mg al día. Los niveles elevados de fósforo suelen observarse en pacientes hospitalizados inestables y en quienes tienen un mal funcionamiento renal. Dado que no produce síntomas, sólo puede identificarse a través de análisis de sangre. Los niveles altos de fosfato pueden provocar mineralización de los huesos y afectar de forma negativa los niveles de calcio en la sangre.

¿Suplementos? No son necesarios, pues hay tantos alimentos con fósforo que en general nos permiten satisfacer nuestros requerimientos.

Primer lugar: queso *ricotta*

Técnicamente, ni siquiera es un queso. Está hecho casi en su totalidad de suero de leche, un subproducto del proceso de elaboración de quesos. En italiano, *ricotta* significa "recocido". El suero se encuentra originalmente en forma líquida, por lo que debe cocerse para hacer el queso *ricotta*, el cual, sin grasa, también es una excelente fuente de calcio y una buena fuente de vitamina A. Dado que se origina a partir del suero, tiene proteínas de valor biológico superior a las del queso *cottage*, el cual está compuesto casi en su mayoría por caseína. El suero también contiene aminoácidos de cadena ramificada, los cuales benefician la estimulación del crecimiento del músculo magro.

Segundo lugar: frijoles de soya

Échale un vistazo a la página 384, donde encontrarás los datos más jugosos de esta legumbre rica en nutrientes. Aunque la soya entera tiene los mayores niveles de fósforo, el contenido de este mineral en la leche de soya se reduce significativamente; de hecho, la leche de soya contiene cerca de la mitad del fósforo que se encuentra en la leche de vaca.

Tercer lugar: sardinas

Lee más sobre este saludable pescado en la página 343. Las sardinas son el mejor alimento para fortalecer los huesos, gracias a su triplete de poder: calcio, fósforo y vitamina D.

Cuarto lugar: hígado de res

En la página 340 encontrarás más información sobre este saludable órgano. La biodisponibilidad del fósforo (es decir, la capacidad de ser absorbido) difiere dependiendo del alimento de origen. Las investigaciones muestran que se absorbe más fósforo de alimentos de origen vegetal que de aquéllos de origen vegetal. La carne en general es alta en fósforo, pero otros hígados que solemos consumir no le llegaron ni a los talones al de res.

Quinto lugar: lentejas

Para más información sobre los beneficios de esta diminuta legumbre, consulta la página 341. No las comas si no están cocidas, pues contienen ácido fítico, el cual dificulta que el cuerpo absorba el fósforo. Además, las lentejas crudas pueden provocar molestias intestinales.

Sexto lugar: yogurt

Un estudio realizado en Japón descubrió que los adolescentes que consumen lácteos con mayor contenido de fósforo, como el yogurt, tienen la mayor densidad ósea, en comparación con quienes casi no consumen lácteos. Para una mayor nutrición, recurre al yogurt bajo en grasas (véase la página 344) que no contenga el colesterol ni el azúcar de otras variedades.

Séptimo lugar: semillas de calabaza

Las semillas de calabaza son una excelente fuente de cobre, manganeso, magnesio y fósforo, así como una buena fuente de hierro y de zinc. Investigaciones realizadas en animales sugieren que consumir semillas de calabaza con regularidad ayuda a reducir la hiperplasia prostática, también conocida como inflamación de la glándula prostática. Gracias a su alto contenido de fósforo, comer semillas de calabaza puede ayudar a reducir la incidencia de piedras en la vejiga.

Las siete mejores fuentes de hierro

La punta del *iceberg*: un vistazo a los *rankings*

Ranking	Alimento	Porción	Cantidad (mg)
Primer lugar	Hígado* (cerdo, pollo o res, cocido)	85 g	5.24-9.5
Segundo lugar	Frijoles de soya (cocidos)	1 taza	8.8
Tercer lugar	Alubias blancas (cocidas)	1 taza	7.83
Cuarto lugar	Lentejas (cocidas)	1 taza	6.6
Quinto lugar	Espinaca (cocida)	1 taza	6.43

Ranking	Alimento	Porción	Cantidad (mg)
Sexto lugar	Frijol rojo (cocido)	1 taza	5.2
Séptimo lugar	Alcachofas de Jerusalén	1 taza	5.10

* Estos alimentos contienen hierro hemo. Las sustancias de origen vegetal como los polifenoles, el ácido fítico, el calcio y la miricetina disminuyen la biodisponibilidad del hierro no hemo.

FUENTE: Base de datos nacional de nutrientes para referencia estándar del USDA, edición 24.

Menciones honoríficas de hierro hemo. Espaldilla de res, almejas, pavo (carne blanca y oscura), patas de pollo, atún rojo, pechuga de pollo, fletán, cangrejo, cerdo, atún albacora (enlatado).

Menciones honoríficas de hierro no hemo. Cereales fortificados, arroz largo enriquecido, frijol peruano, alubias blancas, tofu firme, frijol negro y pinto, melazas. Agregar ácido ascórbico (vitamina C), carne y alcohol puede incrementar la disponibilidad de hierro de fuentes de hierro no hemo.

Mejores grupos alimenticios. Carne, mariscos, frijoles.

¿Qué es el hierro y por qué es tan importante? El hierro es uno de los minerales más abundantes del planeta y es vital para nuestra existencia. Sin embargo, la Organización Mundial de la Salud considera que la deficiencia de este elemento es el trastorno nutricional por excelencia que aqueja a la humanidad. El hierro es un mineral cuyo trabajo es fijar el oxígeno a los glóbulos rojos. Sin él, nuestros glóbulos rojos serían incapaces de llevar el oxígeno al cuerpo para que funcione. ¡Este mineral controla 50 genes, y quizá más, tanto directa como indirectamente! El intestino es el que determina cuánto hierro se absorbe en cualquier momento, de acuerdo con las necesidades del cuerpo.

La mitad del hierro que perdemos diariamente se va en el intestino, mientras que la otra mitad la perdemos al tirar células muertas de la piel y a través de la orina. Las principales causas de deficiencia de hierro son: baja ingesta de hierro biodisponible (los vegetarianos a veces llevan dietas que contienen apenas 10% de hierro biodisponible, por lo que requieren un consumo de hierro 1.8 veces mayor a quienes tienen una dieta que incluye carne), absorción inadecuada, baja acidez estomacal causada por lo regular por la bacteria *H. pylori* y pérdida excesiva de sangre. Los síntomas de formas leves a moderadas de deficiencia de hierro incluyen afectación de la función cognitiva, disminución de la función inmunológica, fatiga, incapacidad para regular bien la temperatura corporal, partos prematuros y bajo peso del recién nacido.

¿Cuánto es suficiente? El VD del hierro es 18 mg, basado en una dieta de 2 000 calorías.

Consumo de referencia alimenticio (CRA) del hierro

Edad	Niños (mg/día)	Hombres (mg/día)	Mujeres (mg/día)	Embarazo (mg/día)	Lactancia (mg/día)
0-6 meses	0.27				
7-12 meses	11				
1-3 años	7				
4-8 años	10				
9-13 años		8	8		
14-18 años		11	15	27	10
19-50 años		8	18	27	9
+ de 50 años		8	8		

FUENTE: Consejo de Alimentación y Nutrición, Institutos de Medicina, Academias Nacionales.

¡Demasiado! Algunas personas padecen trastornos que causan que el hierro se acumule en el cuerpo. Los niveles elevados de hierro representan un factor de riesgo de padecer enfermedades cardiacas para mujeres posmenopáusicas y hombres. Una de las formas más efectivas de disminuir los depósitos de hierro es donar sangre. De hecho, donar medio litro de sangre elimina de 200 a 250 mg de hierro del torrente sanguíneo y puede disminuir el riesgo de padecer cardiopatías.

¿Sabías que...? Las mujeres que usan anticonceptivos pierden, en promedio, 60% menos sangre durante la menstruación. Su requerimiento diario de hierro se reduce a 11 mg, en comparación con los 18 mg al día que requieren las mujeres que no toman anticonceptivos orales. Quienes corren con regularidad, por el contrario, requieren hasta 30% más hierro, debido a la ruptura de glóbulos en los pies.

¿Suplementos? Hay dos versiones de hierro en los suplementos: ferroso y férrico. Las formas más absorbibles de hierro son el fumarato ferroso, el sulfato ferroso y el gluconato ferroso, siendo la primera la mejor de las tres porque tiene un mayor porcentaje de hierro elemental. Los hombres y las mujeres posmenopáusicas deben evitar los suplementos de hierro, a menos que sea por prescripción médica.

¡Alimento que sorprende!

¿Quieres que a tus hijos les vaya mejor en la escuela? Quizá quieras considerar la opción de darles una *braunschweiger* o cualquier otro alimento alto en hierro para desayunar. La deficiencia de hierro es la deficiencia alimenticia más común en Estados Unidos y se ha vinculado con un desarrollo cognitivo deficiente, con un mal desempeño escolar y con falta de logros académicos. La buena noticia es que si se corrige la deficiencia de hierro, a los niños les puede ir mejor tanto a nivel físico como mental. En la página 337 encontrarás más información sobre esta nutritiva salchicha a base de hígado.

Primer lugar: hígado (cerdo, pollo o res)
En la página 340 puedes aprender más sobre el hígado. El de pollo contiene la mayor cantidad de hierro hemo, lo que lo convierte en el alimento con mayor cantidad de hierro biodisponible.

Segundo lugar: frijoles de soya
La soya, por tener un componente de origen vegetal llamado ácido fítico, ha sido considerada una fuente poco óptima de hierro. No obstante, no todas las soyas son iguales, pues un estudio japonés en animales y en seres humanos demostró que cuando un líquido

fermentado de soya llamado *shoyu* (o salsa de soya) se añade a la dieta, se mejora la absorción de hierro. En la página 344 encontrarás más información sobre los beneficios de la soya.

Tercer lugar: alubias blancas

Las alubias son una excelente fuente de cobre, folato, hierro, magnesio, manganeso y fósforo, así como una buena fuente de calcio, potasio y zinc. También se ha demostrado que reducen los niveles de colesterol LDL (el malo).

Cuarto lugar: lentejas

Las hay disponibles en distintas variedades que van de color amarillo a rojo, anaranjado y verde. Las lentejas son una excelente fuente de hierro, así como de otros minerales y vitaminas (consulta la página 341). Los lineamientos alimenticios más recientes sugieren que los estadounidenses llenen la mitad de sus platos con frutas y verduras para cumplir con las porciones recomendadas de estos alimentos. La buena noticia es que las legumbres, como las lentejas, cuentan como verduras. Un estudio realizado en la Universidad de Penn State halló que aunque las lentejas y otras legumbres aportan una serie de nutrientes que pueden mitigar las enfermedades y mejorar la salud, sólo 7.9% de los adultos las consumen.

Quinto lugar: espinaca

La espinaca es una excelente fuente de hierro, además de aportar infinidad de nutrientes más (consulta la página 339 para más información al respecto). Aunque la espinaca contiene hierro no hemo y se cree que el oxalato disminuye la absorción de hierro, un estudio realizado en seres humanos no encontró que los oxalatos tuvieran influencia sustancial en la absorción y la biodisponibilidad de este mineral.

Sexto lugar: frijoles rojos

Los frijoles rojos son una excelente fuente de folato, fibra, manganeso, molibdeno, potasio, fósforo y proteínas, así como una buena fuente de cobre, magnesio y vitamina K. Aunque son una legumbre rica en hierro, también es alta en ácido fítico y polifenoles, los cuales pueden bloquear la absorción del hierro. Las alubias blancas son buena compañía para mezclarlos con los rojos, pues se sabe que contienen una sustancia desconocida que incrementa la biodisponibilidad del hierro.

Séptimo lugar: alcachofas de Jerusalén

Más que alcachofas, en realidad se trata de un tubérculo similar a la papa, sólo que su contenido de carbohidratos está conformado casi en su mayoría por inulina, más que por almidón. La inulina tiene propiedades prebióticas que ayudan a las bacterias buenas a prosperar en el tracto digestivo. Además de ser una excelente fuente de hierro, también aporta fibra, fósforo y potasio.

Las alcachofas de Jerusalén en realidad no son de Jerusalén ni de ninguna región cercana al Medio Oriente. De hecho, provienen de Norteamérica y fueron llevadas a Francia por algunos de los primeros pioneros.

Las siete mejores fuentes de magnesio

La punta del *iceberg*: un vistazo a los *rankings*

Ranking	Alimento	Porción	Cantidad (mcg)
Primer lugar	Espinaca (cocida)	1 taza	163
Segundo lugar	Semillas de calabaza	30 g	156
Tercer lugar	Frijoles de soya	1 taza	148
Cuarto lugar	Alubias blancas (cocidas)	1 taza	134
Quinto lugar	Frijoles negros (cocidos)	1 taza	120
Sexto lugar	Nueces de Brasil	30 g	107
Séptimo lugar	Frijol peruano (cocido)	1 taza	101

FUENTE: Base de datos nacional de nutrientes para referencia estándar del USDA, edición 24.

Menciones honoríficas. Hojas de betabel, alubias blancas, frijol caupí, pasta de jitomate, mezcla de frutos secos, salvado de avena cocido.

Mejores grupos alimenticios. Frijoles, frutos secos, verduras de hoja verde, pollo, carne magra, granos no refinados.

¿Qué es el magnesio y por qué es tan importante? El magnesio es responsable de más de 300 reacciones bioquímicas en el organismo, incluyendo las funciones musculares y nerviosas normales, el ritmo cardiaco, la salud del sistema inmune y la solidez ósea para prevenir fracturas. También se ha demostrado que el magnesio ayuda a regular los niveles de azúcar en la sangre y la presión sanguínea.

La deficiencia de magnesio es poco común, pero es ocasionada por una ingesta inadecuada, así como por problemas digestivos. Las enfermedades digestivas inflamatorias, como la de Crohn, provocan que haya una menor absorción de varios nutrientes, incluyendo el magnesio. Vomitar o tener diarrea provoca también deficiencia de magnesio. Los primeros síntomas incluyen pérdida del apetito, náusea, vómito, fatiga, debilidad, adormecimiento y cosquilleo, contracciones musculares y cólicos, convulsiones, cambios de la personalidad, ritmo cardiaco anormal y espasmos coronarios.

¿Sabías que...? Un mal manejo de la diabetes puede incrementar la necesidad de magnesio, debido a que se pierde en mayor medida en la orina. Los adultos mayores tienen más riesgo de padecer deficiencia de magnesio, según la NHANES, porque consumen menos calorías que la población más joven. Asimismo, ciertos medicamentos, como los diuréticos, en ocasiones derivan en una pérdida excesiva de magnesio.

¿Cuánto es suficiente? El VD del magnesio es 400 mg, basado en una dieta de 2 000 calorías.

Consumo de referencia alimenticio (CRA) del magnesio

Edad	Niños (mg/día)	Hombres (mg/día)	Mujeres (mg/día)	Embarazo (mg/día)	Lactancia (mg/día)
0-6 meses	30				
7-12 meses	75				
1-3 años	80				
4-8 años	130				
9-13 años		240	240		
14-18 años		410	360	400	360
19-30 años		400	310	350	310
+ de 30 años		420	320	360	320

FUENTE: Consejo de Alimentación y Nutrición, Institutos de Medicina, Academias Nacionales.

¡Demasiado! El uso de suplementos y medicamentos de venta libre que contienen magnesio se ha vuelto más común en los últimos años. Los antiácidos, los laxantes, los multivitamínicos y hasta las tinturas para relajación pueden contener magnesio. El primer síntoma de un consumo excesivo de magnesio suele ser diarrea, seguida de debilidad generalizada (tanto muscular como ósea), cansancio, baja presión sanguínea y falta de aire.

¿Suplementos? Es posible encontrar suplementos de magnesio en forma de multivitamínicos y componentes para fortalecer los huesos, así como en suplementos aislados de óxido de magnesio, sulfato de magnesio y carbonato de magnesio. Un estudio que comparó suplementos de magnesio halló que el cloruro de magnesio y el lactato de magnesio tienen los mayores índices de biodisponibilidad.

Primer lugar: espinaca

A todos nos han llenado la cabeza con la idea de que los alimentos frescos son sanos y los enlatados no. ¡Falso! ¿Quién se habría imaginado que la espinaca cocida y enlatada, y no la fresca, tiene el mayor nivel de magnesio de toda la lista? En la página 339 encontrarás todos los otros nutrientes que también contiene esta superpoderosa verdura de hojas verdes. Un estudio realizado en animales mostró que la espinaca cocida aún tiene oxalato, el cual se cree que inhibe la biodisponibilidad del magnesio. No obstante, el estudio demostró que eso no afectó la absorción del magnesio.

Segundo lugar: semillas de calabaza

Las semillas de calabaza ricas en magnesio están entre las más saludables del mundo, sobre todo para los hombres, dado que su perfil nutricional (consulta la página 337) beneficia la salud de la próstata. También son una excelente fuente de beta-sitosterol, un esterol de origen vegetal que ayuda a reducir el colesterol y disminuye la inflamación de la próstata.

> En México se han encontrado semillas de calabaza que datan de hace más de 7 500 años. Esta semilla ha desempeñado un papel fundamental en la comida y en la medicina de las culturas indígenas de toda América del Norte.

Tercer lugar: frijoles de soya

Los frijoles de soya se venden en distintas presentaciones, incluyendo edamame fresco o congelado, frijoles maduros frescos y secos. El edamame es el frijol crudo y no maduro cuyo contenido nutricional difiere del de la versión madura. La soya en general es una excelente fuente de magnesio, además de ser una fuente integral de proteínas, lo cual significa que tiene todos los aminoácidos esenciales que los seres humanos necesitan consumir para mantenerse sanos. Los frijoles de soya han sido estudiados en poblaciones grandes durante muchos años y prometen tener cualidades que reduzcan el riesgo de desarrollar cáncer de mama, de próstata, de ovario y cervicouterino. En la página 344 encontrarás más información sobre esta sorprendente legumbre.

Cuarto lugar: alubia blanca

Consulta la página 336 para saber más sobre las alubias blancas.

Quinto lugar: frijol negro

Los frijoles negros están llenos de prebióticos (nutrientes para las bacterias) que permiten que las bacterias buenas (los probióticos) prosperen. Además de ser una excelente fuente de magnesio y de otros nutrientes (consulta la página 339), los frijoles negros son ricos en fibra soluble y tienen más polifenoles que las lentejas y los garbanzos.

> Probablemente es el frijol más popular en el hemisferio occidental. Se usa en múltiples platillos populares, incluyendo la *feijoada* brasileña, el pabellón criollo venezolano, el frijol con puerco mexicano y los burritos tex-mex.

Sexto lugar: nueces de Brasil

Además de aportar bastante magnesio, también son una maravillosa fuente de cobre, fósforo y selenio, así como una buena fuente de fibra, manganeso y tiamina. Un estudio realizado por la NHANES entre 1999 y 2004 encontró que quienes consumieron frutos secos como las nueces de Brasil tuvieron mejores niveles de magnesio y mejoraron la calidad de su dieta en general, además de que ingirieron menos sodio en comparación con quienes no los comieron.

> Las nueces de Brasil son originarias de la selva amazónica y de otras regiones de Sudamérica. Los españoles introdujeron las nueces de Brasil a Europa a principios del siglo XIV, pero en ese entonces se les llamaban almendras de los Andes. En la actualidad, Bolivia, Brasil y Perú son los principales productores.

Séptimo lugar: frijoles peruanos

> Los frijoles peruanos son originarios de Centroamérica y se cree que se han cultivado durante más de 7 000 años.

No sólo son una excelente fuente de magnesio, sino que tienen muchos otros nutrientes (consulta la página 339). Según un estudio realizado en animales, los frijoles peruanos son una de las variedades que mayor efectividad tienen para disminuir el colesterol.

Las siete mejores fuentes de manganeso

La punta del *iceberg*: un vistazo a los *rankings*

Ranking	Alimento	Porción	Cantidad (mg)
Primer lugar	Tef (cocido)	½ taza	2.6
Segundo lugar	Piña	1 taza	2.79
Tercer lugar	Piñones	30 g	2.49

Ranking	Alimento	Porción	Cantidad (mg)
Cuarto lugar	Garbanzos (cocidos)	1 taza	1.93
Quinto lugar	Avellanas	30 g	1.75
Sexto lugar	Espinaca (cocida)	1 taza	1.68
Séptimo lugar	Frambuesas	1 taza	1.62

FUENTE: Base de datos nacional de nutrientes para referencia estándar del USDA, edición 24.

Menciones honoríficas. Quimbombó, salvado de avena, trigo bulgur, cebada, coco.

Mejores grupos alimenticios. Cereales fortificados, granos integrales, frutos secos, legumbres, semillas, té, verduras de hoja verde.

¿Qué es el manganeso y por qué es tan importante? El manganeso es uno de los oligoelementos esenciales para el cuerpo humano. Muchas enzimas dependen de él para producir metaloenzimas, las cuales participan en el uso de la glucosa y en la descomposición de proteínas y grasas. Se almacena principalmente en los huesos, pero también hay una buena cantidad guardada en los riñones y en el hígado. Mantener una dieta balanceada alta en frutas, verduras, frutos secos y granos enteros es la mejor opción para obtener suficiente manganeso.

Entre los síntomas de deficiencia de este mineral se encuentra la ataxia (falta de coordinación), los desmayos, la pérdida auditiva, la debilidad en tendones y ligamentos, la alteración del metabolismo de la glucosa y la menor producción de insulina, la miastenia grave (pérdida de fuerza muscular), la infertilidad, los trastornos del esqueleto, las afectaciones del crecimiento, el aumento de la presión sanguínea, la ateroesclerosis, el mal funcionamiento del sistema inmune y la deficiencia de selenio.

¿Cuánto es suficiente? El VD del manganeso es 2 mg, basado en una dieta de 2 000 calorías.

Consumo de referencia alimenticio (CRA) del manganeso

Edad	Niños (mg/día)	Hombres (mg/día)	Mujeres (mg/día)	Embarazo (mg/día)	Lactancia (mg/día)
0-6 meses	0.003				
7-12 meses	0.6				
1-3 años	1.2				
4-8 años	1.5				
9-13 años		1.9	1.6		
14-18 años		2.2	1.6	2.0	2.6
+ de 19 años		2.3	1.8	2.0	2.6

FUENTE: Consejo de Alimentación y Nutrición, Institutos de Medicina, Academias Nacionales.

¡Demasiado! Cuando ingerimos demasiado manganeso, nuestro cuerpo intenta reducir la cantidad absorbida para protegerse contra la intoxicación y lo combina con otros minerales, como el calcio y el hierro. El exceso de manganeso disminuye la capacidad de absorción del hierro, y las deficiencias de hierro por lo regular sólo ocurren si la exposición a altos niveles de ese elemento ha sido prolongada. Sin embargo, esto suele ser resultado de contaminación industrial y no de la dieta. Los síntomas de intoxicación incluyen hipertensión y malestares que se asemejan a los del Parkinson.

¿Sabías que...? El manganeso es un ingrediente clave en el proceso de elaboración de acero, pues es responsable de impedir que el metal se oxide. No es coincidencia que funcione de forma similar en el cuerpo, como antioxidante que previene el daño que ocasionan los radicales libres a las células y al ADN.

¿Suplementos? El manganeso suele hallarse en los multivitamínicos y en las fórmulas para fortalecer los huesos. No obstante, también se consigue por separado. Ahora bien, tomar suplementos de manganeso puede intervenir con la absorción del hierro. La forma más común en el mercado es el sulfato de manganeso, el cual se encuentra en suplementos alimenticios, aunque también existe en otras presentaciones.

Primer lugar: tef

El tef se lleva el premio al "grano más peque-ño del mundo". De hecho, es tan pequeño que recibió el nombre amhárico *teffa*, que significa "perdido", lo cual seguramente sería el caso si se te cayera una semilla al suelo. En lo relativo a la nutrición, el tef no es ningún peso pluma; de hecho, además de ser la mejor fuente de manga-neso, es una excelente fuente de cobre y un buen

> El tef es la principal fuente de nutrien-tes de más de dos terceras partes de la población de Etiopía, principal-mente en forma de un pan delgado llamado *injera*.

proveedor de fibra, hierro, magnesio, fósforo, proteínas, tiamina, vitamina B_6 y zinc. El tef tiene el doble de hierro que otros granos y tres veces más calcio (aunque no se le considera siquiera una "buena" fuente de calcio).

Segundo lugar: piña

La piña enlatada (así como la contenida en jugos) puede ser otro alimento que sorprende, ya que es la segunda mayor fuente de manganeso, además de que es una excelente proveedora de vita-mina C. La piña también es rica en una enzima llamada brome-lina, la cual tiene poderosas propiedades antiinflamatorias. Un estudio realizado en animales halló que los ratones que consu-mían jugo de piña exhibían una menor inflamación de los tejidos intestinales. No obstante, para obtener esta enzima cabe aclarar que la piña fresca tiene más bromelina que su versión enlatada.

Tercer lugar: piñones

Los frutos secos de los árboles, como los piñones ricos en manga-neso, contribuyen significativamente a la nutrición de las culturas que los consumen con regularidad.

Pero he aquí una auténtica sorpresa: quizá no valga la pena confiar en que los piñones sean tu fuente regular de manganeso o de ningún otro nutriente, pues cada vez se reportan más y más casos de reacciones alérgicas posteriores al consumo de estos frutos. Al parecer, hay una sustancia que deja un sabor de boca amargo tras ingerirlos. Su uso ocasional no es preocupante, pero no dudes en contactar a tu médico si experimentas inflamación o si el sabor de boca amargo no desaparece.

Los piñones provienen de los pinos, pero ¡no te vayas a comer los que encuentres en tu jardín! Hay dos especies principales en el mercado: el piñón blanco y el piñón rosado que tiene un sabor más fuerte. Las legiones romanas llevaban consigo piñones durante sus largas marchas en la búsqueda de la dominación del territorio.

Cuarto lugar: garbanzos

Los garbanzos, además de ser ricos en manganeso, también son una maravillosa fuente de otros minerales (véase la página 339). Un estudio que examinó una gran variedad de legumbres concluyó que los garbanzos y las lentejas eran los mejores para disminuir la glucosa en sangre después de la comida.

Quinto lugar: avellana

Además de ser una excelente fuente de manganeso, las avellanas proveen muchas otras vitaminas y minerales (consulta la página 337). También son ricas en polifenoles, los cuales se encuentran principalmente en la cáscara de este fruto. Al tostarlas se pierde buena parte de los polifenoles, dado que en el proceso se elimina en su mayoría la cáscara.

Sexto lugar: espinaca

Alimentos ricos en manganeso como la espinaca son útiles para revertir síntomas de deficiencias como la debilidad muscular. Si quieres conocer otros beneficios de esta verdura supersaludable, consulta la página 339.

Séptimo lugar: frambuesas

Las frambuesas son una increíble fuente de vitamina C y de fibra, así como una buena fuente de vitamina K. Además de venir cargadas de manganeso, también tienen cantidades considerables de antocianinas y elagitaninos, nutrientes de origen vegetal ricos en antioxidantes que participan en el combate a varias enfermedades, incluyendo el cáncer.

Las siete mejores fuentes de molibdeno

La punta del *iceberg*: un vistazo a los *rankings*

Ranking	Alimento	Porción	Cantidad (mcg)
Primer lugar	Alubias blancas (cocidas)	1 taza	196
Segundo lugar	Frijoles caupí (cocidos)	1 taza	180
Tercer lugar	Chícharo amarillo (cocido)	1 taza	149
Cuarto lugar	Lentejas (cocidas)	1 taza	148
Quinto lugar	Frijoles peruanos (cocidos)	1 taza	142
Sexto lugar	Riñón (cocido)	1 taza	132
Séptimo lugar	Frijoles negros (cocidos)	1 taza	130

FUENTE: Base de datos nacional de nutrientes para referencia estándar del USDA, edición 24.

Menciones honoríficas. Almendras, avena, cacahuate, yogurt papas, pan, chícharo verde, verduras de hoja verde.

Mejores grupos alimenticios. Legumbres, frutos secos, granos integrales.

¿Qué es el molibdeno y por qué es tan importante? Al igual que con otros oligoelementos, sólo se requieren cantidades pequeñas de molibdeno, pero este mineral es fundamental para las reacciones enzimáticas que ocurren en el organismo. Su forma activa, llamada cofactor de molibdeno, ayuda a eliminar las sustancias tóxicas. Un desecho tóxico que ayuda a eliminar este elemento son las purinas, las cuales incrementan el ácido úrico, sobre todo entre quienes padecen artritis gotosa.

Por lo regular, las deficiencias de molibdeno no son comunes entre la población sana. Los únicos casos estudiados han ocurrido en hospitales, en pacientes con defectos metabólicos innatos o en los que reciben toda su alimentación por vía parenteral. Algunos síntomas incluyen taquicardia, dolores de cabeza y coma. En su papel desintoxicante, el molibdeno ayuda a neutralizar las nitrosaminas, las cuales se vinculan con el desarrollo del cáncer, además de que ayuda al cuerpo a eliminar el exceso de cobre, el cual se presenta en trastornos metabólicos como la enfermedad de Wilson.

¿Cuánto es suficiente? El VD del molibdeno es 75 mcg, basado en una dieta de 2 000 calorías.

Consumo de referencia alimenticio (CRA) del molibdeno

Edad	Niños (mcg/día)	Hombres (mcg/día)	Mujeres (mcg/día)	Embarazo (mcg/día)	Lactancia (mcg/día)
0-6 meses	2				
7-12 meses	3				
1-3 años	17				
4-8 años	22				
9-13 años		34	34		
14-18 años		43	43	50	50
19-50 años		45	45	50	50
+ de 50 años		45	45		

FUENTE: Consejo de Alimentación y Nutrición, Institutos de Medicina, Academias Nacionales.

¡Demasiado! Se ha determinado que el LSTI de este mineral es de 2 000 mcg diarios. No obstante, dado que es un oligoelemento, la intoxicación por molibdeno es poco común en seres humanos saludables. Se han registrado casos de intoxicación por consumo de suplementos de molibdeno, cuyos síntomas incluyen psicosis aguda, convulsiones y diversos problemas neurológicos.

¿Suplementos? Como recién se mencionó, las deficiencias de molibdeno rara vez se presentan en seres humanos, por lo que no es habitual que se requiera consumirlo en suplemento.

Primer lugar: alubias blancas

En la página 336 encontrarás todos los otros beneficios de este nutritivo frijol. Además de aportar molibdeno, las alubias blancas también son ricas en un grupo de nutrientes llamados saponinas, las cuales, según algunos estudios, ayudan a reducir las grasas dañinas en la sangre que provocan cardiopatías, aparte de disminuir el riesgo de padecer cáncer y reducir la glucosa en sangre. También se ha descubierto que las saponinas reducen las caries y pueden servir como antídoto contra el envenenamiento agudo por plomo.

¡Alimento que sorprende!

El molibdeno no se encuentra con frecuencia en productos de origen animal, pero el queso *cottage* es una fuente excelente de este mineral. Una taza aporta 20 mcg de molibdeno, lo cual es significativamente menos que lo que aportan los frijoles. No obstante, consulta la página 342 para que conozcas más beneficios del queso *cottage*.

Segundo lugar: frijoles caupí

En la página 339 encontrarás más beneficios de esta legumbre también conocida como frijol cabecita negra. Según la Academia de Nutrición y Alimentación, incluir alimentos altos en fibra, como los frijoles caupí, que tienen fibras dietéticas tanto solubles como insolubles, colabora en el control del colesterol, la glucosa en la sangre y los niveles de insulina, al tiempo que promueve el laxamiento normal y previene el desarrollo de diverticulosis.

Tercer lugar: chícharo amarillo (seco)

El chícharo seco también es una excelente fuente de folato, hierro, manganeso, molibdeno, ácido pantoténico, fósforo y tiamina, además de ser una buena fuente de colina, magnesio, niacina, potasio y zinc. Hombres y mujeres que recibieron una dieta que incluía harina de chícharo amarillo que equivalía a ½ taza de chícharos al día redujeron sus niveles de insulina, así como su resistencia a la misma.

Cuarto lugar: lentejas

En la página 341 aprenderás todo lo necesario sobre esta diminuta bomba de poder. La mayoría de la fibra contenida en las lentejas es soluble, del tipo de fibra que ayuda a disminuir el colesterol y prevenir los picos de azúcar en la sangre. En el famoso estudio de salud de enfermeras de Harvard, que involucró a más de 90 000 mujeres, se descubrió que quienes comían más leguminosas (como las lentejas) tenían menos riesgo de desarrollar cáncer de mama.

Quinto lugar: frijoles peruanos

Además de contener molibdeno, los frijoles peruanos son una excelente fuente de cobre, fibra, folato, hierro, magnesio, manganeso, potasio, proteína y tiamina. Los frijoles peruanos son ricos en cumestrol y saponina, nutrientes de origen vegetal que las investigaciones sugieren que ayudan a combatir el cáncer y a disminuir el colesterol.

Sexto lugar: frijoles rojos

Los frijoles rojos (o frijoles rojo riñón) son una excelente fuente de folato, hierro, manganeso, molibdeno, fósforo y potasio, así como una buena fuente de magnesio, tiamina y vitamina K. Están justo detrás de los frijoles negros como segundo frijol con mayor potencial antioxidante, y son una excelente opción en las barras de ensalada. Quienes son sensibles a los sulfatos que suelen agregarse a muchos alimentos en dichas barras de ensalada suelen tener niveles bajos de molibdeno, cuya función es desintoxicar al cuerpo de dichos componentes.

Séptimo lugar: frijoles negros

Los frijoles negros están cargados de prebióticos (nutrientes para las bacterias) para permitir que las bacterias buenas (probióticos) prosperen. Además de ser una excelente fuente de molibdeno, investigadores de la Universidad Michigan State, al hacer pruebas sobre capacidad antioxidante, descubrieron que los frijoles negros son las legumbres con mayor potencial antioxidante, seguidos de los frijoles rojos, los cafés, los amarillos y, por último, los blancos. Si quieres saber más sobre este frijol supernutritivo, consulta la página 339.

Las siete mejores fuentes de potasio

La punta del *iceberg*: un vistazo a los *rankings*

Ranking	Alimento	Porción	Cantidad (mg)
Primer lugar	Hojas de betabel (cocidas)	1 taza	1310
Segundo lugar	Alubias blancas (cocida)	1 taza	1190
Tercer lugar	Frijol de soya (cocido)	1 taza	970
Cuarto lugar	Frijol peruano (cocido)	1 taza	955
Quinto lugar	Espinaca (cocida)	1 taza	839
Sexto lugar	Camote (cocido)	1 taza	796
Séptimo lugar	Lentejas (cocidas)	1 taza	731

FUENTE: Base de datos nacional de nutrientes para referencia estándar del USDA, edición 24.

Menciones honoríficas. Pasta, puré y salsa de jitomate, plátanos y plátanos machos, mezcla de frutos secos, fletán, atún, bacalao, leche con chocolate.

Mejores grupos alimenticios. Verduras, lácteos, pescado, frutas.

¿Qué es el potasio y por qué es tan importante? Sin él, nuestro corazón dejaría de latir. El potasio es uno de los minerales más importantes, pues lo necesitan todas las células del cuerpo para funcionar adecuadamente. El potasio ayuda a mantener balanceado el pH del cuerpo, para que no sea demasiado alcalino ni demasiado ácido. Las deficiencias de potasio también se vinculan con arritmias, calambres y debilidad, presión arterial alta, intolerancia a la glucosa, piedras en los riñones, pérdida ósea, enfermedad cardiovascular, apoplejías y hasta la muerte.

¿Sabías que…? He aquí algunos datos sobre la dieta del individuo promedio: el adulto promedio consume sólo 2 750 mg de potasio al día, que es apenas 58% de la ingesta adecuada. Si eres como el individuo promedio, necesitarás unos 2 000 mg más de potasio al día. Claro que esta cifra varía dependiendo de tu ingesta y de tus necesidades particulares. Quienes toman medicamentos como diuréticos (que eliminan el potasio) para controlar el equilibrio de los fluidos corporales y la presión sanguínea, o quienes tienen diarrea o vómito, o sudan en exceso, pueden requerir mayores cantidades

¿Cuánto es suficiente? El VD del potasio es 3 500 mg, basado en una dieta de 2 000 calorías.

Consumo de referencia alimenticio (CRA) de potasio

Edad	Niños (mg/día)	Hombres (mg/día)	Mujeres (mg/día)	Embarazo (mg/día)	Lactancia (mg/día)
0-6 meses	400				
7-12 meses	700				
1-3 años	3 000				
4-8 años	3 800				
9-13 años		4 500	4 500		
14-18 años		4 700	4 700	4 700	4 700
19-50 años		4 700	4 700	4 700	4 700
+ de 50 años		4 700	4 700		

FUENTE: Consejo de Alimentación y Nutrición, Institutos de Medicina, Academias Nacionales.

¡Demasiado! Consumir cantidades muy elevadas de potasio se vincula con infartos potenciales. Hasta la fecha, no se ha determinado el LSTI del potasio, y rara vez se presenta un caso de exceso de potasio ocasionado meramente por la alimentación.

¿Suplementos? El potasio puede hallarse en multivitamínicos, suplementos individuales y bebidas deportivas. La dosis más alta disponible es de 99 mg. Ingerir demasiado potasio puede poner en peligro la vida, por lo que siempre debes consultar con tu médico o con tu nutriólogo certificado antes de tomar suplementos que contengan este mineral.

Primer lugar: hojas de betabel

Las hojas de betabel son una excelente fuente de potasio. En la página 340 encontrarás los muchos otros beneficios que ofrecen estas hojas verde oscuro.

De 10 a 15% de la población puede orinar con un tono rojo o rosado después de comer hojas de betabel. Se trata de una condición inofensiva que tienen algunas personas, incapaces de descomponer la betacianina, el pigmento que le da a la orina ese color. Comer betabel también provoca este mismo efecto.

Segundo lugar: alubias blancas

Ya sea que los compres secos o cocidos, o enlatados y listos para comer, las alubias blancas en todas sus presentaciones contienen el mismo valor nutricional (consulta la página 336). Además, son una excelente fuente de potasio.

¡Alimento que sorprende!

¿Sabías que las papas a la francesa también son una buena fuente de potasio (731 mg por porción mediana)? Así es, las papas a la francesa tienen tanto potasio como las lentejas y, lo creas o no, más que una papa horneada mediana. Y sí, también traen consigo grasa y sodio extra; pero eso es algo que puede controlarse: las papas a la francesa congeladas pueden hornearse para evitar agregarles aceite, y una pizca de sal basta para aderezarlas. En pocas palabras, las papas a la francesa (no fritas) pueden ser una opción saludable para incluir potasio en la dieta. Ahora bien, si las haces en casa, ¡incluye la cáscara! Ahí está buena parte del potasio y 50% de la vitamina C de la papa. ¡Qué impresión!

Tercer lugar: frijoles de soya

Sí, hace su aparición de nuevo el frijol maravilla (consulta la página 344). Los frijoles de soya están casi en la cima de la lista cuando se trata de aportar potasio.

Cuarto lugar: frijol peruano

Además de ser una fuente excelente de potasio y fibra (en la página 339 encontrarás más bondades ofrecidas por esta legumbre), los frijoles peruanos también tienen propiedades anticancerígenas, pues son ricos en fitoquímicos como el cumestrol y la saponina.

Quinto lugar: espinaca

La espinaca es quizá una de las mejores verduras en el planeta. Además de todas las vitaminas y los minerales que contiene (como el potasio y otros que se encuentran enlistados en la página 331), los flavonoides y los nitratos de la espinaca ayudan a reducir la presión sanguínea y a mantener un buen flujo sanguíneo que lleve alimento al corazón y a todos los otros órganos del cuerpo. Un estudio aleatorio sostiene que los sujetos que comieron espinaca experimentaron una mejoría de la función endotelial, es decir, una disminución de la presión sanguínea.

Sexto lugar: camote

Además del potasio y de muchas otras vitaminas y minerales (consulta la página 338), los camotes, sobre todo los de carne más oscura, también son ricos en carotenoides y antocianinas. Esta combinación de nutrientes de origen vegetal y potasio ayuda a bajar la presión sanguínea y a mejorar la salud cardiaca.

Séptimo lugar: lentejas

Sus altos niveles de fibra y de nutrientes, incluyendo potasio (consulta la página 341 para ver la lista completa), hacen de las lentejas la leguminosa óptima para combatir los trastornos cardiacos. Un estudio realizado con una dieta de calorías controladas que incluía legumbres como lentejas cuatro veces por semana durante dos meses mostró una reducción de marcadores inflamatorios como la proteína C reactiva, así como una mejoría significativa de los niveles de lípidos y de la presión sanguínea en sujetos con sobrepeso u obesidad.

Las siete mejores fuentes de selenio

La punta del *iceberg*: un vistazo a los *rankings*

Ranking	Alimento	Porción	Cantidad (mg)
Primer lugar	Nueces de Brasil	30 g	543
Segundo lugar	Atún aleta amarilla (cocido)	85 g	92
Tercer lugar	Reloj del atlántico (cocido)	85 g	75
Cuarto lugar	Lubina rayada (cocida)	85 g	64.8
Quinto lugar	Langosta (cocida)	85 g	62
Sexto lugar	Pez espada (cocido)	85 g	58
Séptimo lugar	Ostiones (cocidos)	85 g	56

FUENTE: Base de datos nacional de nutrientes para referencia estándar del USDA, edición 24.

Menciones honoríficas. Arenque, lenguado, fletán, almejas, pavo, levadura.

Mejores grupos alimenticios. Pescado, frutos secos.

¿Qué es el selenio y por qué es tan importante? El selenio es un oligoelemento (es decir, que el cuerpo humano sólo requiere pequeñas cantidades del mismo) que tiene poderosas propiedades antioxidantes y puede ser de utilidad para combatir el cáncer. Ayuda a producir proteínas antioxidantes que protegen las células del daño causado por los radicales libres. Además de ser un excelente antioxidante, también fortalece la función del sistema inmune. Hay estudios observacionales que han descubierto que los grupos sociales que incluyen alimentos altos en selenio tienen menores índices de cáncer de pulmón, de colon y de próstata. Un estudio francés realizado entre más de 200 hombres y mujeres de la tercera edad descubrió que quienes consumían más alimentos ricos en selenio, como los mariscos, recibían beneficios como una mejor salud cerebral y mejores perfiles sanguíneos. Los hombres y las mujeres que son seropositivo suelen exhibir deficiencia de selenio, la cual se cree que acelera la progresión de la enfermedad. Hay investigaciones que demuestran que consumir alimentos altos en selenio o tomar suplementos de selenio puede ayudar a frenar la progresión del VIH y a incrementar las posibilidades de supervivencia.

Rara vez se presentan casos de deficiencia de selenio, pero cuando ocurren traen consigo trastornos graves: enfermedad de Kashin-Beck (la cual deriva en osteoartropatía), enfermedad de Keshan (más frecuente en niños con deficiencia de selenio), corazón agrandado y afectaciones a la función cardiaca, y cretinismo endémico mixedematoso (que deriva en retraso mental).

¿Sabías que...? Las concentraciones más altas de selenio en el cuerpo se encuentran en la tiroides, los riñones, los músculos y el hígado.

¿Cuánto es suficiente? El VD del selenio es 70 mg, basado en una dieta de 2 000 calorías.

Consumo de referencia alimenticio (CRA) del selenio

Edad	Niños (mg/día)	Hombres (mg/día)	Mujeres (mg/día)	Embarazo (mg/día)	Lactancia (mg/día)
0-6 meses	15				
7-12 meses	20				
1-3 años	20				
4-8 años	30				
9-13 años		40	40		
14-18 años		55	55	60	70
19-50 años		55	55	60	70
+ de 50 años		55	55		

FUENTE: Consejo de Alimentación y Nutrición, Institutos de Medicina, Academias Nacionales.

¡Demasiado! Cuando se alcanzan niveles tóxicos de selenio, en ocasiones se despide aliento a ajo. La intoxicación por selenio se asocia con dermatitis, caída del cabello y enfermedades de las uñas. Algunos estudios sugieren que los niveles altos de selenio en la dieta pueden ser un factor de riesgo para desarrollar diabetes tipo 2. La Academia Nacional de las Ciencias ha establecido que el LSTI del selenio es de 400 mg para los adultos.

¿Suplementos? El selenio en forma de selenometionina se absorbe al 100%. En otras presentaciones no se absorbe de forma tan eficiente. Los suplementos de selenio vienen en cápsulas y pastillas, y por lo regular también está incluido en los multivitamínicos.

Primer lugar: nueces de Brasil

Una porción de 30 g de nueces de Brasil aporta más de 750% de nuestros requerimientos diarios de selenio. Los otros alimentos no le llegan siquiera a los talones. El selenio que contienen estas nueces posee un impacto positivo en los niveles de testosterona masculina y mejora la producción y la movilidad de los espermatozoides. Las nueces de Brasil son

> El árbol de la nuez de Brasil es uno de los más altos de la selva, pues alcanza alturas hasta de 50 metros y llega a vivir hasta mil años.

también el fruto seco con mayor cantidad de grasas saturadas. En la página 342 encontrarás más información sobre esta increíble nuez.

Segundo lugar: atún aleta amarilla

Además de ser rico en muchísimos nutrientes (consulta la página 337), el atún aleta amarilla enlatado en agua es una excelente fuente de selenio. Este mineral protege al cuerpo del envenenamiento por mercurio, cadmio y plata. Es de mucha utilidad, sobre todo en pescados que llegan a tener niveles elevados de mercurio, como el atún.

Tercer lugar: reloj del atlántico

Muchas sociedades ambientalistas han puesto el reloj del atlántico en su lista de pescados que no se deben comer, puesto que se ha vuelto una especie en peligro de extinción. Además de ser alto en selenio, es bajo en grasas y es una excelente fuente de proteína.

Cuarto lugar: lubina rayada

Hay muchas lubinas, pero aquí nos referimos a la lubina rayada del atlántico. Esta lubina es una excelente fuente de selenio y de otros nutrientes.

Quinto lugar: langosta

La langosta es una excelente fuente de selenio. En la página 341 encontrarás más información sobre las propiedades de la langosta.

Después de que las langostas mudan de piel y se quitan el caparazón, están tan hambrientas que en ocasiones se comen ese mismo caparazón del que salieron. Al hacerlo, restablecen los depósitos de calcio, el cual les permite a endurecer su nuevo caparazón.

Sexto lugar: pez espada

Aunque todos los pescados tienen cierta cantidad de mercurio, el pez espada, al igual que el tiburón, el macarela rey, el atún y otros depredadores grandes, contienen grandes cantidades de este elemento. Por eso la Fundación para la Defensa del Medioambiente recomienda que mujeres y niños de menos de 12 años no coman pez espada. Y en el caso de los hombres no se recomienda comerlo más de una vez al mes, debido a estos niveles altos de mercurio. Una vez dicho lo anterior, hay que reconocer que el pez espada es una excelente fuente de selenio y de otros nutrientes (véase la página 342). Un estudio realizado en más de 800 adultos descubrió que quienes incluían una amplia variedad de alimentos con antioxidantes, como el pez espada, tenían niveles menores de proteína C reactiva y de homocisteína, que son marcadores inflamatorios.

Hay reportes de la existencia de peces espada que miden hasta 4.5 metros y pesan hasta 600 kg. De 25 000 especies de peces, sólo 22 de estos animales de sangre fría tienen la capacidad de "calentar sus ojos", incluyendo a los peces espada.

Séptimo lugar: ostiones

Los alimentos ricos en selenio, como los ostiones, ayudan al cuerpo a producir un poderoso antioxidante llamado glutatión, el cual se sabe que ayuda a proteger el organismo contra ciertos tipos de cáncer. En la página 342 encontrarás más información sobre las virtudes de los ostiones.

Las siete mejores fuentes de sodio

La punta del *iceberg*: un vistazo a los *rankings*

Ranking	Alimento	Porción	Cantidad (mg)
Primer lugar	Cangrejo (cocido)	85 g	914
Segundo lugar	Sal	¼ de cucharadita	581
Tercer lugar	Almejas (crudas)	85 g	511
Cuarto lugar	Langosta (cocida)	85 g	413
Quinto lugar	*Lucioperca americana* (cocida)	85 g	356
Sexto lugar	Hojas de betabel (cocidas)	1 taza	347
Séptimo lugar	Bacalao (cocido)	85 g	316

FUENTE: Base de datos nacional de nutrientes para referencia estándar del USDA, edición 24.

Menciones honoríficas. Acelga, alimentos enlatados, carnes procesadas, entradas y guarniciones congeladas, queso, tentempiés y otros alimentos procesados.

Mejores grupos alimenticios. Sal, verduras de hoja verde.

¿Qué es el sodio y por qué es tan importante? En primer lugar, pongamos las cosas claras. El sodio *no* es malo. ¿Cómo podría serlo cuando todas las células de todos los animales lo necesitan? Quizá hay quienes argumenten que en la dieta occidental se consume en exceso, pero no hay que satanizarlo; en vez de eso, mejor hay que moderarse. Junto con el potasio, es responsable de estimular y transportar los impulsos eléctricos a través de los nervios y de los músculos. También es importante para el riñón, para mantener el balance de fluidos en el cuerpo.

Cuando los niveles de sodio se van en picada, se presenta un trastorno llamado hiponatremia, en el cual las células se dilatan, lo que puede provocar problemas de salud de leves a graves, y hasta la muerte.

¿Sabías que...? La forma más común de sodio en la dieta se conoce como cloruro de sodio, mejor conocido como "sal", la cual contiene cerca de 40% de sodio. El cloruro de sodio tiene muchas funciones, incluyendo preservar y deshidratar los alimentos. Se estima que el estadounidense promedio consume más de 4700 mg de sodio al día, y que la mujer promedio consume más de 3100 mg, en el supuesto de que ellas consumen menos calorías que ellos. Irónicamente, el salero no es la principal fuente de sodio en la dieta, sino el cloruro de sodio agregado a los alimentos procesados. Aunque quizá sea cierto que el exceso de sal deriva en problemas de salud, quienes padecen presión arterial baja (hipotensión) pueden beneficiarse de un poco de sal extra.

¿Cuánto es suficiente? El VD del sodio es 2400 mg, basado en una dieta de 2000 calorías.

Consumo de referencia alimenticio (CRA) del sodio

Edad	Niños (g/día)	Hombres (g/día)	Mujeres (g/día)	Embarazo (g/día)	Lactancia (g/día)
0-6 meses	0.12				
7-12 meses	0.37				
1-3 años	1.0				
4-8 años	1.2				
9-13 años		1.5	1.5		
14-18 años		1.5	1.5	1.5	1.5

Edad	Niños (g/día)	Hombres (g/día)	Mujeres (g/día)	Embarazo (g/día)	Lactancia (g/día)
19-50 años		1.5	1.5	1.5	1.5
+ de 50 años		1.5	1.5		

FUENTE: Consejo de Alimentación y Nutrición, Institutos de Medicina, Academias Nacionales.

¡Demasiado! La sabiduría popular controversial pero prevaleciente es que la gente no debe consumir más de 2 300 mg de sodio al día, lo cual equivale a cerca de una cucharadita de sal. Según el CDC, "disminuir la ingesta de sodio a 2 300 mg diarios tiene el potencial de prevenir 11 millones de casos de hipertensión, así como de ahorrar miles de millones de dólares en gastos de salud pública; reducir su ingesta aún más conllevaría beneficios adicionales". No obstante, quienes entran en cierta categoría según su edad, etnicidad o estatus de salud pueden beneficiarse de limitar su ingesta a 1 500 mg. Estos grupos incluyen personas de más de 50 años, afroamericanos e individuos con hipertensión, síndrome metabólico, cardiopatías y trastornos renales. La persona promedio consume más sodio del necesario si nos basamos en estas recomendaciones, lo cual es culpa de nuestra atracción hacia los alimentos procesados. Como mecanismo de seguridad, los riñones pueden controlar normalmente la cantidad de sodio en la sangre. No obstante, si el exceso de sodio prevalece, puede pasarle factura a la presión sanguínea, a la salud ósea y hasta a los riñones. Al igual que cuando hay deficiencia de sodio, si se consume más cantidad de la que pueden manejar los riñones, la consecuencia será la retención de fluidos. A la larga, este proceso derivará en hipertensión y provocará una miríada de complicaciones de salud, incluyendo daño cardiaco y renal, así como otras afecciones vasculares.

¿Suplementos? Existen pastillas de sodio de venta libre, pero sólo deben usarse en caso de hipotensión o si eres un atleta propenso al "síndrome de sudor salado", que es una pérdida excesiva de sodio a través de la sudoración. Sea cual sea el caso, primero consulta a tu médico.

Primer lugar: cangrejo

El cangrejo es naturalmente salado porque vive en agua salada. En la página 134 encontrarás más información nutrimental sobre el sodio. En un estudio aleatorio realizado con 23 hombres sanos, se le dieron a cada uno 225 gramos de camarón o de cangrejo al día durante 12 semanas. Se hicieron análisis del colesterol antes y después del estudio y ninguna de las dietas incrementó el colesterol total ni el colesterol LDL.

Segundo lugar: sal de mesa

Cerca de 40% de la sal del mundo se usa en la industria para hacer cloruro y ceniza de sosa. El cloruro de sodio también se utiliza para descalcificar el agua y para hacer seguros los caminos congelados en invierno.

La mayoría de las marcas de sal de mesa están fortificadas con yodo para asegurar que los individuos reciban suficiente de este último mineral para evitar el bocio y prevenir el hipotiroidismo. No obstante, hay una tendencia cada vez mayor a usar sal de mar y otras sales de diseñador que no siempre están fortificadas con yodo. Un cuarto de cucharadita de sal proporciona 71 mg de yodo. En la página 138 encontrarás toda la información sobre el yodo.

Tercer lugar: almejas

Las almejas no sólo son ricas en sodio sino también en muchos otros nutrientes (véase la página 336). Dos estudios realizados en animales descubrieron que cuando un grupo de ratas con colesterol elevado se sometían a una dieta enriquecida con extracto de almejas frescas, sus niveles de colesterol se redujeron significativamente, al igual que la incidencia de hígado graso. Sin embargo, aún hacen falta investigaciones en seres humanos para confirmar las cualidades de este prometedor extracto.

Cuarto lugar: langosta

Como otros mariscos, la langosta es rica en sodio, así como en otras vitaminas y minerales (visita la página 341 para mayor información).

> ¿Alguna vez te has preguntado qué hacer con los caparazones sobrantes después de comerte una rica langosta? Los caparazones de los crustáceos son ricos en una sustancia llamada quitosano, la cual se ha utilizado en la industria para limpiar derrames de petróleo y en el hogar como absorbente de la grasa dietética. No obstante, su efectividad para bajar de peso es cuestionable. Aun así, el caparazón de la langosta tiene mucho calcio, así que un grupo de investigadores japoneses logró revertir la osteoporosis en ratas de laboratorio al agregar caparazón de langosta en polvo a su dieta durante seis semanas.

Quinto lugar: *lucioperca americana*

La lucioperca es un pez de agua dulce originario de Norteamérica que además es una excelente fuente de fósforo, proteínas, selenio y vitamina B_{12}, así como una buena fuente de colina, niacina y potasio. El Departamento de Recursos Naturales de Wisconsin descubrió que los niveles de mercurio aumentaron cerca de 19% en la población de luciopercas entre 1982 y 2005, y recomienda que las mujeres en edad reproductiva y los niños menores de 15 años limiten su ingesta a no más de una porción al mes. Un estudio que midió el consumo de pescado descubrió que, a medida que el consumo de lucioperca ha aumentado, también han aumentado los niveles de suero de bifenilos policlorinados.

Sexto lugar: hojas de betabel

¿Cómo es posible que algo que proviene del suelo sea alto en sodio? Tanto las hojas de betabel como la acelga pertenecen a la misma familia vegetal, pero por alguna razón desconocida las primeras tienen niveles mucho más altos de sodio. Irónicamente, un estudio inglés descubrió que quienes bebían medio litro de jugo de betabel experimentaban horas después una disminución significativa de la presión sanguínea, debida posiblemente al contenido de óxido nítrico de los betabeles. Los autores del estudio afirman que los resultados son igual de efectivos si los sujetos reciben suplementos de nitrato por vía oral. Consulta la página 340 si quieres conocer más virtudes de las hojas de betabel.

Séptimo lugar: bacalao

Además de ser una maravillosa fuente de sodio, un estudio noruego descubrió que entre los niños que comían bacalao, en comparación con aquellos que tomaban aceite de hígado de bacalao, había pocos casos de salpullidos. Se determinó que consumir bacalao en la niñez era más importante que el consumo prenatal por parte de las madres para prevenir la aparición de salpullidos en los hijos.

Las siete mejores fuentes de yodo

La punta del *iceberg*: un vistazo a los *rankings*

Ranking	Alimento	Porción	Cantidad (mcg)
Primer lugar	Alga marina	1 g	16 000-2 984
Segundo lugar	Bacalao (horneado)	85 g	99
Tercer lugar	Yogurt	1 taza	75
Cuarto lugar	Sal yodada	¼ cdita. (1.5 g)	71
Quinto lugar	Leche	250 ml	56
Sexto lugar	Camarón (cocido)	85 g	35
Séptimo lugar	Huevos (cocidos)	1 grande	24

FUENTE: Base de datos nacional de nutrientes para referencia estándar del USDA, edición 24.

Menciones honoríficas. Helado de chocolate, pan, tiras de pescado, atún (enlatado en aceite), ciruela pasa, queso *cheddar*, frijol peruano, jugo de manzana.

Mejores grupos alimenticios. Alga marina, mariscos, lácteos.

¿Qué es el yodo y por qué es tan importante? El yodo es un mineral esencial que se requiere para producir proteínas y enzimas que intervengan en reacciones químicas en todo el cuerpo. Es de particular importancia para la tiroides, pues lo requiere, junto con el aminoácido tirosina, para producir hormonas tiroideas que ayuden a regular el metabolismo. El yodo también es esencial para el esqueleto y para el sistema nervioso de los fetos en desarrollo. La falta de yodo en el cuerpo humano hace que la tiroides exagere y se hinche con la intención de captar más yodo. Esto hace que se inflame el cuello, afección conocida como bocio. A principios del siglo XX, la mayoría de las marcas de sal comenzó a agregar yodo a su producto para combatir la prevalencia de bocio en la zona de lagos de Estados Unidos.

¿Cuánto es suficiente? El VD del yodo es 150 mcg, basado en una dieta de 2 000 calorías.

Consumo de referencia alimenticio (CRA) de yodo

Edad	Niños (mcg/día)	Hombres (mcg/día)	Mujeres (mcg/día)	Embarazo (mcg/día)	Lactancia (mcg/día)
0-6 meses	110				
7-12 meses	130				
1-3 años	90				
4-8 años	90				
9-13 años		120	120		
14-18 años		150 (LSTI 900)	150 (LSTI 900)	220	290
+ de 19 años		150 (LSTI 1 100)	150 (LSTI 1 100)	220	290

FUENTE: Consejo de Alimentación y Nutrición, Institutos de Medicina, Academias Nacionales.

¡Demasiado! Por lo regular, la comida no contiene dosis suficientemente altas de yodo como para causar efectos dañinos; más bien, el exceso proviene de una exposición química. Irónicamente, la ingesta elevada de yodo puede causar los mismos síntomas que la deficiencia del mismo, es decir, bocio e hipotiroidismo. El exceso de yodo estimula la hormona TSH, la cual produce el bocio, y la ingesta excesiva también puede provocar tiroiditis y a veces incluso cáncer papilar tiroideo.

¿Sabías que...? Según el CDC, la tintura de yodo (que suele encontrarse en forma de solución de iodopovidona) se usa en procedimientos prequirúrgicos para matar los microorganismos y prevenir que crezcan en exceso. Es bastante efectivo para reducir los índices de infección e influye positivamente en el proceso de recuperación. En química, se considera que el gas de yodo es agresivo, pues *iodes*, la palabra griega para decir "violento", es de donde proviene el nombre de este mineral.

¿Suplementos? La mayoría de los multivitamínicos contienen yodo, pero es posible comprar algunos que no lo tengan, pues algunas personas pueden ser alérgicas a él o estar tomando algún tratamiento con yodo. Los veganos corren el riesgo de no consumir suficiente yodo, por lo que las mujeres veganas en edad reproductiva deben tomar un suplemento de 150 mcg de yodo a diario.

Primer lugar: algas marinas

El kombu es conocido como "el rey de las algas", pues es una de las mejores fuentes de yodo en todo el reino vegetal. Es esencial para la dieta japonesa y se usa para hacer *dashi* (un caldo), además de tener un delicioso sabor umami. Se le puede rehidratar o picar y agregar a estofados, sopas y guisados. Si se agrega una tira de kombu a los frijoles mientras se cocinan, disminuye la cantidad de rafinosa, el carbohidrato culpable de los apestosos gases. El kombu y otras algas son fuentes importantes de un carbohidrato llamado fucoidan, que tiene propiedades antiinflamatorias, antioxidantes y anticancerígenas. Se ha demostrado que el fucoidan mata las células del cáncer de colon y de estómago, combate las enfermedades del sistema inmune y mantiene el crecimiento tumoral a raya.

Segundo lugar: bacalao

El bacalao es un pescado blanco de sabor suave que se deshace en copos cuando se come. En Inglaterra es el pescado que más se usa en el platillo inglés por excelencia: *fish and chips*. Suele pesar de 5 a 10 kilos, aunque se han encontrado bacalaos hasta de

100 kg. El aceite de hígado de bacalao es una importante fuente de ácidos grasos omega 3 y de vitaminas A, D y E. Es una excelente fuente de yodo y selenio, así como una buena fuente de magnesio, niacina, fósforo y vitaminas B_6 y B_{12}. Al igual que el pollo y el pavo, el bacalao también es una fuente abundante de triptófano, un aminoácido que se asocia con el sueño. Comer bacalao o cualquier otro pescado asado u horneado en lugar de frito reduce el riesgo de padecer fibrilación auricular, la forma más común de arritmia cardiaca. Los adultos mayores que obtenían más niveles de omega 3 de alimentos como el bacalao tenían menos probabilidades de experimentar una fibrilación auricular durante la vejez.

Tercer lugar: yogurt
En la página 344 encontrarás todos los detalles sobre el yogurt natural bajo en grasa. Investigadores de la Universidad de Boston descubrieron que los individuos que afirmaban comer yogurt y pescado salado tenían los niveles más altos de yodo en orina, comparado con quienes no los comían con regularidad.

Cuarto lugar: sal yodada
Hasta los años veinte del siglo XX la deficiencia de yodo predominaba en la zona de lagos, en los Apalaches y en la región noroeste de Estados Unidos. Entonces se exigió que se yodara la sal y, poco después, el bocio disminuyó significativamente. Las investigaciones han revelado que hay una gran variedad en cuanto a contenido de yodo en los alimentos comunes, así como también en los productos de sal yodada. Casi 70% del sodio que se consume en Norteamérica proviene de alimentos procesados; sin embargo, los productores no están obligados a usar sal yodada. Existe la preocupación de que la tendencia a consumir menos sodio también disminuya las cantidades de yodo en la dieta, por lo que debemos exigir que se use sal yodada en los alimentos procesados. Desde los años setenta, los niveles de yodo en la orina han disminuido casi 50%, aunque siguen estando dentro del rango pertinente. Investigadores del CDC descubrieron que muchas mujeres están en el límite inferior de dicho rango, lo cual puede

tener que ver con que no consumen cantidades adecuadas de alimentos ricos en yodo, como verduras marinas y pescado, lácteos y sal yodada.

Quinto lugar: leche

En la página 341 descubrirás todas las virtudes de la leche semidescremada. En 2004, una muestra de 18 marcas de leche distintas disponibles en el área de Boston reveló que las muestras (de 1 taza) variaban considerablemente, pues contenían entre 88 y 168 mcg de yodo por porción.

Sexto lugar: camarones

Estos deliciosos crustáceos son nadadores, no como sus amigas la langosta y el cangrejo, que se arrastran. También son bajos en calorías y en grasas saturadas, lo cual los hace una excelente fuente de proteína alternativa para sustituir carnes con más grasa. Los camarones son una excelente fuente de yodo, fósforo, selenio y vitamina B_{12}, así como una buena fuente de cobre, niacina, vitamina B_6 y zinc.

No obstante, son altos en colesterol. Sin embargo, un estudio arbitrado halló que agregar 300 g de camarón a la dieta diaria derivaba en una disminución de la proporción de colesterol total en comparación con el colesterol LDL. Asimismo, el grupo que comía camarones mostró una disminución de 13% de los triglicéridos.

Séptimo lugar: huevos

Los huevos son una fuente costeable de proteína de alta calidad. Un huevo grande aporta 6.3 g de proteínas y sólo tiene 72 calorías. También son fundamentales para la química alimenticia. Los usamos para dorar, cuajar, emulsificar y espumar distintos alimentos. En la página 340 encontrarás más beneficios nutricionales de los huevos. Agregar yodo al alimento de los pollos con fuentes naturales, como kelp o levadura rica en yodo, ha logrado triplicar la cantidad de yodo que por lo regular contiene el huevo. Por desgracia, todavía no es una práctica común a nivel comercial.

Las siete mejores fuentes de zinc

La punta del *iceberg*: un vistazo a los *rankings*

Ranking	Alimento	Porción	Cantidad (mg)
Primer lugar	Ostiones (fritos)	85 g	74
	(crudos)	85 g	33
Segundo lugar	Res (cocida)	85 g	8.73
Tercer lugar	Cangrejo rey	85 g	6.5
Cuarto lugar	Cordero (cocido)	85 g	6.2
Quinto lugar	Cerdo (cocido)	85 g	3.91
Sexto lugar	Pavo (cocido)	85 g	3.75
Séptimo lugar	Langosta (cocida)	85 g	3.44

FUENTE: Base de datos nacional de nutrientes para referencia estándar del USDA, edición 24.

Menciones honoríficas. Frijoles dulces (platillo inglés), queso *ricotta*, germen de trigo, cereal fortificado.

Mejores grupos alimenticios. Carne, crustáceos.

¿Qué es el zinc y por qué es tan importante? En 1963 se identificó por primera vez la importancia del zinc para la salud humana y se escribió al respecto. El zinc interviene en la cicatrización de las heridas y en el fortalecimiento de las defensas (sobre todo del sistema inmune). Es un mineral esencial en todas las etapas de la procreación, además de que promueve el crecimiento normal durante el ciclo de la vida. Ayuda a combatir bacterias y virus problemáticos, al tiempo que protege el ADN, que es el código genético del cuerpo. También contribuye a los sentidos del gusto y del olfato. Por otra parte, las deficiencias de zinc derivan en retrasos en el crecimiento, pérdida de apetito, afectación de la función inmunológica, pérdida de cabello, diarrea, maduración sexual retardada, impotencia e infertilidad, hipogonadismo en los hombres, lesiones en ojos y piel, pérdida de peso, cicatrización retardada, anormalidades en el gusto y letargia.

¿Sabías que...? Se pueden alcanzar niveles adecuados de zinc con una dieta balanceada; sin embargo, a muchas personas la idea de "balanceada" les resulta complicada, sobre todo en lo relativo a la dieta y al estilo de vida y los comportamientos. Los vegetarianos y los individuos con problemas de absorción de nutrientes se arriesgan más a desarrollar una deficiencia de zinc.

¡Alimento que sorprende!

Contrario a la creencia popular de que tragar semillas de sandía hará que te crezca un árbol en el estómago, lo que sí puede ocurrir es que, si las masticas, te aportarán nutrientes como hierro, magnesio, fósforo, proteínas y zinc. Una porción de 30 g aporta 3 mg de zinc.

¿Cuánto es suficiente? El VD del zinc es 15 mg, basado en una dieta de 2 000 calorías.

Consumo de referencia alimenticio (CRA) del zinc

Edad	Niños (mg/día)	Hombres (mg/día)	Mujeres (mg/día)	Embarazo (mg/día)	Lactancia (mg/día)
0-6 meses	2				
7-12 meses	3				
1-3 años	3				
4-8 años	5				
9-13 años		8	8		
14-18 años		11	9	12	13
+ de 19 años		11	8	11	12

FUENTE: Consejo de Alimentación y Nutrición, Institutos de Medicina, Academias Nacionales.

¡Demasiado! El LSTI establecido para el zinc es de 40 mg al día para los adultos. Aunque la intoxicación por zinc es poco común entre la población sana, se han reportado algunos casos. Los síntomas a corto plazo incluyen náusea y vómito, disminución del apetito, diarrea y dolores de cabeza. Los síntomas a largo plazo incluyen deficiencia de cobre y afectación de la función inmunológica.

¿Suplementos? La forma más común de suplemento de zinc es en pastilla o cápsula. La mayoría de los multivitamínicos lo incluyen, pero también se le puede hallar en forma de tableta o jarabe, lo cual puede ser especialmente benéfico para reducir la duración y la gravedad de la gripe común si se toma durante las primeras 24 horas después de la aparición de los síntomas. Un repaso reciente de 17 estudios descubrió que quienes toman suplementos de zinc se ahorraron en promedio tres días de molestias de gripe común.

Primer lugar: ostiones

Encontrarás más información sobre estos moluscos en la página 342. Incluir alimentos ricos en zinc, como los ostiones, en una dieta saludable, puede ser útil para combatir enfermedades crónicas, como el cáncer, la diabetes, la depresión, la enfermedad de Wilson, el Alzheimer y otros trastornos relacionados con la edad.

> Las ostras pueden vivir hasta 100 años, aunque la mayoría de las que consumimos son apenas unas jovencitas que tienen de tres a cinco años de edad, porque es entonces cuando la carne es de mejor calidad.

Segundo lugar: res

Consulta la página 343 si quieres saber más sobre los beneficios que aporta la res a la salud. Un prejuicio común en su contra es que esta carne está llena de grasa. No obstante, el rosbif magro de res tiene menos de 5 g de grasa por porción de 85 g. En un estudio se encontró que el consumo de res magra contribuyó significativamente a la ingesta de zinc y de otros nutrientes clave, sin incrementar la ingesta de grasa total, de ácidos grasos saturados o de sodio.

Tercer lugar: cangrejo rey

En la página 338 aprenderás más sobre este delicioso crustáceo. No te dejes engañar por el cangrejo *de imitación*, pues tiene muchos menos nutrientes y en su mayoría está hecho de abadejo con saborizantes artificiales. Un estudio halló

> ¡El mundo está lleno de cangrejos! ¿Puedes creer que hay más de 4 000 variedades de distintos tamaños?

que la falta de zinc puede contribuir a la resistencia a la insulina en niños. Comer alimentos ricos en zinc, como el cangrejo, como parte de una buena dieta, puede mejorar la salud y el estatus nutricional de los niños, así como disminuir el riesgo de desarrollar diabetes.

Cuarto lugar: cordero

Para conocer las distintas virtudes del cordero, consulta la página 339. La persona promedio consume menos de medio kilo de cordero al año y cuando lo hace suele ser en celebraciones y en ocasiones especiales. Sin embargo, comer más cordero que la persona promedio te hará muy feliz, pues la falta de zinc dietético se asocia en gran medida con la depresión. (Al igual que con otras proteínas animales, hay cortes más saludables que otros, por lo que la recomendación es que elijas aquéllos que sean más magros.)

Quinto lugar: cerdo

En la página 338 averiguarás todo sobre el cerdo. Un estudio danés descubrió que las jóvenes que llevaban una dieta que incluía carne magra de cerdo exhibían mayores niveles de zinc que quienes eran vegetarianas. El zinc es más biodisponible cuando es de origen animal que cuando proviene de una fuente vegetal.

Sexto lugar: pavo

> Alrededor de 90% de la población estadounidense come pavo el Día de Acción de Gracias. Según el censo oficial, en 2011 se criaron 248 millones de pavos para cubrir la demanda en esta fecha.

El pavo es, en general, una buena fuente de hierro, riboflavina, tiamina y vitaminas B_6 y B_{12}, aunque la carne más oscura tiene una concentración un poco mayor de estos micronutrientes, pero también un poco más de grasa. Una porción de 85 g de carne blanca sin piel posee alrededor de 2 g de grasa, mientras que la carne de piernas y muslos tiene alrededor de 5 g de grasa. Las investigaciones sugieren que comer alimentos ricos en zinc, como el pavo, puede disminuir el riesgo de desarrollar asma infantil, en el caso de mujeres embarazadas.

Séptimo lugar: langosta

Además de contener zinc, la langosta también es una excelente fuente de otros nutrientes (véase página 341). Se sabe que el alto contenido de fitato de los granos disminuye la biodisponibilidad del zinc. Asegúrate de incluir en tu dieta fuentes de zinc con alto valor biológico, como la langosta y otras proteínas de origen animal, o toma un suplemento de zinc para mantener un nivel apropiado de este mineral.

Capítulo 3

Hablemos de las grasas, la fibra y los fitoesteroles

Las siete mejores fuentes de grasas monoinsaturadas

La punta del *iceberg*: un vistazo a los *rankings*

Ranking	Alimento	Porción	Cantidad (g)
Primer lugar	Nueces de macadamia (tostadas)	30 g	17.0
Segundo lugar	Avellanas	30 g	13.0
Tercer lugar	Nueces pecanas	30 g	11.6
Cuarto lugar	Aceite de cártamo	1 cucharada	10.2
Quinto lugar	Arenque (cocido o encurtido)	85 g	10.16
Sexto lugar	Aceite de oliva	1 cucharada	9.9
Séptimo lugar	Aceite de canola	1 cucharada	8.9

FUENTE: Base de datos nacional de nutrientes para referencia estándar del USDA, edición 24.

Menciones honoríficas. Aceite de soya, almendras, cacahuates, castañas, aguacates.

Mejores grupos alimenticios. Frutos secos, aceites, pescados.

¿Qué son las grasas monoinsaturadas y por qué son tan importantes?
Se llaman monoinsaturadas porque su estructura química incluye una molécula (mono) de carbono de doble enlace (insaturada).

En la dieta hay dos distintos tipos de grasas monoinsaturadas: ácido palmitoléico y ácido oleico. El primero es el que se encuentra en las nueces de macadamia y en las grasas de origen animal. Aunque no son alimentos que por lo regular creamos que son saludables, las investigaciones demuestran que la gente con mayores niveles de ácido palmitoléico tenía niveles más saludables de colesterol en la sangre, marcadores inflamatorios, insulina y sensibilidad a la insulina. Aunque no hay argumentos científicos oficiales para defender las nueces de macadamia, las dietas que incluyen 40 g de éstas al día han demostrado ser tan efectivas para disminuir el colesterol como una dieta cardiaca estándar. El ácido oleico se encuentra en alimentos de origen vegetal como el aceite de oliva y los frutos secos.

¿Sabías que...? Las grasas monoinsaturadas son el único tipo de grasa que se sabe que disminuye los niveles de LDL y de colesterol total, al tiempo que se cree que incrementa el colesterol protector, o HDL (véase página 198).

¿Cuánto es suficiente? Entre 18 y 28% del total de grasas debe estar conformado por grasas monoinsaturadas y poliinsaturadas. Con base en una dieta de 2 000 calorías, eso se traduce en no más de 16 g de grasas saturadas, que es menos de 2 g de grasas trans y entre 50 y 70 g de grasas monoinsaturadas y poliinsaturadas combinadas.

¡Demasiado! La grasa extra, aun si es de la buena, implica calorías extra, las cuales derivan en aumento de peso. La mayoría de los especialistas en salud humana recomienda que las calorías provenientes de la grasa total no excedan 35 por ciento.

¡Alimento que sorprende!

Las costillas de cerdo, cordero y res tienen entre 10.26 y 11.46 de grasas monoinsaturadas por porción cocida de 85 g. Aunque técnicamente merecerían un lugar en la lista, también tienen un alto contenido de grasas saturadas y de colesterol; por lo tanto, las grasas indeseables superan los atributos de estas carnes. También el queso

¿Suplementos? Las fuentes alimenticias de ácidos grasos monoinsaturados son tan diversas y deliciosas que no se requiere utilizar suplementos.

Primer lugar: nueces de macadamia

Las nueces de macadamia secas y tostadas son la mayor fuente de grasas monoinsaturadas conocida por la humanidad. Al tostarlas aumenta su densidad nutricional, pues se elimina agua en el proceso. También son una excelente fuente de manganeso y una buena fuente de tiamina y de fibra. Además, encontrarás fitoesteroles saludables en estas nueces, los cuales desempeñan un papel importante en la reducción de los niveles de colesterol y en el cuidado de la salud de la próstata. Las nueces de macadamia contienen grandes cantidades de arginina, un aminoácido que promueve la expansión de arterias para permitir un mejor flujo sanguíneo. Un flujo de sangre menos restringido implica un menor riesgo de padecer embolias. Un pequeño estudio aleatorio mostró una mejor reducción del colesterol total y del LDL en el grupo que consumió estas nueces, en comparación con el grupo control que prescindió de ellas.

Segundo lugar: avellanas

En la página 337 encontrarás el historial completo de las avellanas, las cuales son una excelente fuente de grasa monoinsaturada. ¡Cómetelas completas y en crudo! Un estudio demostró que muchos de los nutrientes benéficos de este fruto están contenidos debajo de la cáscara y no en ella. No obstante, al tostarlas disminuyó el contenido nutricional un poco.

Las avellanas son el fruto seco oficial del estado de Oregon, en Estados Unidos, donde se produce más de 95% de todas las avellanas que se distribuyen en el país.

Tercer lugar: nueces pecanas

Las pecanas son una buena fuente de fibra y contienen más de 19 vitaminas y minerales, además de grasa monoinsaturada. También contienen fitoesteroles, los cuales ayudan a combatir las cardiopatías. Se ha encontrado que las dietas altas en frutos secos, incluyendo nueces pecanas, disminuyen la proteína C reactiva que se asocia con un mayor riesgo de padecer apoplejías, infartos y trastornos circulatorios. Un estudio de 2011, publicado en el *Journal of Nutrition,* mostró que una dieta enriquecida con pecanas era casi dos veces más efectiva para disminuir el colesterol total y el colesterol malo (LDL) que otras dietas bajas en grasa.

Cuarto lugar: aceite de cártamo

El aceite de cártamo también es una excelente fuente de vitamina E y un excelente sustituto saludable para otros aceites vegetales o para la mantequilla, pues es alto en grasas monoinsaturadas, a la vez que es extremadamente bajo en grasas saturadas y no tiene colesterol. Asimismo, no posee sabor ni color, por lo que es excelente si intentas conservar el sabor de un platillo. Si necesitas freír algún alimento, el aceite de cártamo alto en ácido oleico sigue siendo una de las mejores opciones pues contiene sus nutrientes al tener un punto de humeo de 265° C. Un estudio de la Universidad Estatal de Ohio encontró que una porción diaria de 8 g (1.5 cucharaditas) de aceite de cártamo ayudó a mejorar el nivel de glucosa en sangre, la inflamación y los lípidos en sangre de 55 mujeres diabéticas en el transcurso de 16 semanas.

Quinto lugar: arenque

En realidad, los arenques son sardinas adultas. Son un pescado graso, como el salmón, el atún y la macarela. De hecho, el arenque tiene dos veces más EPA (un ácido graso omega 3) que el salmón; no obstante, el salmón posee cuatro veces más DHA (otro ácido graso omega 3) que el arenque. También es una excelente fuente de niacina, fósforo, riboflavina, selenio y vitaminas B_6 y B_{12}, por no mencionar que es una buena fuente de otras ocho vitaminas y minerales. El centro médico de la Universidad de Maryland señala a los inuit como ejemplo de los beneficios a la salud que trae consigo el consumo de pescados grasos, pues entre ellos hay una incidencia baja de cáncer de colon. También reveló que estos pescados ricos en omega 3 ayudan a reducir o frenar la progresión de otros cánceres, incluyendo el de mama y el de próstata.

Sexto lugar: aceite de oliva

Ingrediente tradicional de la dieta mediterránea, el aceite de oliva extravirgen es lo que más podrías querer. A diferencia de la mayoría de los aceites de origen vegetal, el aceite de oliva debe ser consumido crudo y sin procesar. Esto quiere decir que no debe calentarse ni ser cosechado por medios mecánicos, pues de otro modo los delicados componentes que lo hacen bueno para el corazón son destruidos o desaparecen. El aceite de oliva también es buena fuente de vitamina E y contiene ácidos maslínico y oleanólico, los cuales, según algunas investigaciones, previenen que se multipliquen las células de cáncer de colon y restablecen la función celular. Sustituir este líquido de oro por una cantidad equivalente de otras grasas o aceites puede ayudar a reducir el riesgo de padecer cardiopatía.

Séptimo lugar: aceite de canola

El aceite de canola, que suele ser confundido con su primo el aceite de cozla (y con el de pepita de uva; véase la página 154), no contiene los glucosinolatos ni el potencialmente dañino ácido erúcico que sí posee su pariente. El aceite de canola también tiene el nivel más bajo de grasas saturadas de todos los aceites vegetales y es una excelente fuente de ácidos grasos omega 3 y monoinsaturados, los cuales ayudan a alcanzar niveles saludables de colesterol. Al igual que el aceite de maíz, el de canola es una fuente rica en vitamina E. En un estudio breve y aleatorio de tres semanas, los sujetos con colesterol alto se dividían en dos grupos: uno que llevaba una dieta con grasa proveniente de lácteos y otro que remplazó estas grasas por aceite de canola. La dieta con aceite de canola redujo los niveles de colesterol sérico en 17%, los triglicéridos en 20% y el colesterol LDL en 17 por ciento.

Las siete mejores fuentes de grasas poliinsaturadas

La punta del *iceberg*: un vistazo a los *rankings*

Ranking	Alimento	Porción	Cantidad (mg)
Primer lugar	Nuez de Castilla	30 g	13.4
	Aceite de nogal	1 cucharada	8.6
Segundo lugar	Piñones	30 g	9.7
Tercer lugar	Aceite de pepita de uva	1 cucharada	9.5
Cuarto lugar	Semillas de girasol	30 g	9.2
	Aceite de girasol	1 cucharada	8.9
Quinto lugar	Aceite de linaza	1 cucharada	9.2
Sexto lugar	Frijol de soya	1 taza	8.7
Séptimo lugar	Aceite de maíz	1 cucharada	7.4

FUENTE: Base de datos nacional de nutrientes para referencia estándar del USDA, edición 24.

Menciones honoríficas. Nueces pecanas, nueces de Brasil, aceite de ajonjolí, semillas de calabaza.

Mejores grupos alimenticios. Frutos secos y semillas, así como sus aceites.

¿Qué son las grasas poliinsaturadas y por qué son tan importantes?
Los ácidos grasos poliinsaturados contienen al menos dos enlaces dobles (poli) en su cadena de carbono. Las grasas poliinsaturadas son ácidos grasos esenciales (lo que significa que el cuerpo no los produce), como los ácidos grasos omega 3 (EPA, DHA y ALA) y los ácidos grasos omega6 (ácido linoléico). Probablemente las reconocerías si las ves, pues las grasas poliinsaturadas suelen tener consistencia líquida tanto a temperatura ambiente como en refrigeración. Una de sus funciones en el cuerpo es producir otro tipo de ácido graso conocido como ácido araquidónico, el cual controla las señales responsables de regular el sistema de alerta del cuerpo, también conocido como reacción inflamatoria.

¿Sabías que...? Cuando sustituyes las grasas saturadas, las grasas poliinsaturadas reducen los niveles de colesterol, lo que a su vez disminuye el riesgo de padecer cardiopatía.

¿Cuánto es suficiente? Como ya se mencionó, se recomienda consumir entre 25 y 35% de grasa de las calorías totales: no más de 10% de grasa saturada, y el resto dividido en partes iguales entre las polis y las monos. Las grasas poliinsaturadas son muy comunes en la dieta, por lo que es casi imposible que alguien con salud y apetito promedio carezca de grasas poliinsaturadas. No obstante, los expertos coinciden en que hay demasiados ácidos grasos omega 6 en la dieta típica, pero que no se consumen suficientes del tipo omega 3.

¡Demasiado! Mucha de la bibliografía sobre la inflamación detalla los peligros de consumir ácidos grasos omega 6 en exceso. Estas "enfermedades de la civilización", que incluyen diabetes tipo 2, apoplejías, Alzheimer, cardiopatías y muchas otras afecciones, se vinculan con una distribución poco óptima de las grasas saludables que consumimos. Es decir que los niveles altos de omega 6 no causarían problemas si consumiéramos también niveles adecuados de omega 3 para equilibrar el asunto.

¿Suplementos? Las grasas poliinsaturadas tienen una fuerte presencia en la dieta, pero, como ya mencioné, la mayoría de la gente se beneficiaría de consumir más ácidos grasos omega 3. Para más información, consulta la página 156.

¡Alimento que sorprende!

Según la edición 24 de la base de datos de referencia del USDA, la principal fuente de grasas poliinsaturadas es la corteza de tarta, gracias a su alto contenido grasoso. Se sabe que la antigua receta de la abuela ha sido remplazada por grasas más saludables, pero, a menos que vivas debajo de una roca, sabrás que la corteza de tarta *no* se considera un alimento saludable.

Primer lugar: nuez de Castilla y aceite de nogal

La nuez de Castilla es la más antigua que se conoce, pues data del año 7000 a.C. Originalmente era un fruto reservado sólo para la familia real en la antigua Persia. En la actualidad, la mayoría de estas nueces se produce en California.

La nuez de Castilla es la mejor fuente de omega 3 en comparación con cualquier otro fruto seco, además de ser una excelente fuente de cobre y manganeso, y una buena fuente de hierro, magnesio y fósforo. ¡No le quites la piel! Ésta contiene cerca de 90% de los fenoles de la nuez, entre los cuales está el ácido fenólico, los flavonoides y los taninos. La nuez de Castilla también es una excelente fuente de vitamina E, sobre todo en forma de gammatocoferol, que, según un estudio, llega a reducir el crecimiento de las células de cáncer de colon en experimentos *in vitro*. Los investigadores de Penn State descubrieron que, al agregar una combinación de aceite de nogal y de nuez de Castilla a la dieta, la presión diastólica en reposo disminuyó, incluso bajo circunstancias de estrés.

Segundo lugar: piñones

Los piñones son una excelente fuente de grasas poliinsaturadas, así como de otros nutrientes… siempre y cuando no seas alérgico a ellos (consulta la página 119 para más información al respecto). Asimismo, el aceite que contienen podría ser el mejor descubrimiento para controlar el apetito desde las servilletas. Investigadores descubrieron que el aceite de piñón estimula dos hormonas que suprimen el apetito llamadas colecistoquinina y GLP-1. Las participantes en este estudio que ingirieron el aceite dijeron haber experimentado una supresión significativa del apetito media hora después de la ingestión.

Tercer lugar: aceite de pepita de uva

El aceite de pepita de uva tiene un punto de humeo de 215° C, lo cual lo hace ideal para usarse en la cocina. Su alto contenido poliinsaturado y su sabor ligero permiten que se use como aderezo de ensalada, sustituto de mayonesa o base para una infusión hecha con variedad de especias. Aunque contiene 26% de la dosis diaria recomendada de vitamina E, muchos de los polifenoles y los antioxidantes que suelen estar presentes se pierden durante el proceso de producción de la mayoría de los productos de aceite de pepita. En un estudio realizado con 56 participantes, se agregaron 3 cucharadas de aceite de pepita de uva a la dieta diaria, y, tres semanas después, los niveles de colesterol HDL aumentaron 4 puntos.

Cuarto lugar: semillas y aceite de girasol

El punto de humeo del aceite de girasol refinado es de 230° C, mientras que el de su contraparte sin refinar es de 105° C, por lo que el primero es ideal para freír, y el segundo, para preparar aderezos. Hay una gran variedad de formas de aceite de girasol; en cada una varían las cantidades de grasas poliinsaturadas y monoinsaturadas, pero todas tienen proporciones bajas de grasas saturadas. El aceite de girasol tradicional contiene 68% de ácido linoléico, mientras que su versión híbrida más reciente contiene 60% de ácido oleico (una grasa monoinsaturada). El aceite de girasol contiene más vitamina E que cualquier otro aceite vegetal y aporta cerca de 40% del VD, por no mencionar que es el que tiene los niveles más bajos de grasa saturada. De las tres principales variedades de aceite de girasol, la llamada NuSun tiene la concentración más baja de grasa saturada. Se ha probado que una dieta alta en ácido de girasol oleico y NuSun mejora el perfil de colesterol de los individuos (al aumentar el HDL y disminuir el LDL), además de que ayuda a controlar los triglicéridos.

Quinto lugar: aceite de linaza

El aceite de linaza contiene ácidos grasos tanto omega 3 como omega 6. Este líquido amarillento traslúcido tiene muchas aplicaciones no dietéticas, como en pinturas, acabados de madera y linóleo, además de ser un suplemento alimenticio muy nutritivo. El aceite de linaza contiene 26% de la dosis diaria recomendada de vitamina E, la cual, al igual que la nuez de Castilla, viene en forma de gammatocoferol. Los estudios demuestran que las grasas de la linaza pueden reducir el riesgo de padecer cardiopatía gracias a varios mecanismos, puesto que hacen que las plaquetas sean menos pegajosas, reducen la inflamación, promueven la salud de los vasos sanguíneos y reducen el riesgo de tener arritmias, además de que aportan otros beneficios a la salud.

Sexto lugar: frijoles de soya

La soya aparece de nuevo en nuestras listas, pero en esta ocasión es porque también es una excelente fuente de grasas poliinsaturadas. Un estudio realizado en China encontró que agregar frijoles de soya a las dietas de voluntarios sanos mejoró su función inmunológica y cerebral.

Séptimo lugar: aceite de maíz

Además de ser una excelente fuente de grasas poliinsaturadas, el aceite de maíz también es rico en fitoesteroles. En un estudio, los sujetos que consumieron aceite de maíz comercial tuvieron niveles sustancialmente menores de colesterol que los que consumieron aceite de maíz libre de esteroles. Esto se atribuye a los efectos de los fitoesteroles, más que a los efectos de las grasas poliinsaturadas presentes en el aceite de maíz.

Las siete mejores fuentes de grasas omega 3

La punta del *iceberg*: un vistazo a los *rankings*

Ranking	Alimento	Porción	Cantidad (mg)
Primer lugar	Aceite de linaza	1 cucharada	7 258
	Semillas de linaza (enteras)	2 cucharadas	4 700
Segundo lugar	Semillas de chía (secas)	30 g	5 055
Tercer lugar	Nueces de castilla	30 g	2 542
Cuarto lugar	Salmón de granja (cocido)	85 g	2 150
	Salvaje o atlántico (cocido)	85 g	1 730
Quinto lugar	Frijoles de soya (tostados)	¾ de taza	1 886
Sexto lugar	Arenque* (cocido o encurtido)	85 g	1 884

Ranking	Alimento	Porción	Cantidad (mg)
Séptimo lugar	Bacalao negro* (cocido)	85 g	1 807

* Estos alimentos son fuentes de ácidos grasos omega 3 de cadena larga, la cual es la forma que mejor absorbe el cuerpo. Los ácidos grasos omega 3 de cadena corta deben convertirse en ácidos grasos de cadena larga para que el cuerpo los absorba; se estima que, a lo mucho, el cuerpo apenas si convierte 25% de ellos.

FUENTE: Base de datos nacional de nutrientes para referencia estándar del USDA, edición 24; usda, Servicio de Investigación Agrícola, 2011.

Menciones honoríficas. Anchoas, macarela, atún rojo, pescados blancos.

Mejores grupos alimenticios. Pescados grasos, soya, frutos secos y semillas, alimentos fortificados.

¿Qué son los ácidos grasos omega 3 y por qué son tan importantes?

Los ácidos grasos omega 3 pertenecen a la familia de los ácidos grasos poliinsaturados. Hay tres tipos principales de grasas omega 3 en la dieta humana: ácido alfalinolénico (ALA), ácido icosapentanóico (EPA) y el ácido docosahexanóico (DHA). Aunque el ALA puede convertirse en EPA y DHA, el cuerpo no es muy eficiente para lograrlo, sobre todo cuando los niveles de ácidos grasos omega 6 (ácido linoléico) son demasiado altos en comparación con los de omega 3. El EPA y el DHA se derivan principalmente de los pescados, mientras que el ALA es casi siempre de origen vegetal. La dieta estadounidense estándar aporta 10 veces más grasas omega 6 que grasas omega 3. La mayoría de los expertos coinciden en que debemos consumir más omega 3 y menos omega 6 para tener una salud óptima.

El DHA es el ácido graso poliinsaturado que más presencia tiene en el cerebro, pues colabora en el envío de señales a distintas partes del cuerpo. Asimismo, es vital para el desarrollo del cerebro en los niños. En un estudio, los niños amamantados tenían un mejor desarrollo neurológico cuando se les comparaba con infantes alimentados con fórmula, lo cual se atribuye al hecho de que la leche materna tiene más DHA que la de fórmula. Por eso ahora la fórmula está fortificada con DHA. Este mismo ácido graso ayuda al cuerpo a reaccionar a la inflamación en el cerebro y permite reducirla al disminuir el flujo sanguíneo.

¿Sabías que...? Se ha hallado que los ácidos grasos omega 3 reducen la inflamación general en todo el cuerpo; previenen la formación de coágulos al hacer menos pegajosas las plaquetas; disminuyen los niveles de triglicéridos; reducen el dolor articular; disminuyen la mortalidad general (por cualquier causa), la muerte de tejido cardiaco y los infartos; estabilizan el ritmo cardiaco y mejoran el flujo de sangre al corazón, además de que combaten la depresión.

¿Cuánto es suficiente? La ingesta adecuada del ALA es de 1.1 a 1.6 g diarios; para el ácido linoléico es de 11 a 17 g diarios para los adultos. Las ingestas adecuadas de EPA y DHA no han sido determinadas. No obstante, dependiendo de la autoridad sanitaria en la que confíes, las recomendaciones de estos ácidos grasos van de 0.11 a 1.5 g diarios.

¡Demasiado! Los efectos secundarios asociados con el consumo excesivo de omega 3 proveniente de aceite de pescado suelen ser de naturaleza gastrointestinal, incluyendo diarrea y eructos con sabor a pescado. Asimismo, quienes además toman medicamentos anticoagulantes pueden descubrir que una ingesta demasiado alta de omega 3 los hace susceptibles a tener más moretones y sangrados.

¿Suplementos? Los suplementos de omega 3 pueden encontrarse en forma de cápsulas, tabletas masticables y líquido de distintas fuentes, como aceite de pescado, aceite de kril, aceite de linaza y aceite de semilla de cáñamo.

Primer lugar: aceite y semillas de linaza

En la página 343 encontrarás las múltiples virtudes de esta impresionante semillita. Además de ser la mejor fuente de ácidos grasos omega 3, la linaza también es rica en sustancias llamadas lignanos, las cuales pueden ser de utilidad para combatir el cáncer. Asimismo, las investigaciones muestran que la linaza puede ser útil también para combatir las enfermedades intestinales inflamatorias, la artritis y las cardiopatías. Un estudio realizado en Canadá halló que al alimentar con linaza a ratones que por lo demás llevaban una dieta con muchas grasas trans, los ácidos grasos omega 3 los ayudaron a reducir la ateroesclerosis (endurecimiento de las arterias), mientras que quienes no comieron linaza exhibieron una progresión significativa de dicha enfermedad. Este efecto se atribuyó en particular al ácido alfalinolénico que contiene la linaza.

Segundo lugar: semillas de chía

¡Hasta que se reconoce su valor nutricional! Estas semillas llegan a nuestra mesa trayéndonos mucha nutrición combinada (10 g de fibra y 5 g de grasas omega 3), lo que las hace una bomba de salud. Asimismo, las semillas de chía son una excelente fuente de cobre, hierro, manganeso, fósforo, selenio y zinc, así como una buena fuente de calcio, magnesio, niacina y tiamina. Las investigaciones con respecto a los beneficios de la chía no son exhaustivas ni concluyentes aún. Sin embargo, un estudio aleatorio realizado en individuos con síndrome metabólico (una afección precursora de la diabetes y de las cardiopatías) halló que quienes llevaron una dieta que incluía proteína de soya, nopal, avena y semillas de chía experimentaron una disminución de los triglicéridos, de la proteína C reactiva y de la intolerancia a la insulina y a la glucosa, en comparación con el grupo placebo.

Tercer lugar: nuez de Castilla

En la página 342 encontrarás los múltiples beneficios de esta nuez. La FDA de Estados Unidos aprobó una de las primeras premisas sanitarias oficiales sobre la nuez de Castilla en marzo de 2004: "Investigaciones de apoyo, mas no concluyentes, muestran que comer 40 g de nueces al día como parte de una dieta baja en grasas saturadas y colesterol, pero que no implique un aumento de ingesta calórica, puede reducir el riesgo de padecer enfermedad coronaria".

Cuarto lugar: salmón

Sé que no es ninguna sorpresa que el salmón sea rico en ácidos grasos omega 3; lo sorpresivo para muchas personas es saber que el salmón de granja contiene más omega 3 que el salmón salvaje. Por desgracia, los expertos en salud suelen confundirse, puesto que los alimentos que se les dan a los salmones pueden estar manipulados para que contengan más ácidos grasos omega 3. Elegir salmón salvaje por su delicioso sabor o por cuestiones ecológicas es una elección personal válida, pero *no* debe hacerse por una supuesta superioridad en cuanto a contenido de omega 3. Se ha mencionado que los ácidos grasos omega 3 del aceite de pescado sirven para tratar la hipertensión, los cólicos menstruales, el asma, etcétera. También se ha validado científicamente su sorprendente capacidad para disminuir los triglicéridos. Asimismo, los estudios han mostrado que incluir salmón en la dieta, junto con frutas, verduras, granos integrales, frutos secos y semillas, reduce el riesgo de padecer cáncer, infartos, apoplejías y diabetes. En la página 343 encontrarás el listado de vitaminas y minerales que contribuyen a este resultado positivo.

Quinto lugar: frijoles de soya

Así están las cosas: myplate.gov considera que ¼ de taza de frijoles de soya tostados y secos equivale a 30 g de proteína. Dado que la porción de los ejemplos de pescado que uso es de 30 g, el punto de comparación que utilizo es ¾ de taza de frijoles de soya tostados y secos. Siendo francos, ½ taza de frijoles de soya tendría el equivalente de proteína de 85 g de carne o pescado. Asimismo, si te comes ¾ de taza de frijoles de soya de una sentada, te estarás empacando 600 calorías. Si quieres hacerlo, quizá valga la pena ahorrarte algunos tentempiés y comidas completas. En esas 600 calorías extra encontrarás un alimento con una alta densidad de nutrientes, pues los frijoles de soya, como ya sabes, son una excelente fuente nutricional (consulta la página 344). Un estudio realizado en 2009 con más de 5 000 sobrevivientes de cáncer de mama descubrió que la ingesta de soya se asociaba con mejores resultados. Quienes realizaban la mayor ingesta de alimentos de soya entera tenían menor riesgo de reincidir en la enfermedad y menores tasas de mortalidad durante el tratamiento del cáncer mismo.

Sexto lugar: arenque

En la actualidad, el arenque tiene el doble de EPA (el omega 3 sano) que el salmón. Sin embargo, el salmón tiene cuatro veces más DHA (el otro omega 3 sano) que el arenque. En la página 336 encontrarás más información sobre este pescado. Sabemos que el pescado fresco nos aporta muchos nutrientes, pero ¿qué hay del pescado enlatado o salado que lleva un año almacenado? Se ha notado que durante el procesamiento y el almacenaje disminuyen significativamente los niveles de vitamina A y E, pero no se pierde ni la vitamina D ni los ácidos grasos omega 3.

Séptimo lugar: bacalao negro

Quizá nunca hayas oído hablar de este pescado, y es mucho menos probable que lo hayas visto en tu pescadería. Esto ocurre porque la mayoría del bacalao negro que se pesca se envía de inmediato a Japón. Son peces que habitan en la profundidad del océano, donde son

> El bacalao negro es entre café oscuro y negro, pero tiene la panza clara y se parece al bacalao. De ahí su nombre.

fuertes depredadores de gran variedad de peces y crustáceos, lo cual se refleja en su composición nutricional: el bacalao negro es una excelente fuente de niacina, fósforo, potasio, selenio y vitaminas B_6 y B_{12}, así como una buena fuente de hierro y magnesio. Su contenido alto de nutrientes y de omega 3 se refleja en su costo, pues es un pescado muy costoso, cuando se puede conseguir. Al igual que el atún, es un pez depredador, por lo que su contenido de mercurio es mucho mayor que el del salmón. No obstante, se encuentra en la lista de los 11 mejores pescados que cumplen con las recomendaciones nutricionales de la Asociación Cardiaca Estadounidense.

Las mejores siete fuentes de fibra insoluble

La punta del *iceberg*: un vistazo a los *rankings*

Ranking	Alimento	Porción	Cantidad (mg)
Primer lugar	Lentejas (cocidas)	1 taza	14.5
Segundo lugar	Chícharo seco	1 taza	14.1

Ranking	Alimento	Porción	Cantidad (mg)
Tercer lugar	Frijoles de soya (tostados)	¾ de taza	12.6
Cuarto lugar	Salvado de trigo	30 g	11.2
Quinto lugar	Frijoles pintos (cocidos)	1 taza	10.9
Sexto lugar	Garbanzos (cocidos)	1 taza	9.84
Séptimo lugar	Frambuesas	1 taza	9.75

Fuente: *CRC Handbook of Dietary Fiber in Human Nutrition*, 3ª ed.

Menciones honoríficas. Chicozapote, higo, moras de saúco, quinoa, guayabas, ciruelas pasa, calabaza, dátiles, coco.

Mejores grupos alimenticios. Legumbres, granos integrales, frutas, verduras.

¿Qué es la fibra insoluble y por qué es tan importante? *Insoluble* significa que no se disuelve en agua y que, por lo tanto, no lo absorbe el cuerpo. Los principales tipos de fibra insoluble son celulosa, hemicelulosa y lignanos, los cuales colaboran en la digestión al ayudar a los alimentos a moverse por el tracto digestivo y al ayudar a las heces a absorber agua. La fibra insoluble ablanda las heces y las hace firmes, lo cual ayuda a disminuir las hemorroides y la diverticulosis.

¿Sabías que...? Los alimentos altos en fibra contienen 5 g o más por porción, mientras que las fuentes buenas de fibra contienen entre 2.5 y 4.9 g por porción. Las investigaciones demuestran que la fibra dietética, en particular la insoluble, proviene de granos integrales y puede ayudar a reducir el riesgo de padecer cáncer de colon en 40%. La fibra es una gran aliada en la pérdida de peso, pues agrega volumen a los alimentos y puede extender el tiempo que tardamos masticándolos; es decir, mientras más volumen y más tiempo de masticado, mayor saciedad (sensación de estar lleno).

¿Cuánto es suficiente? La cantidad de fibra total diaria recomendada por el Instituto de Medicina es de 14 g por cada 1 000 calorías consumidas. Otra forma de verlo es que las mujeres y los hombres de menos de 50 años deben consumir 25 y 38 g de fibra dietética, respectivamente, y las personas de más de 50 deben consumir 21 y 30 g al día, respectivamente. La razón por la cual los adultos mayores deben comer menos fibra es porque consumen menos calorías. Irónicamente, entre las personas mayores de 50 años el estreñimiento es un padecimiento común. Hasta el día de hoy no existe una recomendación específica sólo para la ingesta de fibra insoluble, sino nada más la recomendación de consumir una gran variedad de alimentos que satisfagan los requerimientos de fibra.

¡Demasiado! La fibra es un arma de doble filo. Si no consumes suficiente fibra insoluble puedes estreñirte, pero si la consumes en exceso tendrás heces sueltas y acuosas. El exceso de fibra también incrementa los gases intestinales (flatulencias) y provoca distensión y dolor abdominal. Estas sensaciones desaparecen con el tiempo conforme el cuerpo se ajusta a la nueva ingesta de fibra o se disminuye la dosis. No obstante, no es muy prudente exceder en gran medida las recomendaciones de fibra dietética, pues puede interferir en la absorción de minerales como el calcio, el hierro, el magnesio y el zinc.

¿Suplementos? Los suplementos de fibra vienen en muchos tamaños, colores y sabores, y por lo regular están hechos de salvado de trigo, de celulosa purificada o de *psyllium* en polvo. Los suplementos de fibra pueden tener una mala interacción con otros medicamentos, así que la mejor opción para aumentar tu ingesta de fibra es comer una mayor variedad de frutas, verduras, legumbres y granos integrales.

Primer lugar: lentejas

Las lentejas son una excelente fuente de fibra y además contienen almidón resistente, el cual puede mejorar la regulación de glucosa en la sangre y el manejo del colesterol, así como combatir el cáncer de colon. En un estudio realizado en 186 hombres y mujeres, los resultados revelaron que quienes comieron legumbres como las lentejas tenían un riesgo mucho menor de desarrollar pólipos intestinales, los cuales se asocian con el cáncer de colon. En la página 341encontrarás más sobre esta legumbre supernutritiva.

Segundo lugar: chícharo seco

Ya sean verdes o amarillos, los chícharos secos son buenísimos para reducir el colesterol y manejar trastornos relacionados con el azúcar en la sangre gracias a su alto contenido de fibra. Un estudio grande que dio seguimiento a 16 000 hombres de mediana edad descubrió que quienes consumían legumbres exhibían una reducción de 82% de riesgo de padecer enfermedad coronaria. Consulta la página 338 para aprender más sobre los beneficios de los chícharos secos.

Tercer lugar: frijoles de soya

Los diabéticos adultos que recibieron un suplemento de frijol de soya tostado y seco redujeron significativamente sus niveles de glucosa en ayunas y de triglicéridos, en comparación con el grupo control. Asimismo, el primer grupo mostró una mayor actividad antioxidante, la cual contribuye a proteger el cuerpo contra el daño oxidativo de la diabetes tipo 2. En la página 344 hallarás más información sobre esta legumbre alta en fibra.

Cuarto lugar: salvado de trigo

El salvado de trigo, que es el recubrimiento exterior del grano de trigo, es, según muchos especialistas, uno de los subproductos más saludables de la industria alimentaria. No obstante, se le había descartado hasta hace poco porque se desconocían sus virtudes. Ahora se produce en forma de cereal y panes de salvado, y se puede usar como complemento de alimentos como yogurts, licuados, ensaladas y otros alimentos para añadirles propiedades y consistencia crujiente. El salvado de trigo es una excelente fuente de hierro, magnesio, niacina, fósforo, selenio y zinc, así como una buena fuente de riboflavina y tiamina. Puede usarse para tratar diversas afecciones digestivas, desde el estreñimiento hasta el síndrome de intestino irritable, y ayuda a trasladar los desperdicios a lo largo del tracto digestivo con rapidez y facilidad. También puede ser útil para el control del colesterol, la presión sanguínea y la diabetes tipo 2.

Quinto lugar: frijoles pintos

En la página 339 se encuentra el retrato completo de esta poderosa legumbre. El ácido fenólico y los flavonoles desempeñan papeles
importantes en la actividad antioxidante de
los frijoles pintos; no obstante, los métodos de
cocción habituales pueden reducir dicha actividad significativamente. Es preferible cocinar los frijoles peruanos al vapor después de haberlos remojado.

> Después de cocidos,
> los frijoles pintos
> pierden su típica apa-
> riencia moteada.

Sexto lugar: garbanzos

En la página 339 encontrarás más información sobre esta nutritiva leguminosa. Un estudio australiano descubrió que quienes
incorporaban los garbanzos como parte habitual de su dieta, comían menos alimentos procesados y tentempiés con alto contenido calórico porque expresaban sentirse saciados (satisfechos).
También decían que el consumo de garbanzos mejoraba sus hábitos digestivos.

Séptimo lugar: frambuesas

Cuando pensamos en frambuesas, la fibra no es la primera de
sus propiedades que se nos viene a la mente, aunque contienen
bastante. Las frambuesas aportan nutrientes antiinflamatorios importantes llamados antocianinas (que son los pigmentos de frutas
rojas, púrpuras y azules), los cuales reducen el daño de enfermedades cardiovasculares y de la diabetes, además de que mejoran la
vista y la memoria. En la página 339 encontrarás más información
nutrimental sobre esta deliciosa y fresca fruta.

Las semillas de frambuesa son muy apreciadas en la industria cosmética, pues el
aceite que contienen es rico en vitamina E y en ácidos grasos omega 3, además
de que tienen la capacidad de ayudar a proteger la piel, pues contienen un factor
de protección solar (FPS) de 25 a 50.

Las siete mejores fuentes de fibra soluble

La punta del *iceberg*: un vistazo a los *rankings*

Ranking	Alimento	Porción	Cantidad (mg)
Primer lugar	Frijoles de soya (tostados)	¾ de taza	10.3
Segundo lugar	Frijoles peruanos (cocidos)	1 taza	7.0
Tercer lugar	Alcachofas (cocidas)	1 taza	6.6
Cuarto lugar	Calabaza bellota (cocida)	1 taza	6.2
Quinto lugar	Chicozapote	1 taza	6.0
Sexto lugar	Frijoles rojos (cocidos)	1 taza	5.7
Séptimo lugar	Higos (secos)	½ taza	4.0

FUENTE: *CRC Handbook of Dietary Fiber in Human Nutrition*, 3ª ed.

Menciones honoríficas. Sorgo, tef, goma guar, avena, frijoles, *psyllium*, semillas de linaza, ciruelas pasa, durazno seco.

Mejores grupos alimenticios. Verduras, granos integrales, frutas.

¿Qué es la fibra soluble y por qué es tan importante? La fibra soluble consiste de dos subcategorías principales: pectina y gomas (¡no para borrar!). Cuando la fibra soluble entra al tracto digestivo, atrae agua y forma un material con consistencia gelatinosa que lubrica los alimentos y desacelera su paso por el tracto digestivo. Esta sustancia ayuda a desacelerar y a estabilizar la absorción de glucosa en el torrente sanguíneo, lo cual es benéfico para la sensibilidad a la insulina y ayuda a controlar y a reducir el riesgo de padecer síndrome metabólico y la diabetes tipo 2. La fibra soluble también impide que parte el colesterol dañino llegue a la sangre y contribuya a las cardiopatías inflamatorias.

¿Cuánto es suficiente? Según el Instituto de Medicina de Estados Unidos, por cada 1 000 calorías que se consumen la ingesta óptima de fibra soluble en mujeres menores de 50 años debe ser de

5 a 7.5 gramos; en hombres menores de 50, debe ser de 7.5 a 11.5 gramos. Los hombres y las mujeres de más de 50 deben consumir entre 6 y 9, y entre 4.3 y 6.3 gramos, respectivamente, por cada 1 000 calorías.

¡Demasiado! Aunque la fibra soluble puede ayudar a controlar los niveles de colesterol saludable, en teoría su consumo en exceso puede provocar que los niveles de colesterol disminuyan a niveles poco saludables al unirse a los ácidos biliares, cuya función es ayudar a absorber el colesterol. Si tomamos en cuenta que el individuo promedio consume menos de 10 a 15 g de fibra dietética al día, es probable que ésta no sea una preocupación para la mayoría de la gente.

¿Sabías que...? Cuando intentes aumentar la fibra que consumes, hazlo gradualmente durante cierto tiempo y bebe mucha agua para que haga efecto. Remplazar los granos refinados con granos integrales y aumentar las porciones de frutas y verduras son de las formas más sencillas de consumir más fibra.

¿Suplementos? Los suplementos de fibra soluble se venden principalmente en forma de polvos de cáscara de *psyllium*, que es el recubrimiento externo de la semilla. Es un ingrediente activo común en laxantes que le dan consistencia a las heces. La cáscara de *psyllium* es única, dado que contiene fibra tanto soluble como insoluble que ayuda a controlar la glucosa en la sangre y a disminuir el colesterol, al tiempo que produce un efecto laxante. En 1998, la FDA autorizó el uso de la siguiente premisa sanitaria: "Las dietas bajas en grasas saturadas y colesterol que incluyen 7 gramos de fibra soluble al día proveniente de *psyllium* pueden servir para reducir el riesgo de padecer cardiopatías al disminuir el colesterol". La cáscara de *psyllium* se consigue en polvo y en pastilla.

Primer lugar: frijoles de soya

Este pequeño frijol aporta una cantidad sorprendente de fibra insoluble, *pero a la vez* también es la mayor fuente de fibra soluble. Los frijoles de soya normales tienen, en promedio, entre 5 y

6 g de fibra soluble por taza, y al tostarlos se elimina el contenido de agua y casi se duplica el contenido de fibra. En la página 344 encontrarás la lista completa de los nutrientes de la soya. La proteína de la soya por sí misma no necesariamente es de ayuda para combatir las cardiopatías, pero los alimentos de soya entera, sobre todo aquellos de soya fermentada como el miso y el tempeh, contienen probióticos que se ha demostrado son efectivos para reducir el colesterol.

Segundo lugar: frijoles peruanos

Además de tener fibra soluble, los frijoles peruanos también son una excelente fuente de numerosas vitaminas y minerales (consulta la página 339). Asimismo, son un alimento con bajo índice glucémico con propiedades reductoras de lípidos y de glucosa en la sangre.

Tercer lugar: alcachofas

Las alcachofas son una excelente fuente de fibra y de folato, así como una buena fuente de cobre, magnesio, manganeso, niacina, fósforo, potasio y vitaminas C y K. Un estudio realizado en animales demostró que las hojas de la alcachofa protegen contra el cáncer de hígado y las cardiopatías.

Cuarto lugar: calabaza bellota

> Las calabazas de invierno, como las calabazas de cáscara suave, son verduras, no frutas. Las semillas, las hojas y las flores también son comestibles.

Hay dos principales variedades de calabaza: las de cáscara suave y las de cáscara dura (también llamadas de invierno). Entre las de invierno están la de Castilla, la bellota, la almizclera, la común y la confitera. La calabaza bellota tiene el mayor contenido de fibra: 9 g por taza (cocida) con tan sólo 115 calorías. Además es una excelente fuente de hierro, magnesio, manganeso, tiamina y vitaminas A, B_6 y C, y una buena fuente de niacina, ácido pantoténico, fósforo y potasio. Según la doctora Barbara Rollos, los alimentos con mucha agua y altos en fibra, como la calabaza, pueden ayudar a controlar el peso. Los alimentos con alto contenido carotenoide, como la dicha calabaza, también reducen la incidencia de ciertos tipos de cáncer.

Quinto lugar: chicozapote

El chicozapote es una fruta tropical que se cree se originó en Yucatán y en otras partes del sureste mexicano. Es rico en taninos (proantocianidinas) y, además de contener fibra soluble, es una excelente fuente de vitaminas A y C, así como una buena fuente de minerales como cobre, hierro, folato, niacina, ácido pantoténico y potasio. Gracias a su alto contenido de taninos, es un excelente antidiarreico.

Sexto lugar: frijoles rojos

Los frijoles rojos son una excelente fuente de fibra soluble, además de ser vehículo de muchos otros nutrientes (véase la página 339). Un estudio aleatorio realizado en 60 hombres y mujeres con sobrepeso descubrió que quienes recibieron un extracto de frijoles rojos exhibieron una reducción significativa de la grasa corporal, sin perder músculo, en comparación con quienes no tomaron el extracto.

Séptimo lugar: higos

Los higos secos son una excelente fuente de magnesio y de manganeso, de polifenoles saludables y de fibra soluble, así como una buena fuente de calcio, hierro, ácido pantoténico, fósforo, tiamina y vitamina B_6. Los polifenoles presentes en los higos también tienen propiedades antioxidantes y estimulan el sistema inmune, según un estudio realizado en animales.

> Aunque la mayoría de los higos a nivel mundial se produce en Turquía y Grecia, en Estados Unidos todos los higos frescos y 98% de los higos secos provienen de California.

Las siete mejores fuentes de fitoesteroles

La punta del *iceberg*: un vistazo a los *rankings*

Ranking	Alimento	Porción	Cantidad (mg)
Primer lugar	Ajonjolí	30 g	100
	Aceite de ajonjolí	1 cucharada	113
Segundo lugar	Aceite de salvado de arroz	1 cucharada	161

Ranking	Alimento	Porción	Cantidad (mg)
Tercer lugar	Semillas de girasol	¼ taza	150
Cuarto lugar	Aceite de maíz	1 cucharada	132
Quinto lugar	Aceite de canola	1 cucharada	94
Sexto lugar	Pistaches	30 g	80
Séptimo lugar	Aceite de germen de trigo	1 cucharada	75

FUENTE: Base de datos nacional de nutrientes para referencia estándar del USDA, edición 24.

Menciones honoríficas. Cacahuates, nueces de macadamia, aceite de girasol, aceite de cártamo, aceite de algodón, aceite de amapola, aceite de almendra, aceite de semilla de chabacano.

Mejores grupos alimenticios. Aceites vegetales, frutos secos y semillas, legumbres.

¿Qué son los fitoesteroles y por qué son tan importantes? Los fitoesteroles son versiones vegetales del colesterol; sin embargo, en vez de tapar las arterias, como hace el colesterol, ¡las limpian! Los fitoesteroles también son como la fibra, en el sentido de que promueven el movimiento del colesterol por el tracto digestivo para prevenir o disminuir su absorción. Imagínate que es como el juego de las sillas: si hay 10 sillas para 10 moléculas de colesterol, todas se sientan y son transportadas hacia el cuerpo. Pero si agregas 10 moléculas adicionales de fitoesteroles, sólo cinco moléculas de colesterol serán absorbidas porque los otros cinco asientos estarán ocupados por fitoesteroles.

¿Sabías que...? Hay dos tipos básicos de fitoesteroles: los esteroles y los estanoles. A pesar de tener nombre distintos, la investigación científica indica que no hay diferencias significativas en cuanto al impacto que tienen en la salud cuando se les consume como parte de una dieta baja en grasas.

¿Cuánto es suficiente? La premisa sanitaria aprobada por la FDA de Estados Unidos con respecto a los esteroles/estanoles de origen vegetal y su potencial para reducir el riesgo de padecer cardiopatías es la siguiente: "Las dietas bajas en grasas saturadas y colesterol que incluyen al menos 1.3 gramos de ésteres de esterol de origen vegetal o 3.4 gramos de ésteres de estanol de origen vegetal distribuidos en dos comidas junto con otros alimentos pueden reducir el riesgo de padecer cardiopatía".

¡Demasiado! La ingesta de esteroles y estanoles de origen vegetal que supera la dosis recomendada de 2 g diarios puede potenciar la reducción de colesterol LDL danino. Aunque suene como algo positivo, puede ser problemático para quien tenga niveles bajos de colesterol. Además de eso, no se conocen otros problemas derivados del consumo de dosis elevadas de fitoesteroles.

¿Suplementos? Los lineamientos del Programa Nacional de Educación sobre el Colesterol recomiendan agregar 2 g diarios de fitoesteroles a su dieta de cambios terapéuticos al estilo de vida para personas que no logran sus metas sólo por medio de la dieta. Para alcanzar este nivel se requiere incluir alimentos como margarinas, jugo de naranja, yogurt y bebidas de yogurt, así como suplementos alimenticios. Un estudio doble ciego controlado con placebo de cinco semanas tuvo como resultado una reducción de casi 5% de colesterol en los participantes que agregaron un suplemento con 1.8 g de fitoesteroles de origen vegetal a su dieta de cambios terapéuticos al estilo de vida (en este tipo de dieta, menos de 7% de la ingesta total de calorías corresponde a grasas saturadas, entre 25 y 30% de las calorías totales del día corresponden a grasas, se consumen menos de 200 mg de colesterol al día, mientras que la ingesta de sodio se limita a 2 400 mg diarios).

Primer lugar: ajonjolí y aceite de ajonjolí

El ajonjolí también está disponible en una variedad de colores. No sólo existe el ajonjolí blanco que decora los panes de hamburguesa, sino que también lo hay amarillo, rojo y negro. Las semillas de ajonjolí son una excelente fuente de calcio, cobre, hierro, magnesio y manganeso, y una buena fuente de fósforo, tiamina, vitamina B_6 y zinc. El aceite de ajonjolí prensado en frío es excelente para freír los alimentos, mientras que el aceite café oscuro es mejor para sofreír o para preparar salsas o aderezos. El ajonjolí y su aceite pueden brindar otros beneficios a la salud cardiaca además del contenido de fitoesteroles. En un estudio pequeño realizado con hombres hipertensos que se sometieron a un régimen diario de poco más de 30 gramos de aceite de ajonjolí, se observó por primera vez que su flujo sanguíneo arterial mejoraba, efecto que se sostiene a largo plazo con el consumo diario.

> La frase "¡Ábrete sésamo!" (sésamo es otro nombre para el ajonjolí) se le atribuye a la semilla que nombra por la manera en que se abre mágicamente cuando alcanza la madurez.

Segundo lugar: aceite de salvado de arroz

Al igual que otros aceites extraídos de frutos secos, el de salvado de arroz proviene de la semilla dentro del arroz. Tiene un sabor ligero y similar al de la nuez y es un aceite excelente para cocinar porque posee un punto de humeo alto (250° C) y una larga vida útil. Es una maravillosa fuente de vitamina E y contiene otro antioxidante llamado gammaorizanol, el cual se cree ayuda a disminuir el riesgo de padecer cardiopatías. Asimismo, el aceite de salvado de arroz disminuye los síntomas de los bochornos entre las japonesas.

Tercer lugar: semillas de girasol

El principal fitoesterol contenido en estas semillas cargadas de nutrientes (consulta la página 343 para conocer la lista completa) es el beta-sitosterol, el cual cuida la salud del corazón y de la próstata.

Cuarto lugar: aceite de maíz

Sesenta y nueve por ciento de los restaurantes de comida rápida sirven papas a la francesa fritas en aceite de maíz. Es quizá algo que no es tan malo: un estudio doble ciego controlado con placebo realizado en seres humanos sometió a algunos individuos a una dieta que contenía 20% de grasa proveniente sobre todo de aceite de maíz o de una mezcla de aceites de girasol y de oliva. Los investigadores encontraron que el contenido de vitamina E del aceite de maíz era mejor para proteger el ADN de las células y para impedir que mutara y se convirtieran en células malignas, en comparación con una dieta que incluye aceites de girasol o de oliva. Consulta la página 335 para conocer más beneficios del aceite de maíz.

Quinto lugar: aceite de canola

Al igual que el aceite de maíz, el de canola es una rica fuente de vitamina E. "Cierta evidencia científica limitada y no concluyente sugiere que comer una cucharada y media (19 gramos) de aceite de canola al día reduce el riesgo de padecer enfermedad coronaria gracias al contenido de grasas insaturadas contenidas en el aceite de canola. Para beneficiarse de ello, el aceite de canola debe remplazar una cantidad similar de grasas saturadas y no aumentar el número de calorías totales del día." En la página 355 puedes leer más sobre las virtudes del aceite de canola en comparación con otros aceites para cocinar.

Sexto lugar: pistaches

Los pistaches tienen más fitoesteroles que cualquier otro fruto seco. Son una excelente fuente de cobre, manganeso y vitamina B_6, así como una buena fuente de fibra, fósforo y tiamina. Los pistaches contienen los niveles más altos de luteína y zeaxantina (carotenoides que promueven la salud oftálmica), de gammatocoferol, fitoesteroles, potasio y vitamina K, en comparación con los demás frutos secos. El doctor James Painter de la Universidad Eastern Illinois realizó un estudio con estudiantes universitarios de nutriología. Les ofreció pistaches como tentempié y, sin importar si tuvieran cáscara o no, los estudiantes eligieron más o menos la misma cantidad. No obstante, como las cáscaras no se comen, el consumo de pistaches con cáscara en realidad fue 50% menor. Los estudiantes reportaron que se sentían igual de satisfechos con la versión con cáscara que con la versión descascarada.

El pistache es uno de los frutos secos más antiguos del mundo, pues es uno de los dos mencionados en la Biblia (en Génesis 43:11; el otro es la almendra). Se estima que los seres humanos llevan al menos 9 000 años consumiendo pistaches en varias presentaciones.

Séptimo lugar: aceite de germen de trigo

El germen de trigo es el componente más graso de la semilla de trigo. Este aceite contiene cantidades altas de octacosanol, un nutriente de origen vegetal presente en varios aceites vegetales. Se ha reportado que mejora la resistencia, el tiempo de reacción y la capacidad de ejercitarse al incrementar el uso de oxígeno en las células. También se asocia con una reducción de colesterol. Una porción de una cucharada aporta más de 100% del requerimiento diario de vitamina E. Dejando de lado las ventajas alimenticias, el germen de trigo aplicado sobre la piel también se ha utilizado para tratar distintas afecciones dérmicas, como salpullidos y erupciones, con cierto éxito.

La mejor comida para lo que te aqueja

Capítulo 4

Digiérelo

Los cinco mejores alimentos para una fácil digestión

Échales un vistazo

Alimento	Cantidad
Ciruelas pasa	½ taza
Lentejas (cocidas)	1 taza
Psyllium	1 cucharada
Salvado de trigo	¼ taza
Yogurt	1 taza

Menciones honoríficas. Kefir, *sauerkraut, kimchee*, frutos secos y semillas.

Mejores grupos alimenticios. Granos integrales, frutas, verduras, fluidos, alimentos fermentados.

¿Qué es el estreñimiento y qué se puede hacer al respecto? Según los Institutos Nacionales de Salud de Estados Unidos, más de cuatro millones de estadounidenses padecen estreñimiento crónico cada año, lo cual deriva en cerca de 2.5 millones de consultas médicas. En la mayoría de los casos, la falta de fibra, de actividad física o de una hidratación adecuada explica por qué ir al baño resulta una experiencia tan dolorosa. En otros casos, puede deberse a estrés, a ignorar la necesidad de evacuar, a viajes, a efectos secundarios de medicamentos o a una serie de causas de salud subyacentes. Entonces, ¿qué es exactamente el estreñimiento y cómo saber si encajas en el perfil?

Pues bien, para empezar, el estreñimiento ocurre cuando el colon absorbe demasiada agua y las heces se quedan duras y secas, o cuando la musculatura del colon es floja y débil y no traslada los desechos con la velocidad con la que debería. Sabes que estás estreñido si...

- Se te dificulta evacuar.
- Tus heces son duras, secas y causan dolor.
- Cuando te limpias hay sangre en el papel higiénico (consulta a tu médico para descartar afecciones más graves).
- Te tardas más de unos cuantos minutos en cumplir con tu deber: si debes llevar un libro al baño, ¡estás estreñido!
- Necesitas un laxante o un enema para lograrlo.

El estreñimiento puede generar más que incomodidad e inconveniencia. Entre los problemas derivados del estreñimiento crónico están las hemorroides, las fisuras anales, el prolapso rectal, la impactación fecal y la diverticulosis.

¿Sabías que...? Un estudio de Ohio State indica que el estreñimiento va en aumento en Estados Unidos y lleva de la mano una mayor prescripción de laxantes. Otro estudio no vinculado con el anterior demostró que de seis países que tienen las tasas más altas de estreñimiento, el que le da más importancia al uso de laxantes que a los cambios en estilo de vida es Reino Unido.

¿Suplementos? Los suplementos de venta libre predilectos incluyen hoja de sen y otros laxantes herbales, probióticos, magnesio y suplementos de fibra. Los laxantes estimulantes pueden generar hábito, así que consulta con tu médico cuál es la mejor opción para enfrentar el estreñimiento. Un nutriólogo certificado puede diseñarte un programa alimenticio que te sea útil o recomendarte los mejores suplementos para ti.

Ciruela pasa

Una porción de ciruelas pasa (cuatro o cinco) contiene 3 gramos de fibra, así como una gran variedad de nutrientes, como vitaminas B, boro, magnesio y potasio. También son ricas en ácidos neoclorogénico y clorogénico, componentes fenólicos que pueden beneficiar el corazón al proteger el colesterol LDL de la oxidación. Además de los beneficios digestivos de la fibra, los alcoholes de azúcar también son útiles para laxar al atraer agua hacia el intestino. Una porción de ciruelas pasa contiene alrededor de 15 g de sorbitol, un alcohol de azúcar que contribuye al atributo laxante de la fruta. Un estudio ciego, cruzado y aleatorio de ocho semanas que involucraba a 40 individuos comparó los efectos digestivos de una porción de ciruelas pasa y los del *psyllium*.

¡Alimento que sorprende!

Siempre he pensado que el héroe anónimo en la lucha contra el estreñimiento es el agua. En general oímos hablar de la importancia de la fibra, de las virtudes de la fibra y de la fibra, fibra, fibra. Pero ésta no sería ni tantito útil si no entrara en contacto con agua. La fibra absorbe fluido y le da consistencia a las heces. El colon lo percibe y te hace sentir la urgencia de "ir al baño". Si el agua no es lo tuyo, ponle algo de sabor, pero asegúrate de no añadirle un montón de calorías de azúcar. Y sí, el té y el café también cuentan. Algunas personas experimentan el efecto contrario al tomar tres o cuatro tazas de una bebida cafeinada y se estriñen. Pero para otras la cafeína extra funciona como laxante. Dicho lo anterior, siempre que sea posible elige agua antes que cualquier otra bebida.

Lentejas

¿Recuerdas lo bien calificadas que estaban las lentejas en términos de fibra dietética (consulta la página 341)? Esta pequeña leguminosa te aporta 15 gramos de fibra por taza.

Psyllium

La cáscara de *psyllium* molida se ha usado como medicamento en todo el mundo, sobre todo por sus propiedades laxantes. Se

El *psyllium* proviene de la semilla del *plantago ovata*, una yerba que crece en todo el mundo. Sin embargo, uno de sus principales productores a nivel mundial es India.

consigue en forma de polvo o de cápsula. Como laxante que brinda consistencia a las heces, el *psyllium* posee una gran capacidad de absorción de agua. También tiene una premisa sanitaria aprobada por la FDA, pero para un beneficio distinto: "Las dietas bajas en grasas saturadas y en colesterol que incluyen 7 gramos de fibra soluble al día proveniente del *psyllium* pueden disminuir el riesgo de padecer cardiopatías al disminuir los niveles de colesterol".

Salvado de trigo

Un estudio doble ciego, cruzado y aleatorio comparó el impacto de tres tipos de fibra dietética (incluyendo el salvado de trigo) en la regularidad de 14 adultos. Después de dos semanas, los sujetos experimentaron evacuaciones más frecuentes con los tres productos; sin embargo, la consistencia fecal mejor evaluada fue la de los individuos que consumieron salvado de trigo. Consulta la página 343 para saber más sobre este producto de trigo.

Yogurt

Muchos saben ya que el yogurt y otros productos lácteos fermentados están cargados de bacterias buenas que el tracto digestivo adora. Pero lo que mucha gente no sabe es que el consumo regular de productos lácteos fermentados puede promover las evacuaciones regulares y sin esfuerzo. Quizá quieras sazonar un poco tu yogurt para sacarle el máximo beneficio en cuanto a regularidad. Un estudio doble ciego, cruzado y aleatorio que involucró a 43 adultos mayores con intestino perezoso concluyó que cuando se combinan semillas de linaza, ciruelas pasa y yogurt, los sujetos reportan defecaciones más frecuentes y heces más suaves y fáciles de expulsar. En las páginas 340 y 344 hallarás más información sobre este nutritivo lácteo y su primo el kefir.

Panza infernal: los seis mejores alimentos para aliviar el estómago

Échales un vistazo

Alimento	Cantidad
Alcachofas (cocidas)	1 taza
Arroz integral o blanco (cocido)	½ taza
Jengibre	1 cucharadita
Manzanas / Puré de manzana	1 taza
Menta	1 taza
Papaya	1 taza

Menciones honoríficas. Pan tostado, té, yogurt, gelatina, cardamomo, anís, cúrcuma.

¿Qué causa el malestar estomacal (indigestión)? El *malestar estomacal* hace referencia a esa horrible sensación que incluye cualquier combinación de náusea, dolor ligero, distensión, exceso de gases o rugidos estomacales, eructos o hipo, acidez y sabor de boca ligeramente amargo. Las causas más comunes son el exceso de comida, una intoxicación alimentaria, la producción inadecuada de ácido clorhídrico, la dispepsia y, lo creas o no, el estreñimiento. El tratamiento más común incluye antiácidos de venta libre y bicarbonato de sodio. A veces no impedir lo inevitable (el vómito) es lo mejor que puedes hacer.

La náusea suele describirse como una onda de asco o mareo que suele derivar en vómito. Puede haber muchas razones para experimentarlo, desde intoxicación alimenticia, gastroenteritis, mareo por movimiento, consumo excesivo de grasas, problemas médicos como migraña y cambios hormonales provocados por el embarazo. Incluso los olores y los ruidos fuertes pueden desencadenarla. Aunque no es una enfermedad en sí misma, la náusea crónica puede ser indicativa de un trastorno subyacente más grave. La náusea puede tratarse con medicamentos, pero los remedios naturales —como alimentos, hierbas, masajes, aromaterapia

181

y otras intervenciones no farmacológicas como la meditación y la biorretroalimentación— han demostrado ser bastante útiles para la náusea ocasional.

¿Sabías que...? Ciertos alimentos, bebidas y situaciones pueden meterte en problemas si tienes un estómago sensible. Es el caso de los alimentos fritos, altos en grasa o abundantes, del alcohol, las bebidas carbonatadas, la comida descompuesta, los platillos demasiado especiados, el estrés, de las prisas por comer y tragar demasiado aire mientras se come (la cual es una buena razón para no charlar mientras comes).

¿Suplementos? El bicarbonato de sodio en realidad no es un suplemento, pero tampoco es un alimento. Se trata de un compuesto químico que es muy efectivo para reducir el contenido ácido del estómago. También aparece como ingrediente de muchos remedios de venta libre para el malestar estomacal. Otros suplementos efectivos son las enzimas digestivas. Éstas suelen comercializarse como fórmulas que contienen las enzimas esenciales las cuales permiten descomponer los carbohidratos, las proteínas y las grasas. Las enzimas de papaya, que contienen una enzima digestiva llamada papaína, se venden en tabletas masticables y pueden aliviar el malestar estomacal ocasional.

Alcachofas

Además de ser nutritivas y una buena fuente de fibra (consulta la página 336), las hojas de alcachofa contienen nutrientes que se ha demostrado son benéficos tanto a corto como a largo plazo para enfrentar la dispepsia y la gastritis. Las investigaciones también sostienen que las alcachofas son bastante útiles para reducir la espasticidad que acompaña el síndrome de intestino irritable.

Arroz integral o blanco

El arroz integral es el menos alergénico de todos los granos, y es una buena fuente de magnesio y selenio. Es la piedra angular de la dieta favorita de la amiga de mamá para remediar el malestar estomacal y la diarrea (no te pierdas la siguiente discusión que ahonda sobre este tema): plátano, arroz, puré de manzana, té y pan tostado. En un estudio que examinaba alimentos óptimos para trastornos digestivos, el arroz resultó ser una fuente ideal de carbohidratos, gracias a que es fácil de digerir y proporciona alivio.

> El arroz es un alimento básico para casi la mitad de la población del mundo. Por lo tanto, se cultiva en todos los continentes del mundo, excepto en Antártida.

Jengibre

En su forma natural (rizoma crudo), el jengibre puede ser demasiado fuerte para el paladar. ¡Pero ¡no te preocupes! Quizá descubras que productos derivados de jengibre, como el ginger ale, los caramelos de jengibre, el jengibre en polvo y el té de jengibre, sirven casi tan bien como masticar el rizoma mismo. El jengibre no es rico en ningún nutriente, pero está cargado de gingeroles, shogaoles y zingeronas, fitoquímicos que ayudan a combatir desde la náusea matutina durante el embarazo hasta el cáncer. ¡Es un hecho comprobado! Durante los últimos 2 000 años, en China se ha usado el jengibre para ayudar a aliviar el malestar estomacal y la náusea. En un estudio realizado en sujetos con malestar estomacal, se encontró que las cápsulas de jengibre reducen significativamente el tiempo que se necesita para que el contenido del estómago pase por el tracto digestivo. Ahora bien, también se sabe que el jengibre es bueno para eliminar la náusea por completo, sin importar si está relacionada con el embarazo, la quimioterapia, la comida descompuesta, etcétera. Incluso hay un estudio que demuestra que el simple hecho de oler el jengibre ayuda a disminuir la náusea que se experimenta al despertar de la anestesia.

¡Alimento que sorprende!

Algunas investigaciones demuestran que quienes consumen chile de manera regular padecen malestar estomacal con mucha menor frecuencia que quienes no lo consumen. Lo anterior puede deberse a un nutriente de origen vegetal llamado capsaicina, el cual se encuentra en los picantes y ayuda a aliviar la incomodidad. No obstante, otras

Manzanas o puré de manzana

Si quieres picotear algo crujiente que no sea salado, las manzanas son la mejor opción. Ahora bien, el puré de manzana es igual de bueno cuando se trata de aliviar la indigestión. Elige especies menos ácidas, como manzanas rojas o Golden, pues es menos probable que agraven tu malestar. La fibra de las manzanas ayuda a mover los alimentos a través del tracto digestivo, pero las manzanas también son una excelente fuente de nutrientes de origen vegetal llamados polifenoles, los cuales están, principalmente, en la cáscara. Estos polifenoles ayudan a proteger la mucosa gástrica (el recubrimiento interno del estómago), la cual se ve afectada por los medicamentos antiinflamatorios y las bacterias patogénicas como *H. pylori*, uno de los mayores causantes de afecciones intestinales infernales como las úlceras.

Menta

Si estás mareado, puedes elegir entre comer menta fresca o alguna de sus otras presentaciones: polvo, aceite o extracto, té o caramelo. Prueba una taza de té de menta en lugar de los caramelos, pues el sabor dulce puede hacerte sentir más mareado, además de sumar calorías innecesarias. La menta se ha utilizado durante miles de años con fines medicinales: ayuda a desacelerar el movimiento de los músculos estomacales y los espasmos que contribuyen a las náuseas y al vómito. De hecho, es útil para todo el sistema digestivo (incluso hay investigaciones que señalan sus beneficios en caso de síndrome de intestino irritable).

Precaución: La menta puede disminuir la tensión de los esfínteres esofágicos, cuyo trabajo es mantener los contenidos del estómago en su lugar... ¡el estómago! Esto permite que el ácido suba por el esófago y produzca esa espantosa sensación de quemadura que denominamos acidez. Si padeces acidez crónica o reflujo gastroesofágico o laringofaríngeo, quizá sea mejor prescindir de la menta por completo (quizá te convenga más probar el jengibre; véase la página 183).

Papaya

La papaya es una excelente fuente de vitaminas A y C, así como una buena fuente de fibra y folato. También es rica en quimopapaína y papaína, que son enzimas digestivas. Las enzimas de la papaya también se consiguen como suplementos masticables para tratar el malestar estomacal ocasional. Además de ayudar a la digestión, también se ha usado durante mucho tiempo por sus atributos antiinflamatorios. Un estudio aleatorio que hizo uso de una versión fermentada de papaya durante 14 semanas mostró que esta fruta es muy efectiva para reducir la proteína C reactiva y el ácido úrico, los cuales son indicadores inflamatorios.

Los siete mejores alimentos para cuando te da el "corre que te alcanza"

Échales un vistazo

Alimento	Cantidad
Arroz blanco (cocido)	½ taza
Chocolate oscuro o cacao	30 g
Kefir	1 taza
Miso	1 cucharada
Plátano	1 pequeño
Polvo de algarrobo	1 cucharada
Yogurt	1 taza

Menciones honoríficas. Puré de manzana, té, pan tostado, guayaba, *psyllium*.

¿Qué es la diarrea? La diarrea es un síntoma, no una enfermedad. Se caracteriza por heces aguadas y líquidas que ocurren entre una y varias veces al día. La diarrea aguda se caracteriza por durar varios días, pero si los periodos con episodios de diarrea duran más que eso, se considera que la diarrea es crónica. Las principales preocupaciones que suscita es la posibilidad de deshidratación y la pérdida peligrosa de electrolitos (como sodio y potasio), lo cual requiere intervención médica si no se resuelve con rapidez. Sin embargo, la mayor preocupación en el caso de la diarrea crónica es la desnutrición, la falta de apetito y la mala absorción de nutrientes.

La causa de la diarrea aguda suele ser bacteriana, viral o parasitaria, aunque en ocasiones se le atribuye a sustancias en los alimentos que no se digieren del todo. Una mala higiene y vivir en condiciones poco sanitarias, así como el consumo de alimentos o bebidas contaminados son causas comunes de infecciones que provocan diarrea aguda. Los edulcorantes (alcoholes de azúcar) y la lactosa de la leche son ejemplos de sustancias que les cuesta trabajo digerir a algunos individuos. La diarrea crónica es síntoma de un trastorno digestivo subyacente, como síndrome de intestino irritable, enfermedad intestinal inflamatoria, alergia o intolerancia alimenticia, u otro trastorno que puede estar causando problemas.

¿Sabías que...? En los países en vías de desarrollo, alrededor de 2.5 millones de niños menores de cinco años mueren cada año como consecuencia de diarreas crónicas provocadas por infecciones por *E. coli* o *V. cholera*.

¿Suplementos? Los probióticos, que se encuentran de forma natural en alimentos fermentados como el yogurt, el kefir, el miso, el *kimchee* y el *sauerkraut*, parecen prometer que pueden prevenir la diarrea, e incluso tratarla. Busca suplementos probióticos que contengan cepas de lactobacilos y bifidobacterias, así como la levadura benéfica *Saccharomyces boulardii*. Están disponibles en varias presentaciones, como cápsulas liofilizadas, líquidos, productos lácteos diversos y adicionados a otros alimentos o bebidas.

El *psyllium* suele usarse como laxante de venta libre para promover la evacuación. No obstante, la fibra del *psyllium* también tiene la capacidad de absorber agua y formar heces.

La diarrea grave puede requerir intervención médica, por lo que siempre debe examinarte un profesional de la salud calificado antes de que inicies cualquier tratamiento.

Arroz blanco

El arroz es útil durante episodios de diarrea gracias a su textura suave, sabor blando y bajo contenido en fibra que brinda alivio al sistema digestivo. Busca en la página 336 más información sobre este reconfortante grano.

Chocolate oscuro/cacao

¿Quién dice que tu antidiarreico no puede ser divertido ni saber bien? El cacao (también llamado cocoa) se utiliza para hacer chocolate. Es rico en flavanoles, un nutriente de origen vegetal que proporciona muchos beneficios a la salud, incluyendo el tratamiento de la diarrea.

> Se cree que el árbol de cacao se originó en las faldas de los Andes, en Sudamérica.

Los alimentos y las bebidas que contienen flavanoles, como el té, las uvas, las moras y las manzanas, bloquean la pérdida de electrolitos y de agua provocada por la diarrea. El cacao contiene una amplia variedad de vitaminas y minerales, y quizá es uno de los alimentos más ricos en antioxidantes del mundo. En la página 201 encontrarás más información sobre el chocolate amargo.

Kefir

El sabor "astringente" del kefir (sustancia parecida al yogurt) se debe al ácido láctico de origen natural y a las cantidades mínimas de alcohol que se producen en el proceso de fermentación. Al igual que el yogurt, el kefir es naturalmente rico en calcio y en proteínas, además de ser una buena fuente de folato, magnesio, riboflavina y vitamina B_{12}. Un estudio de repaso reciente reveló que los probióticos, como los del kefir, pueden ser protectores y prevenir la diarrea asociada al uso de antibióticos. Una sustancia activa contenida en el kefir, llamada kefirina, parece tener propiedades antidiarreicas, además de la capacidad de disminuir la presión arterial, la glucosa en la sangre y el colesterol, según estudios realizados en animales.

Este producto de leche fermentada se bebe desde hace siglos. Se cree que se originó cuando los pastores nómadas transportaban la leche en contenedores de cuero, pues entonces las condiciones tibias promovían la fermentación, y el resultado era una bebida con gas. Hoy en día, el kefir se hace fermentando estos granos, que se agregan a la leche y se incuban unas 22 horas a 25° C, lo cual promueve el crecimiento de microorganismos amistosos.

Miso

El miso es una pasta de soya fermentada tradicional de la comida japonesa. El arte de hacer miso en Asia se compara con el de la elaboración de queso y de vinos en otras partes del mundo. El miso también puede hacerse fermentando soya con una levadura junto con granos como arroz, cebada o trigo. Aunque el miso contiene muchas vitaminas y minerales, no es una fuente significativa de ningún nutriente, excepto de sodio. Sin embargo, sí contiene probióticos y, junto con algunos alimentos similares, previene la diarrea asociada con el consumo de antibióticos al remplazar las bacterias benéficas que se perdieron por culpa del medicamento y posiblemente al inhibir el crecimiento de los patógenos.

Plátano

El plátano ayuda a combatir la diarrea al remplazar el potasio perdido, y su fibra soluble proveniente de la pectina ayuda a absorber el líquido en los intestinos, para así formar y trasladar las heces. También contiene inulina, un tipo de fibra soluble que funciona como prebiótico y promueve el crecimiento de bacterias benéficas en el intestino. En la página 342 encontrarás más información sobre esta nutritiva fruta.

Hay más de 500 especies distintas de plátano. El árbol de plátano en realidad no es un árbol, sino un arbusto de gran altura. La planta de plátano llega a alcanzar hasta seis metros de estatura, ¡lo mismo que una casa de dos pisos! Se cree que fue la primera fruta que se cultivó en una huerta.

Polvo de algarrobo

El polvo de algarrobo es naturalmente rico en sacarosa (azúcar), además de ser una buena fuente de fibra. No contiene cafeína, no provoca alergias y no contiene ácido oxálico, una sustancia que se sabe que bloquea la absorción de calcio. Es una bendición para quienes no toleran el chocolate, pues su sabor es bastante parecido. El algarrobo se usa en las regiones mediterráneas desde hace siglos para tratar y prevenir la diarrea. Incluso se ha usado polvo de algarrobo tostado mezclado con leche para tratar la diarrea persistente en niños. (Sin embargo, antes de poner en práctica este remedio, consulta a tu pediatra.)

El algarrobo es un árbol de hoja perenne que pertenece a la familia de las leguminosas y cuyo fruto es una vaina gruesa y de forma ancha. Es originario del Mediterráneo, pero ahora se cultiva en todo el mundo por la dulzura y las cualidades nutritivas de su fruto.

Yogurt

El yogurt tiene menos lactosa que la leche, por lo que muchas personas que son intolerantes a esta sustancia pueden tolerar su consumo. Los yogurts lácteos y no lácteos contienen una gran variedad de probióticos; basta con que leas la etiqueta. Se ha demostrado que estos probióticos previenen y alivian la diarrea pediátrica, además de prevenir la diarrea asociada al uso de antibióticos y la diarrea de viajero. En la página 344 encontrarás los múltiples beneficios del yogurt.

El yogurt fue descubierto en el Neolítico, hace como unos 10 000 años, en Asia central y occidental. Los métodos primitivos de almacenamiento de la leche causaban su fermentación involuntaria, de donde surge el yogurt. Este alimento ganó fama internacional a principios del siglo xx, cuando un científico ruso observó que la esperanza de vida de los búlgaros que consumían grandes cantidades de leche agria promediaba los 87 años de edad.

Capítulo 5

Corazonada alimenticia

¡Ataca placa! Los cinco mejores alimentos para bajar el colesterol

Échales un vistazo

Alimento	Cantidad
Aceite de oliva extra virgen	1 cucharada
Ajo	1 diente
Almendras	30 g
Avena (cruda)	½ taza
Frijoles de soya	1 taza
Manzanas	1 taza
Psyllium	6 g
Semillas de linaza	2 cucharadas

Menciones honoríficas. Pastas untables de esteroles de origen vegetal, moras, legumbres.

Mejores grupos alimenticios. Granos integrales, moras, legumbres.

¿Qué es el colesterol y por qué es tan importante mantenerlo bajo control? El colesterol es una sustancia cerosa que produce el hígado y es vital para todas las células del cuerpo. Por cierto, las plantas no tienen hígado, así que no tienen colesterol. Por lo tanto, a menos de que las cocines con manteca de cerdo, les untes mantequilla o las cubras con salsas blancas, o las envuelvas con tocino, no tendrás que preocuparte jamás por su contenido de colesterol. Es importante tenerlo a la mano para producir hormonas, como la testosterona, el estrógeno y la vitamina D. Entonces, si es tan bueno, ¿por qué siempre estamos intentando deshacernos de él?

El exceso de colesterol puede tener efectos devastadores en el cuerpo, como endurecer las arterias y provocar cardiopatías, hipertensión, enfermedad vascular periférica, disfunción eréctil, etcétera. Según la Organización Mundial de la Salud, uno de cada seis estadounidenses tiene el colesterol alto y se estima que 20% de las apoplejías y 50% de los infartos están relacionados con dicho colesterol alto, que puede ser provocado por diversos factores:

- Historial familiar
- Falta de actividad física
- Tabaquismo
- Sobrepeso
- Consumo excesivo de grasas saturadas y colesterol
- Efectos secundarios de medicamentos o enfermedades renales o tiroideas subyacentes
- Cambios hormonales relacionados con la edad, como menopausia (mujeres) o andropausia (hombres)

Los niveles óptimos de colesterol deben estar por debajo de los 200 mg/dl, pero ese número por sí solo no dice mucho. Las lipoproteínas de baja densidad (LDL) suelen ser conocidas como colesterol "malo" porque se asocian con la acumulación de placa en las paredes de las arterias, donde puede restringir el flujo sanguíneo al corazón, o, peor aún, liberar un fragmento que se atore en una arteria y bloquee por completo el flujo al corazón o al cerebro, provocando un infarto o una apoplejía. La lipoproteína de alta densidad (HDL) se conoce también como colesterol "bueno" o "protector", pues ayuda a eliminar el colesterol malo del cuerpo. En la siguiente tabla se muestran los rangos normales.

Colesterol total (mg/dl)	LDL (mg/dl)	HDL (mg/dl)	Triglicéridos (mg/dl)	Categoría
Menos de 100		Menos de 40 en hombres y menos de 50 en mujeres		Bajo
Menos de 200	Menos de 100	60 en adelante	Menos de 150	Deseable/normal/óptima
	100-129			Casi óptima
200-239	130-159		150-199	En el límite superior
240 en adelante	160-189		200-499	Alto
	190 en adelante		500 en adelante	Muy alto

¿Sabías que...? Aunque no lo creas, las enfermedades cardiacas son la principal causa de muerte de mujeres en Estados Unidos, y también hay más mujeres que hombres con problemas de colesterol alto. Según el CDC, la comida no es la única herramienta para controlar el colesterol, sino que también puedes hacer lo siguiente:

- Realizar actividad física a diario. Idealmente, debes hacer una rutina entre moderada y vigorosa al menos durante media hora al día. Esto disminuye el LDL e incrementa el HDL (consulta la página 198).
- Aunque es bueno agregar alimentos que absorban el colesterol, reducir el consumo de grasas saturadas puede reducir el colesterol aún más y protegerte contra la formación de placa.
- Consulta a tu médico para determinar si los medicamentos para reducir los niveles de lípidos son ideales para ti.

¿Suplementos? Los esteroles y estanoles de origen vegetal (conocidos en conjunto como fitoesteroles) se asemejan al colesterol y se adhieren a los receptores de colesterol, con lo que permiten que éste sea desechado por el tracto digestivo. Los fitoesteroles se encuentran en alimentos como frutas, frutos secos, semillas y aceites vegetales. "Por desgracia, comer muchos de estos alimentos sólo te proporcionará entre 300 y 400 mg al día, que es mucho menos de la dosis recomendada (2 a 3 g) que se requiere para disminuir el colesterol", según la doctora Janet Brill. "Por lo tanto, se debe tomar un suplemento de fitoesteroles o elegir de la gran variedad de productos fortificados con fitoesteroles que hay en el mercado: margarinas y alimentos fortificados como jugo de naranja y yogurt." Si bien es cierto que es posible conseguir un suplemento de fitoesteroles, su consumo puede disminuir la absorción de vitaminas solubles en agua. Los expertos en nutrición recomiendan aumentar la ingesta de frutas y verduras y tomar un multivitamínico en la hora opuesta del día en la que se tomaron los esteroles.

¡Alimento que sorprende!

Un estudio publicado en el *Nutrition Journal* descubrió que las mujeres con síndrome metabólico tuvieron niveles menores de colesterol y de colesterol LDL después de consumir durante un periodo de cuatro semanas una bebida a base de fresa. El doctor David J. A. Jenkins también descubrió que los niveles de antioxidantes en las fresas pueden mejorar y mantener la efectividad de dietas para reducir el colesterol. El efecto reductor del colesterol de las fresas puede atribuirse a los antioxidantes, a la fibra o a fitoquímicos como el ácido elágico que se encuentra en abundancia en esta mora. En la página 74 encontrarás todo sobre las fresas.

El descubrimiento del quimbombó data del siglo XII en Etiopía, donde era uno de los alimentos favoritos de los egipcios. Su popularidad fue en aumento y se empezó a consumir incluso como sustituto de café. Llegó al continente americano a través del comercio de esclavos y ahora es muy popular en el sur de Estados Unidos, en las cocinas creole y cajún. El quimbombó es el "gatillero" más rápido del oeste en lo relativo al colesterol. Es una buena fuente de fibra, la mayor parte de ella soluble. Consulta la página 343 para conocer todas las maravillas nutricionales del quimbombó. El doctor Jenkins descubrió que los alimentos que disminuyen el colesterol, como el quimbombó, y que forman parte de su famosa dieta, son tan efectivos para disminuir el colesterol como las estatinas, el principal medicamento para reducirlo.

Píldora del doctor Brill. Consume a diario entre 2 y 3 g de fitoesteroles, distribuidos en dos comidas. "Cada alimento sirve para bajar el colesterol de una forma específica; si se les combina, obtendrás

un remedio poderoso y natural para disminuir el colesterol LDL",
afirma el doctor Brill.

Aceite de oliva extravirgen

El aceite de oliva extravirgen contiene dos polifenoles, oleuropei-
na y tirosol. Se sabe que éstos ayudan a prevenir la oxidación de
los lípidos y el estrés oxidativo, por no mencionar sus propiedades antiinflamatorias. Asimismo, dado que es un aceite alto en
grasas monoinsaturadas, ayuda a mantener una proporción saludable de ácidos grasos omega 6 en contraste con los ácidos grasos
omega 3. En la página 335 encontrarás más información sobre este
aceite supersaludable.

Ajo

Aunque hay infinidad de otros nutrientes en el ajo, existen varios fitonutrientes, como alina, alicina y saponinas, las cuales se ha
descubierto ayudan a reducir el colesterol, adelgazar la sangre y
fortalecer el sistema inmune al mismo tiempo. El ajo disminuye los niveles de LDL al interferir con la actividad de la principal
enzima productora de colesterol en el hígado. Comer apenas un
diente al día estimula la capacidad del cuerpo para disolver los
coágulos que podrían provocar un infarto al bloquear las arterias
llenas de placa.

Almendras

Las almendras son ricas en múltiples vitaminas y minerales (consulta la página 336), así como en grasas monoinsaturadas buenas
para el corazón, y contienen nutrientes de origen vegetal como fitoesteroles, proantocianinas y flavanoles. Las almendras disminuyen tanto el colesterol total como el LDL. *Las evidencias científicas
sugieren, mas no demuestran, que comer 40 g diarios de cualquier
fruto seco, la almendra por ejemplo, como parte de una dieta baja
en grasas saturadas y colesterol, puede reducir el riesgo de padecer
cardiopatías.*

Avena

En la página 337 encontrarás toda la información nutricional
acerca de la avena. La avena cocida es una excelente fuente de

fibra soluble, la cual se compone de betaglucano, un polisacárido no digerible que se sabe ayuda a reducir los niveles de colesterol y disminuir de forma significativa el riesgo de padecer enfermedad cardiovascular y apoplejía. La fibra contenida en la avena también se adhiere a los ácidos biliares en el intestino, de modo que sean excretados, lo cual obliga al hígado a hacer más ácidos biliares para restablecer las reservas perdidas, cosa que, a su vez, disminuye el colesterol LDL. También contienen un antioxidante potente y único que contrarresta el daño destructor e inductor de ateroesclerosis de los radicales libres inestables.

Frijoles de soya

Aunque la soya no es carne ni pescado, en términos de ser una fuente completa de proteína, está a la altura de cualquier rival cárnico. La soya es excelente para remplazar carnes altas en colesterol y grasas saturadas, si estás buscando cuidar tus niveles de colesterol. La soya se encuentra en todo tipo de presentaciones, incluyendo harina de soya, tempeh (cuajada fermentada), tofu y como análogos de carne y leche (carnes "falsas" de soya y productos que parecen lácteos). En la página 344 encontrarás los múltiples beneficios de este maravilloso frijol.

Por desgracia, a últimas fechas ha recibido muy mala fama, en particular porque la proteína de soya contiene fitoestrógenos, que son componentes que incrementan el número de receptores de LDL y su efectividad, con lo que mejoran la capacidad del hígado de deshacerse del colesterol en el torrente sanguíneo, pero que se sospecha también estimula la producción de cánceres de origen estrogénico en las mujeres. No te dejes engañar: el gobierno estadounidense ha dado a la soya el sello de aprobado como alimento que ayuda a prevenir cardiopatías. Los expertos en salud coinciden en que, si se consumen con moderación, los alimentos de soya son seguros para toda la población, incluso para quienes tienen propensión al cáncer o lo padecen. La soya no es sólo un alimento sano para el corazón, sino también se ha asociado con un menor riesgo de padecer cáncer. Contiene isoflavonas, que son sustancias similares a las hormonas que reducen el LDL al promover una mayor absorción del LDL por parte del hígado para su excreción. La soya también tiene una gran capacidad antioxidante que se relaciona con una disminución de la inflamación arterial.

Manzanas

Las manzanas (véase la página 291) están a reventar de antioxidantes de origen vegetal. Uno de sus compuestos, conocido como polifenoles, funciona como un antioxidante potente e insta al hígado a deshacerse del colesterol LDL, lo cual, a su vez, limita la acumulación de placa. Comerte la cáscara de la manzana te garantiza la ingesta del mayor nivel de antioxidantes posible. Además, las manzanas contienen una cantidad considerable de una fibra soluble que reduce el colesterol LDL, llamada pectina.

Psyllium

Las cáscaras de *psyllium* son una excelente fuente de fibra soluble que promueve la salud digestiva y el control del azúcar en la sangre, pero también se adhiere al colesterol y a los ácidos biliares en el intestino para impedir que sean absorbidos por el cuerpo. El Programa Nacional de Educación sobre el Colesterol advierte a todos los adultos que consuman de 10 a 25 gramos de fibra soluble al día. Por desgracia, la mayoría apenas si consume de 3 a 4 gramos. Tómate la mitad de la dosis de *psyllium* con el desayuno, y la otra mitad con la cena, para evitar sobrecargar tu cuerpo de fibra, ya que eso puede causar gases, estreñimiento o diarrea. Este ingrediente es muy poderoso para reducir el colesterol LDL: sólo 6 gramos de esta arma secreta, en combinación con otros de los alimentos contenidos aquí, pueden ayudarte a reducir drásticamente tus niveles de colesterol. Consulta la página 342 si quieres saber más sobre el *psyllium*.

Semillas de linaza

Al igual que la nuez de Castilla, las semillas de linaza son una maravillosa fuente de ácidos grasos omega 3, que son moléculas de apoyo indispensables en el proceso antiinflamatorio y que combaten la acumulación de placa arterial. Las semillas de linaza también contienen otros dos componentes que atacan el colesterol

LDL de frente: lignanos y fibra soluble (del tipo que elimina el colesterol del cuerpo). Un estudio que incluía a 30 pacientes les dio a algunos placebo y a otros lignanos de linaza. Hubo una reducción significativa de los niveles de colesterol entre el grupo que recibió 100 mg de lignano (30 g de semillas de linaza contienen 85 mg de lignano). Consulta la página 343 para encontrar más información sobre los beneficios de la linaza.

LOS SEIS MEJORES ALIMENTOS PARA RECAUDAR MÁS HDL

Échales un vistazo

Alimento	Cantidad
Aceite de oliva	1 cucharada
Aguacate	1/5
Chocolate	30 g
Jugo de naranja	1 taza
Semillas de calabaza Aceite de semilla de calabaza	30 g 1 cucharada
Vino	150 ml

Menciones honoríficas. Grasas monoinsaturadas, incluyendo ácido de girasol con alto contenido oleico y aceite de cártamo; bebidas alcohólicas.

¿Qué es el HDL y por qué es tan importante? Las lipoproteínas de alta densidad (HDL) suelen conocerse también como colesterol "bueno", pues su trabajo es transportar más colesterol al hígado para que lo procese, en lugar de dejarlo pasear libre por las arterias. Los niveles de HDL son inversamente proporcionales al riesgo de padecer ateroesclerosis; es decir, mientras más HDL, mejor. Aun si los niveles de LDL están por debajo de los 100 mg/dl (lo cual se considera saludable), tener bajos niveles de HDL aumenta el riesgo de padecer enfermedades. Según el Programa Nacional de

Educación sobre el Colesterol, la gente con niveles de HDL inferiores a 40 mg/dl tienen mayor riesgo de padecer enfermedades cardiovasculares.

HDL (mg/dl)	Categoría
Menos de 40 en hombres y menos de 50 en mujeres	Bajo
60 en adelante	Deseable / normal / óptimo

¿Sabías que...? Aunque hay muy pocos alimentos que se sabe que mejoran los niveles de HDL, sí hay ciertos alimentos y hábitos que se sabe que los suprimen.

RECOMENDACIONES DEL DOCTOR BRILL:

- *Limita los azúcares.* Disminuye el consumo de alimentos ricos en azúcares refinadas y carbohidratos, incluida la miel refinada, los panes blancos y la pasta, por no mencionar las bebidas endulzadas que tanto nos encantan. Una buena alternativa es cambiarlas por té sin endulzar o agua gasificada.
- *Elige tus grasas.* La gente que consume una dieta muy baja en grasas puede tener niveles bajos tanto de LDL como de HDL. Las grasas monoinsaturadas y poliinsaturadas (que se encuentran en los aceites de oliva, de cacahuate y de canola) tienden a mejorar las capacidades antiinflamatorias del colesterol HDL. Los frutos secos, los pescados y otros alimentos que contienen ácidos grasos omega 3 son buenas opciones para mejorar la proporción de LDL a HDL.
- *Evita alimentos con grasas saturadas o trans.* Una dieta buena para el corazón toma entre 20 y 35% de las calorías totales diarias de la grasa, pero no más de 7% de las calorías totales diarias debe provenir de grasas saturadas.
- *Aumenta la fibra.* Incrementa la fibra que obtienes de panes y pastas al cambiarlas por sus versiones integrales.
- *Deja de fumar.* Si eres fumador, dejar el vicio puede aumentar tus niveles de HDL hasta 10 por ciento.

- *Baja unos cuantos kilos.* Deshacerte de esos kilos extra también te ayudará a mejorar tus niveles de HDL.
- *Actívate.* El ejercicio aeróbico frecuente incrementa los niveles de colesterol HDL hasta 5%. Fija la meta de ejercitarte al menos media hora o más cinco veces por semana. Recuerda que vale más la calidad que la cantidad. Es mejor aumentar tu frecuencia cardiaca por periodos breves que tomarte un largo paseo feliz por el campo.
- *Bebe alcohol con moderación.* El uso moderado de alcohol se ha relacionado con niveles superiores de HDL. Por lo tanto, si eliges consumirlo, hazlo con moderación. Esto es: no más de una bebida al día para mujeres y para cualquiera de más de 65 años, y dos bebidas al día para los hombres. Si no bebes alcohol, no empieces a hacerlo sólo para aumentar tus niveles de HDL. Y ya sé lo que están pensando, pero *no*, ¡la porciones de alcohol no son acumulables! Así que no se vale tomarse 14 tragos el domingo.

Aceite de oliva

La baja incidencia de enfermedades cardiovasculares en países de la cuenca del Mediterráneo suele atribuirse al aceite de oliva, el pilar de la dieta de esa región. Se ha demostrado que las dietas mediterráneas que incluyen aceite de oliva aumentan los niveles de colesterol HDL, sobre todo en comparación con el tipo de dietas altas en carbohidratos o bajas en grasas que se usan para controlar el colesterol. Un estudio observó los efectos de un producto de leche fortificada con aceite de oliva: se usó en niños con colesterol alto. Quienes lo consumieron experimentaron un aumento en sus niveles de colesterol HDL.

Aguacate

El aguacate Hass contiene más grasas monoinsaturadas que otras variedades. Contiene casi 20 nutrientes esenciales, incluyendo vitaminas B, fibra, ácido fólico, luteína, potasio y vitamina E. Por cierto, en lo personal creo que $1/5$ de aguacate es una porción ridículamente pequeña. Yo siempre me como hasta medio aguacate, que sólo tiene 125 calorías. Si la porción promedio fuera de medio aguacate, te aseguro que lo encontrarías con más frecuencia en este libro. Un estudio realizado en animales mostró que las ratas que comían aguacate tenían niveles de triglicéridos en plasma 27% menores y que su colesterol HDL era 17% mayor que el del grupo control. En otro estudio realizado en seres humanos, los individuos con colesterol alto que llevaban una dieta enriquecida con aguacate incrementaron 11% sus niveles e HDL tan sólo en una semana. También se evaluó una dieta rica en grasas monoinsaturadas, en la que el aguacate era la principal fuente de grasa (75%). Después de cuatro semanas, los análisis de sangre revelaron una reducción significativa del colesterol total y del LDL, una reducción moderada de triglicéridos y un aumento considerable de colesterol HDL en seres humanos.

Chocolate
¡Comparte la alegría! El cacao oscuro (rico en flavalon) aumenta los niveles de HDL y frena la oxidación del colesterol LDL. ¡Dos por uno! Comer un bocado dulce a diario (uno o dos cuadros [hasta 30 g] del seductoramente delicioso chocolate oscuro) hará una aportación significativa al potencial antioxidante de tu dieta. Asimismo, las investigaciones muestran que el chocolate amargo combate la inflamación y promueve la relajación y la dilatación de los vasos sanguíneos, en particular si eres diabético. En la página 212 encontrarás más información sobre el cacao y el chocolate para repostería.

Jugo de naranja
En un estudio se les pidió a 13 mujeres que realizaran una hora de ejercicio aeróbico tres veces por semana durante tres meses, mientras que a otras 13 se les pidió lo mismo pero además debían tomar un poco más de dos tazas de jugo de naranja al día. Después de un periodo de tres meses, el colesterol del grupo experimental disminuyó 15% e incrementó el colesterol HDL, mientras que no se observaron cambios significativos en el grupo control. En otro estudio, 14 adultos con colesterol alto y 31 adultos con colesterol normal consumieron poco más de tres tazas de jugo de naranja al día durante 60 días, mientras que ocho individuos

control no tomaron jugo de naranja. El consumo de jugo de naranja disminuyó el colesterol LDL en el primer grupo, pero no en el segundo. Los niveles de colesterol HDL y de triglicéridos se mantuvieron iguales en ambos grupos, pero la capacidad del colesterol HDL para atrapar partículas de colesterol LDL mejoró. En la página 342 encontrarás más ventajas de tomar una dosis diaria de jugo de naranja.

Semillas y aceite de calabaza

El aceite que proviene de las semillas de calabaza es una fuente rica en fitoestrógenos, los cuales le dan un impulso al colesterol HDL. Un estudio realizado en animales comparó durante 12 semanas la ingesta de aceite de maíz en comparación con el aceite de canola y descubrió que quienes consumieron aceite de pepita de calabaza tenían los menores niveles de colesterol total, de colesterol LDL y de triglicéridos, así como un nivel mucho mayor de HDL que el grupo control. En un estudio aleatorio, doble ciego y controlado con placebo, realizado en mujeres posmenopáusicas durante 12 semanas, se comparó el efecto del aceite de germen de trigo con el del aceite de pepita de calabaza en cuanto a su capacidad para incrementar el colesterol HDL. Cada grupo tomó 2 g de su aceite asignado todos los días durante 12 semanas. El grupo que tomó aceite de pepita de calabaza mostró un incremento significativo de HDL, así como una disminución de la presión sanguínea diastólica. También hubo una mejoría considerable de los síntomas de la menopausia. Si quieres saber más sobre esta deliciosa semilla y sus virtudes, consulta la página 337.

Vino

¿Blanco o tinto? El vino tinto tiene *10 veces* más polifenoles que el vino blanco, puesto que, cuando se elabora, todos los nutrientes saludables de la cáscara y las semillas entran en contacto con el jugo de la uva durante el proceso de fermentación. Por otra parte, el vino blanco se hace separando rápidamente el jugo de los componentes sólidos de la fruta. Para ser francos, todos los tipos de alcohol incrementan el colesterol HDL, pues aumenta la capacidad de transporte de las partículas más grandes de HDL en las células hepáticas, lo cual ayuda a excretar el colesterol LDL sobrante. No obstante, el vino tinto se distingue de las demás bebidas alcohólicas por su capacidad para neutralizar el riesgo de padecer infarto, gracias a sus polifenoles. En la página 344 encontrarás más información sobre las ventajas y las virtudes del vino. Sólo no olvides que, al igual que con todas las bebidas alcohólicas, el vino es benéfico para la salud siempre y cuando se tome con moderación.

Grasas vemos...: los cuatro mejores alimentos para disminuir los triglicéridos

Échales un vistazo

Alimento	Cantidad
Avena (cruda)	½ taza
Frijoles de soya (cocidos)	1 taza
Psyllium	2 cucharadas
Salmón (cocido)	85 g

Menciones honoríficas. Camote, chía, cacao.

Mejores grupos alimenticios. Granos integrales, legumbres, verduras y proteínas como pescado, carnes magras o pollo.

Menciones deshonrosas. Todos los azúcares y alcoholes. ¡Lástima! Aunque el alcohol aumenta los niveles de colesterol HDL, también tiene el potencial de incrementar los triglicéridos.

¿Qué son los triglicéridos y por qué es preocupante que sus niveles sean elevados? En términos simples, los triglicéridos son grasas... En términos más técnicos, son una molécula que contiene tres ácidos grasos adheridos a una base de glicerol (término elegante para nombrar una célula que puede contener hasta tres ácidos grasos).

Si alguna vez has vertido aceite (triglicéridos puros) en vinagre o agua, te podrás imaginar qué ocurre cuando consumimos alimentos con triglicéridos. En los intestinos, los triglicéridos se aglutinan en pequeñas bolas llamadas micelas. El cuerpo es incapaz de digerir o descomponer dichos triglicéridos de esta forma, por lo que, para romperlos, el hígado secreta bilis, la cual descompone estas pequeñas bolas de grasa en bolas diminutas. Luego, una enzima digestiva de grasa, llamada lipasa, separa los triglicéridos en partes más pequeñas que pueden ser absorbidas por los intestinos. Una vez absorbidas, las moléculas viajan por el torrente sanguíneo para llegar a todo el cuerpo.

Aunque desempeñan un papel vital en nuestra salud, el exceso puede ser dañino. Al igual que con el colesterol malo, tener niveles altos de triglicéridos aumenta el riesgo de desarrollar problemas cardiovasculares. El objetivo es que tus niveles en ayunas sean inferiores a 150 mg/dl.

Nivel	Triglicéridos (mg/dl)
Normal	Menos de 150
Límite alto	150-200 mg/dl
Alto	201-499 mg/dl
Muy alto	500 mg/dl o más

¿Sabías que...? Un porcentaje bajo de la población tiene niveles altos de triglicéridos por culpa de un trastorno genético que provoca que se formen pequeños depósitos de grasa bajo la piel. En el caso del resto de nosotros, se ha demostrado que numerosos mecanismos contribuyen a que tengamos los triglicéridos altos, pero un componente clave para que ocurra así es el aumento de disponibilidad de grasa en el hígado. Éste obtiene grasa de tres fuentes: la grasa que comemos, los carbohidratos que consumimos y los ácidos grasos que circulan libres tras la descomposición de las grasas en las células grasas. (Los ácidos grasos que circulan libremente también impiden que la glucosa sea absorbida por las células del cuerpo, por lo que también ésta empieza a deambular sin rumbo en la sangre, lo cual deriva en diabetes.) Algunas causas más comunes de triglicéridos altos incluyen medicamentos como tamoxifeno, esteroides, bloqueadores beta, diuréticos, estrógenos y anticonceptivos hormonales, así como obesidad, diabetes mal controlada, enfermedad renal y consumo excesivo de alcohol.

Es posible reducir los triglicéridos con medicamento, así como perdiendo peso si se tiene sobrepeso, reduciendo el consumo de azúcares simples, evitando el consumo de alcohol diario y ejercitándose con regularidad. El control de porciones es una de las mejores formas de reducir tanto los triglicéridos como el tamaño del abdomen, aspectos que por lo regular van de la mano.

¿Suplementos? Un estudio de 2011 publicado en el *Journal of Metabolism and Cardiovascular Disease* encontró que quienes consumían 4 g diarios de aceite de pescado "experimentaban una disminución significativa de los triglicéridos". La Asociación Cardiaca Estadounidense sostiene que la gente con triglicéridos altos debe tomar diariamente un suplemento de aceite de pescado que aporte de 2 a 4 gramos de ácidos grasos omega 3 EPA y DHA. El tratamiento con aceite de pescado reduce los triglicéridos de 25 a 50% después de un mes de iniciado. Los ácidos grasos omega 3 parecen disminuir la liberación de triglicéridos del hígado.

Avena
Para reducir los triglicéridos y el colesterol se recomienda comer 1½ tazas de avena cocida al día, las cuales aportan 3 gramos de fibra soluble. La avena contiene betaglucanos, una especie particular de carbohidrato que se ha demostrado ayuda a reducir el colesterol malo y los triglicéridos. Estudios realizados en animales y en seres humanos, que combinan avena con otros alimentos, como soya y chía, han demostrado que hay un impacto significativo de estos productos en los triglicéridos. Un estudio aleatorio, controlado y de siete semanas, realizado con 150 hombres y mujeres con colesterol y triglicéridos moderadamente altos descubrió que, entre quienes consumían cuatro porciones diarias de alimentos con fibra altamente soluble, proveniente de la avena o

del *psyllium* (y tenían conversaciones telefónicas semanales con un consejero personal que les enseñaba los lineamientos del Programa Nacional de Educación sobre el Colesterol), el colesterol total disminuyó 5.6%, el LDL se rejo 7.1% y los triglicéridos bajaro 14.2%, en comparación con el grupo control cuyos triglicéridos sólo disminuyeron 1.9%. En la página 337 encontrarás más información sobre los saludables nutrientes de la avena.

Frijoles de soya
La soya y la proteína de soya han sido sometidas a múltiples investigaciones por su capacidad de disminuir el colesterol; no obstante, el impacto de esta legumbre en los triglicéridos no ha sido muy publicitado. Varios estudios en animales y en seres humanos han mostrado un impacto positivo en los triglicéridos. En una investigación sobre una barra de cereal que contenía proteína de soya rica en isoflavonas, 22 adultos que tenían el colesterol y los triglicéridos elevados consumieron una barra de este alimento diaria durante 45 días. Al final, los triglicéridos de estos individuos disminuyeron 20%, mientras que el HDL protector aumentó 8%, sin que tuvieran hubiera alguna otra restricción alimenticia.

Psyllium
En 2006, la FDA autorizó una premisa sanitaria que afirma que la cáscara de *psyllium* y el betaglucano contenido en la avena y la cebada puede reducir el riesgo de padecer cardiopatías. Muchos estudios experimentales y clínicos han demostrado que el *psyllium* reduce el colesterol, controla la glucosa y la insulina, y reduce los triglicéridos. En un estudio con diabéticos tipo 2, el grupo que consumió cáscaras de *psyllium* durante dos meses tuvo niveles de triglicéridos significativamente más bajos. En la página 342 podrás aprender más sobre el *psyllium*.

Salmón
En un estudio cruzado aleatorio sobre alimentación, a 25 adultos con elevaciones de lípidos entre normales y leves se les asignó una de tres dietas: una dieta control, una dieta con nuez de Castilla (como 40 g diarios) o una dieta de salmón (dos veces a la semana).

El colesterol total y el colesterol LDL se redujeron en gran medida con la dieta que incluía nuez, pero la dieta que incluía pescado produjo una dsiminución de los triglicéridos de 11%. En la página 343 encontrarás más beneficios del salmón.

...corazones no sabemos: los seis mejores alimentos para controlar la presión arterial

Échales un vistazo

Alimento	Cantidad
Almendras	30 g
Alubias blancas	1 taza
Cacao	30 g
Espinaca	1 taza
Frijoles de soya	225 g
Yogurt y leche	1 taza

Menciones honoríficas: Jitomates, kefir, sardinas, frijoles negros, jugo de naranja.

Mejores grupos alimenticios. Lácteos bajos en grasa, verduras verdes y naranjas, legumbres, frutas.

¿Qué es la hipertensión y por qué es preocupante? La hipertensión suele presentarse sin síntomas, por lo que se le conoce como "el asesino silencioso", aunque hay quienes experimentan dolores de cabeza cuando tienen la presión arterial alta. La hipertensión es un problema de salud cada vez mayor, pues se estima que afecta a uno de cada tres adultos en Estados Unidos (¡65 millones de personas!), mientras que otros 59 millones padecen prehipertensión. Por desgracia, es una epidemia en ascenso entre los jóvenes de hoy en día.

El corazón tiene la impresionante responsabilidad de bombear sangre a través del cuerpo, de modo que ésta lleve oxígeno y nutrientes vitales a donde sea que se necesiten. La fuerza con la cual la sangre pasa por los vasos sanguíneos puede medirse según la presión que ejerce contra el endotelio (los muros interiores de las arterias); ésa es la presión arterial. A ella se asocian dos cifras al hacer la lectura: presión sistólica (el número superior) y presión diastólica (el número inferior). La presión arterial sistólica representa la presión que se ejerce cuando el corazón expulsa la sangre, mientras que la presión diastólica es la que existe cuando el corazón está en reposo. La siguiente tabla representa los rangos normal e hipertenso para la presión sistólica y diastólica. También se incluye el rango de un trastorno conocido como hipotensión (presión arterial baja), el cual puede ser ocasionado por deshidrataciones, efectos secundarios de medicamentos y afecciones médicas subyacentes.

Un aspecto que contribuye a la hipertensión es la ateroesclerosis (endurecimiento de las arterias), la cual puede ser provocada por una mala alimentación, por inactividad, por motivos genéticos y por la hipertensión misma. Cuando la abertura por la cual pasa la sangre se hace más angosta, el corazón debe compensarlo bombeando más fuerte. Esto se convierte en un círculo vicioso porque la presión extra puede dañar el recubrimiento arterial. La reacción del cuerpo al daño es parcharlo con colesterol. Cada capa que se parcha hace cada vez menor el lumen (o diámetro) de las arterias, con lo cual incrementa cada vez más la presión. Si no se hace algo al respecto, esto puede provocar obstrucciones en las arterias cardiacas (cardiopatía) o en las cerebrales (apoplejía o derrame cerebral).

Categoría	Sistólica (número superior)		Diastólica (número inferior)
Hipotensión (tensión baja)	Menos de 90	o	Menos de 60
Normal	90-120	y	60-80
Prehipertensión	120-139	o	80-89
Hipertensión: fase 1	140-159	o	90-99
Hipertensión: fase 2	160 en adelante	o	100 en adelante

¿Sabías que…? La buena noticia es que la mayoría de los casos de hipertensión son reversibles por medio de una dieta moderada y de un cambio de hábitos. Las investigaciones demuestran que la dieta DASH es la intervención dietética más conocida para tratar la hipertensión. Para muchas personas, la combinación de dieta DASH con actividad física y otros hábitos positivos, como mantener un peso saludable, dejar de fumar, reducir el estrés y descansar adecuadamente, puede ser una alternativa permanente a los medicamentos para controlar la hipertensión.

Nutrientes clave y alimentos que se deben limitar:

- *Colesterol y grasas trans y saturadas.* Las grasas saturadas están implicadas en el aumento del colesterol en la sangre. Los estudios demuestran que remplazar las grasas malas (colesterol y grasas trans y saturadas) por grasas mono y poliinsaturadas ayuda a disminuir la presión sanguínea.
- *Sodio.* En un estudio sobre la dieta DASH, mencionado en el *Journal of Human Hypertension,* la restricción de sodio por sí sola lograba una reducción significativa tanto de la presión sistólica como de la diastólica. No se recomienda consumir más de 1 500 mg de sodio si se tiene hipertensión o se está en riesgo de padecerla.
- *Alcohol.* Como ya mencioné, la Asociación Cardiaca Estadounidense recomienda a los hombres no ingerir más de dos bebidas alcohólicas al día, y a las mujeres, no más de una. Exceder estas dosis fomenta la hipertensión.
- *Cafeína.* Los estudios muestran que el incremento en el consumo de cafeína durante periodos de mayor estrés aumenta la presión sanguínea y la producción de cortisol (hormona del estrés).

Nutrientes clave y alimentos que se deben incluir:

- *Potasio.* Es esencial lograr un equilibrio entre el sodio y el potasio para indicarle al endotelio que se ensanche con el fin de permitir un mayor flujo sanguíneo. Este proceso, conocido como vasodilatación, se ve afectado con la hipertensión. Una dieta alta en potasio estimula esa vasodilatación. Estudios realizados por la división de cardiología de la Universidad de Stanford han mostrado los efectos reductores de la presión sanguínea del potasio en ensayos aleatorios controlados. La investigación también revela que mientras haya más potasio y menos sodio en la dieta, es mayor la probabilidad de mantener lecturas normales de presión arterial. Muchas frutas, verduras, pescados y lácteos bajos en grasa se consideran buenas fuentes de potasio.

- *Calcio.* Las investigaciones muestran que la gente que ingiere poco calcio parece tener mayor riesgo de padecer hipertensión, y que consumir más calcio tiende a disminuir la presión arterial. Los alimentos ricos en calcio incluyen lácteos bajos en grasa, verduras de hoja verde, frijoles de soya, frutos secos y semillas, y pescados.
- *Magnesio.* Este mineral propicia la produción de prostaglandina E1, un poderoso vasodilatador. El magnesio también ayuda a mantener el equilibrio de sodio, potasio y calcio en las células. Las mejores fuentes de magnesio son los frijoles, los frutos secos, las verduras de hoja verde oscuro, el pollo, la carne magra y los granos integrales no refinados.

Esenciales de la dieta DASH:

- Fibra (30 g al día)
- Colesterol (150 mg al día)
- Frutas (4 o 5 porciones al día)
- Verduras (4 o 5 porciones al día)
- Granos integrales (6 a 8 porciones al día)
- Lácteos bajos en grasa/sin grasa (2 a 3 porciones al día)
- Carnes magras, pollo y pescado (170 g al día)
- Frutos secos, semillas y legumbres (4 o 5 porciones a la semana)
- Grasas saludables (2 a 3 porciones al día)
- Dulces (5 porciones a la semana o menos)
- Sodio (1 500 mg al día)

¿Suplementos? Los estudios han demostrado que los suplementos de potasio pueden reducir la presión arterial, pero rara vez se recomienda que se consuman sin supervisión médica, pues una dosis muy elevada podría provocarte un paro cardiaco. Hay dos opciones más saludables: prueba con hojas de betabel y alubias blancas (en la página 125 encontrarás más alimentos ricos en potasio). Un estudio realizado por el Departamento de Epidemiología de la Universidad de Pittsburgh descubrió que los suplementos de calcio provocan una disminución de la presión diastólica. Un estudio de repaso reciente también reveló que usar aceite de pescado como suplemento reducía de forma moderada la presión sistólica durante un periodo de 12 semanas.

¡Alimento que sorprende!

Aunque la ingesta alta de cafeína se ha vinculado con la hipertensión en algunos individuos, los estudios epidemiológicos sugieren que el café negro no descafeinado y el té verde pueden reducir el riesgo tanto de enfermedad coronaria como de cardiopatía de 10 a 20%. En animales intolerantes a la sal, las epicatequinas, un grupo especial de nutrientes de origen vegetal que se encuentran en el té verde, ayudan a reducir la presión sanguínea. Los científicos han descubierto que beber té negro también permite evitar la vasoconstricción. Asimismo, los flavonoides contenidos en el té se vinculan con pérdida de peso y de grasa abdominal, lo cual, a su vez, ayuda a controlar la presión arterial.

Almendras

El doctor David Jenkins, de la Universidad de Toronto, desarrollador de la famosa dieta "Portafolio" que incluye almendras como parte integral, descubrió que los sujetos que se apegaban a esta dieta durante un año experimentaban una reducción significativa de la presión arterial y del colesterol, la cual atribuye principalmente a la ingesta de almendras. En la página 336 encontrarás información adicional sobre este fruto supersaludable.

Alubias blancas

Diversos estudios demuestran que los individuos que consumen alimentos altos en fibra, como los frijoles y las alubias, tienden a experimentar niveles menores de presión arterial. Una investigación observó los efectos del magnesio y del potasio (minerales contenidos en gran medida en los frijoles), y descubrió que los hombres que consumían dichos alimentos tenían un riesgo sustancialmente menor de padecer una apoplejía. Un estudio publicado en marzo de 2014 en el *Journal of Hypertension* muestra que agregar fibra dietética a la dieta se asocia con una reducción significativa de la presión tanto sistólica como diastólica en pacientes con hipertensión. Estudios presentados por *Nutrition Reviews* demuestran que aumentar la ingesta de fibra reduce la presión sanguínea y los niveles de colesterol en suero. Si quieres saber más sobre este frijol, consulta la página 336.

Espinacas

En un estudio que dio seguimiento durante 21 años a casi 4 400 hombres y mujeres, quienes consumieron más alimentos ricos en folato, como espinaca y otras verduras de hoja verde oscura, eran menos propensos a tener hipertensión después. Conoce más sobre esta verdura en la página 339.

Cacao

El cacao, un antiguo remedio para los mayas, sólo hasta hace poco fue reconocido como tal por la ciencia moderna. Muchos productos contienen polvo de cacao alcalinizado para dar al cacao un color más oscuro, un sabor más agradable y una mayor solubilidad. No obstante, este proceso también elimina el contenido de flavanoles y disminuye los beneficios que aportan a la salud. Un repaso a la bibliografía científica demuestra que hay evidencias sólidas de que los flavanoles contenidos en el cacao disminuyen la presión sanguínea, mejoran la función endotelial vascular y optimizan la circulación. Más de 250 estudios muestran que el cacao natural y el chocolate oscuro pueden tener propiedades que contribuyen a la salud cardiovascular. En la página 337 encontrarás más sobre estos beneficios.

Frijoles de soya

Los resultados de un ensayo aleatorio y controlado que incluía a 352 adultos, demostró que la proteína de soya agregada a la dieta reduce la presión sistólica entre quienes han sido diagnosticados como prehipertensos e hipertensos en fase 1. El estudio también mostró que remplazar parcialmente los carbohidratos refinados con proteína de soya puede ser útil tanto para prevenir como para tratar la hipertensión. En la página 344 encontrarás más información sobre las múltiples virtudes de la soya.

Yogurt

Un metaanálisis reciente que investigó a más de 45 000 individuos descubrió que los sujetos que consumían más de tres porciones diarias de lácteos como el yogurt experimentaban una disminución significativa de la presión sanguínea, en comparación con quienes consumían menos de media porción diaria. En la página 344 encontrarás más razones por las cuales consumir este alimento.

Capítulo 6

Dulce amargura

El bajón: los siete mejores alimentos para aliviar la hipoglucemia

Incluye recomendaciones alimenticias de Toby Smithson, nutrióloga certificada y experta en alimentación, creadora de Diabetes EveryDay.com

Échales un vistazo

Alimento	Cantidad
Chabacano	9
Jelly beans	20 pequeños
Jugo de fruta o refresco	½ taza
Miel	1 cucharada
Naranjas	1 grande
Tabletas de glucosa	4
Gel de glucosa	1 cucharada
Jarabe de maíz	1 cucharada
Uva pasa	2 cucharadas

Menciones honoríficas. Azúcar de mesa, mermelada, gomitas, caramelo, betún.

¿Qué es la hipoglucemia? La hipoglucemia, o niveles bajos de azúcar en la sangre, ocurre cuando los niveles de glucosa caen por debajo de los 70 mg/dl. La causa más común suelen ser los efectos secundarios de los medicamentos utilizados para el tratamiento de la diabetes; no obstante, otras medicinas y otros trastornos también disminuyen los niveles de glucosa. En el caso de diabéticos que los consumen, la hipoglucemia puede ser resultado de comer porciones muy pequeñas, de no comer a la hora debida o de saltarse las comidas; de incrementar la actividad física, o de consumir bebidas alcohólicas. Los síntomas de hipoglucemia incluyen fatiga, mareo, dolores de cabeza, irritabilidad, desmayos, depresión, ansiedad, antojo de algo dulce, confusión, sudoraciones nocturnas, debilidad en las piernas, hinchazón en los pies, opresión en el pecho, hambre constante, hábitos nerviosos, trastornos mentales e insomnio.

Los consejos de Toby

Toby Smithson, nutrióloga certificada, es portavoz de la Academia de Nutrición y Alimentación, y experta en diabetes, dado que ha controlado su propia diabetes durante las últimas cuatro décadas.

La forma más efectiva de tratar la hipoglucemia es con tabletas o con gel de glucosa. No obstante, si la situación no es apremiante, funcionan bien otras opciones más sabrosas, como los caramelos, el refresco, el azúcar de mesa, la miel o el jugo. Evita los carbohidratos combinados con grasas o con proteínas, pues su contenido puede alterar la velocidad a la que se absorbe la glucosa en la sangre. Cuando la gente tiene niveles bajos de azúcar en la sangre, suele sentir que come cantidades exorbitantes. Es importante seguir la "regla de 15" para evitar un rebote de hiperglucemia.

1. Mide tu nivel de azúcar en la sangre.
2. Si es de 70 mg/dl o menor, come 15 g de una fuente de carbohidratos de acción inmediata.
3. Repite la medición en 15 minutos. Si el nivel de azúcar sigue siendo de 70 mg/dl o inferior, toma otros 15 g de carbohidratos.

¿Sabías que...? La hipoglucemia es más común en personas con diabetes tipo 1. Casi 26 millones de niños y adultos en Estados

Unidos padecen diabetes y se estima que 79 millones tienen prediabetes. Las complicaciones de esta enfermedad incluyen cardiopatías, apoplejías, hipertensión, ceguera, fallos renales, neuropatías y amputaciones. En 2007, el costo de la diabetes en Estados Unidos fue de casi 174 000 millones de dólares, incluyendo 8 000 millones de dólares de gastos indirectos, como discapacidad, pérdida del trabajo y mortalidad prematura.

Chabacanos

Hay cerca de 40 variedades distintas de chabacanos, todas las cuales son excelentes fuentes de vitamina A. También son una buena fuente de fibra, potasio y vitamina C. Ocho chabacanos secos aportan 15 g de carbohidratos. Son fáciles de llevar contigo para tratar la hipoglucemia. Los chabacanos también son una excelente fuente de potasio, el cual ayuda a mantener el equilibrio de electrolitos si sudas como consecuencia de la hipoglucemia.

Jelly beans

Jamás pensé que recomendaría un dulce en alguno de mis libros, pero helo aquí. Ten en mente que la hipoglucemia puede ser mortal, por lo que estamos hablando aquí de una dulce medicina para emergencias. ¿De acuerdo? Lo mismo aplica para las tabletas de glucosa: tienen un alto índice glucémico y se recomiendan como azúcares de acción inmediata para el tratamiento de la hipoglucemia. Aunque otros caramelos también sirven, a Toby le agradan éstos porque son portátiles, no ensucian y son fáciles de dividir en dosis, además de que vienen en una gran variedad de sabores. Si tienes hipoglucemia, come unos cuantos, pero no te excedas, porque también son muy efectivos para elevar el azúcar por encima de los niveles deseados.

> Se sabe que al presidente Ronald Reagan le encantaban los *jelly beans*. De hecho, el de mora azul fue inventado para la inauguración de Reagan en 1981. El primer *jelly bean* fue desarrollado en el siglo XIX por un dulcero estadounidense.

Jugo de fruta o refresco

Todos los jugos y los refrescos contienen más o menos la misma cantidad de carbohidratos. Sin embargo, en el caso de los primeros, no todos tienen el mismo impacto en los niveles de azúcar en la sangre. Media taza de jugo de manzana, arándano, naranja o uva (los más populares para aumentar el nivel de azúcar en la sangre) contiene 15 gramos de carbohidratos, y se pueden conseguir en contenedores que no requieren refrigeración. Lee la información nutrimental presente en la etiqueta para determinar la porción correcta con el fin de obtener 15 g de carbohidratos.

Miel

La miel es producida por abejas que descomponen la sacarosa del néctar de las flores. El resultado es un jarabe espeso que contiene glucosa, fructosa, agua y una cantidad mínima de nutrientes variados, como vitaminas, minerales y aminoácidos, los cuales se absorben rápidamente en el torrente sanguíneo. Una cucharada contiene 17 g de carbohidrato. Su color y su sabor dependen de la especie de planta de la que proviene el néctar. La excepción a esa regla es la miel de trébol (alta en antioxidantes) y la miel de mezquite (baja en antioxidantes). La Asociación Estadounidese de Diabetes recomienda administrar una cucharada de miel cuando aparezcan los síntomas de hipoglucemia. La proporción glucosa a fructosa de la miel es uno a uno, y aunque no se absorbe tan rápido como el azúcar de mesa, es una mejor opción en términos generales por su contenido de antioxidantes.

Naranjas y jugo de naranja

Una naranja mediana contiene una porción de 15 g de carbohidratos. A Toby le gustan las naranjas porque no son costosas, son fáciles de encontrar y sencillas de traer en el auto o en la bolsa, lo cual las convierte en un tentempié conveniente para prevenir los episodios hipoglucémicos. Las naranjas enlatadas y el jugo de naranja también son alternativas de azúcar inmediata. En las páginas 73 y 201 encontrarás más beneficios del jugo de naranja.

Tabletas/gel de glucosa o jarabe de maíz

No encontrarás estos productos en ninguna otra parte del libro, pues sólo tienen un propósito y proporcionan un beneficio. Si no tienes diabetes ni hipoglucemia reactiva, no hay razón alguna para agregar glucosa o jarabe de maíz a tu dieta. En pocas palabras, las tabletas de glucosa y los geles contienen 100% de glucosa y son la solución más veloz para elevar la glucosa a niveles normales. El jarabe de maíz, el cual está hecho a partir del almidón del maíz, posee entre 15 y 20% de dextrosa (glucosa). No es tan dulce como el azúcar (sacarosa). De hecho, prácticamente no tiene sabor, pero sigue siendo útil como endulzante en la industria alimenticia porque tarda menos en cristalizarse que el azúcar. Tres estudios pequeños realizados en adultos demuestran que la glucosa por vía oral es el mejor tratamiento para la hipoglucemia. La Asociación Estadounidense de Diabetes recomienda la glucosa como el tratamiento principal, aunque también señala que puede usarse cualquier fuente de carbohidratos. La Asociación Canadiense de Diabetes y la Sociedad Internacional de Diabetes Infantil y Adolescente recomiendan tanto la glucosa como la sacarosa, pues ambas son significativamente más efectivas que la fructosa para tratar la hipoglucemia en diabetes infantil.

Uva pasa

Las pasas tienen una cantidad moderada de fibra, pero su concentración de azúcar es suficiente como para superar la capacidad de la fibra de frenar la absorción de azúcar. La Asociación Estadounidense de Diabetes las recomienda para subir el nivel de azúcar, y además son convenientes y poco costosas, lo cual las hace una excelente opción para personas que son propensas a tener episodios de hipoglucemia agudos. Como alternativa a las pasas, a Toby le gusta usar uvas congeladas: 17 uvas representan una porción de 15 g de carbohidratos. "Compro uvas cuando es temporada y las congelo en bolsas que contienen una porción. Dependiendo de qué tan baja sea la medición de azúcar, puedo ajustar con facilidad cuántas uvas comerme, de modo que no termine con niveles mucho mayores que no deseo."

> Alrededor de 99.5% de las uvas pasa que se comen en Estados Unidos y 40% de las que se consumen en el resto del mundo provienen de California.

El acelere: los siete mejores alimentos para controlar el azúcar en la sangre

Incluye recomendaciones alimenticias de Toby Smithson, nutrióloga certificada y experta en alimentación, creadora de Diabetes EveryDay.com

Échales un vistazo

Alimento	Cantidad
Aceite de oliva	1 cucharada
Avena (cocida)	½ taza
Cebada (cocida)	½ taza
Frijoles (cocidos)	1 taza
Frutos secos	30 g
Salmón salvaje (cocido)	85 g
Yogurt griego	1 taza

Menciones honoríficas. Té verde, albahaca, granos integrales, verduras frescas, verduras marinas, levadura de cerveza y *ejercicio*.

Mejores grupos alimenticios. Granos integrales, verduras, legumbres, frutos secos y semillas, lácteos bajos en grasa, moras.

¿Qué es la hiperglucemia? La hiperglucemia, o niveles altos de azúcar en la sangre, puede hacer estragos en el cuerpo, causando daño permanente a tejidos y órganos. Por lo regular, este trastorno no se presenta en individuos sanos o que no padecen diabetes. Por desgracia (o por fortuna, dependiendo del cristal con que lo mires), muchas personas descubren por primera vez que tienen diabetes después de una medición de la glucosa en la sangre anormalmente alta.

Cifras de azúcar en sangre	
Glucosa en sangre en ayunas	Medición (mg/dl)
Glucosa en sangre saludable	Por debajo de 100

Cifras de azúcar en sangre	
Prediabetes	100-125
Diabetes	Más de 125*

* El diagnóstico de diabetes suele determinarse por medio de mediciones anormales de niveles de glucosa en ayunas en dos días distintos. No obstante, el médico puede solicitar estudios adicionales, como prueba oral de tolerancia a glucosa y análisis de sangre adicionales. Si sospechas que tienes diabetes, consulta a tu médico.

Los niveles altos de glucosa en personas que tienen diabetes pueden deberse a una serie de factores, incluyendo ingesta excesiva de carbohidratos, tomar la insulina o los medicamentos para disminuir la glucosa con retraso o en cantidades inapropiadas, padecer una infección u otra enfermedad, estar estresado, ser inactivo o excederse al realizar actividad extenuante. Además de la diabetes, hay otras afecciones y circunstancias que pueden elevar el azúcar en la sangre, incluyendo medicamentos como esteroides, estrés intenso, anormalidades de la hormona de crecimiento, infarto, apoplejía y síndrome de Cushing. Los síntomas de hiperglucemia suelen incluir sed frecuente que no se sacia al beber fluidos, dolor de cabeza, dificultad para concentrarse, visión borrosa, necesidad frecuente de orinar, fatiga y pérdida de peso.

La hiperglucemia no tratada puede derivar en una condición llamada cetoacidosis, o, peor aún, en un coma diabético. La hiperglucemia prolongada puede provocar infecciones vaginales o dérmicas crónicas; también puede dificultar que sanen las heridas, lo cual deriva en la posible amputación de extremidades, disminución o pérdida de la vista, daño nervioso temporal o permanente (neuropatía) y problemas estomacales e intestinales.

¿Sabías que...? Una sesión de ejercicio (sin importar la intensidad) mejora la glucosa en la sangre ese día y el siguiente. Realizar actividad física, llevar una dieta saludable y tener cuidados médicos adecuados, es la mejor forma de controlar la glucosa en la sangre.

Aceite de oliva extravirgen
El exceso de grasas en la dieta de los diabéticos suele traer consigo problemas. No obstante, se ha demostrado que los alimentos

El aceite de oliva llegó al continente americano durante el siglo XVI, cuando los misioneros franciscanos que llegaron a establecerse a California llevaron consigo olivos.

que contienen grasas monoinsaturadas disminuyen la incidencia de síndrome metabólico, un trastorno previo a la prediabetes. Se ha observado también que el consumo de aceite de oliva disminuye a la mitad el riesgo de desarrollar diabetes tipo 2 y de padecer cardiopatías. En la página 151 encontrarás el perfil completo de este maravilloso aceite, que es fundamental para la dieta mediterránea.

Avena

El betaglucano presente en la avena ha demostrado que modera los niveles posprandiales de glucosa en la sangre y mejora la respuesta a la insulina. Algunos estudios han revelado que la avena y sus extractos que contienen fibra soluble controlan la glucosa, la insulina y la respuesta al glucagón cuando se consumen carbohidratos. La avena también ayuda a controlar el apetito al prolongar la sensación de saciedad. Un estudio realizado entre diabéticos que no tienen bajo control la enfermedad descubrió que comer avena diariamente redujo sus requerimientos de insulina casi 40%. En la página 337 encontrarás más información sobre los múltiples beneficios de la avena.

Cebada

La presentación más común es la cebada perla, que es lo que queda después de eliminar la capa exterior no comestible. No obstante, en la actualidad se están cultivando variedades sin cáscara. Además de ser una excelente fuente de fibra, magnesio, niacina y fósforo, la cebada es el grano que más aporta cromo, el cual ayuda a controlar la glucosa. De todos los granos, es el que tiene mayor contenido de beta-glucanos, los cuales reducen el colesterol, y es una buena fuente de fibra tanto insoluble como soluble, la cual ayuda a bloquear la absorción de colesterol que contribuye a la formación de placa en las arterias que suele afligir a quienes no tienen bien controlada la diabetes. Una comida que contiene cebada mejora significativamente la respuesta a la insulina posprandial en el caso de mujeres obesas con riesgo de desarrollar resistencia a la insulina. Aunque la cebada es alta en carbohidratos, se ha demostrado que ayuda a mejorar la sensibilidad a la insulina y permite tener un mejor control de la glucosa.

Frijoles

Los frijoles se digieren lentamente, con lo que promueven un aumento muy gradual del azúcar en la sangre. Una dieta con bajo índice glucémico que incluye frijoles reduce la hiperglucemia en niños con diabetes tipo 1. Los frijoles de soya contienen isoflavonas que ayudan a controlar la diabetes mellitus no dependiente de insulina. En las páginas 339 y 344 encontrarás más información sobre las virtudes de los frijoles.

Frutos secos

Los frutos secos de todo tipo promueven la buena salud y ayudan a controlar la glucosa en la sangre. Los frutos de árboles son buenas fuentes de vitaminas B, fibra, hierro, proteína y zinc. También son una excelente fuente de grasas monoinsaturadas y poliinsaturadas, y son bajos en grasas saturadas. Los frutos secos reducen la presión sanguínea y la inflamación, y contribuyen a la sensación de saciedad, con lo cual ayudan a controlar el peso. El consumo de almendras en particular ha demostrado que disminuye la glucosa en sangre posprandial, mejora la producción de insulina y disminuye el daño oxidativo en el cuerpo, además de minimizar las fluctuaciones en los niveles de azúcar en la sangre. Los estudios realizados con nueces de Castilla han señalado mejorías en el flujo sanguíneo, en la pérdida de peso y el control del peso, en la regulación de los niveles de insulina y en los niveles de lípidos en adultos con diabetes tipo 2.

Una legumbre que suele ser agrupada con los frutos secos y que aporta beneficios impresionantes para equilibrar el azúcar en la sangre es el cacahuate; una dosis diaria (40 g) disminuye el riesgo de padecer diabetes en 25%. En la página 337 encontrarás más sobre este pariente cercano de los frijoles.

Salmón salvaje

El salmón salvaje es una de las mayores fuentes de vitamina D, así como una excelente fuente de niacina y proteínas, y una buena fuente de ácidos grasos omega 3, selenio y vitamina B$_6$. La deficiencia de vitamina D se vincula con muchas enfermedades, incluyendo la osteoporosis, las enfermedades cardiovasculares y la esclerosis múltiple, y se asocia también con el desarrollo de diabetes tipo 1, tipo 2 y síndrome metabólico. Esta vitamina también está involucrada en la producción de insulina en el cuerpo. Cualquier tipo de salmón es igualmente una fuente significativa de ácidos grasos omega 3, los cuales disminuyen la inflamación crónica y la resistencia a la insulina. Según Toby, "este alimento bajo en grasas saturadas y alto en proteínas ayuda a mantenerse lleno sin que se obstruyan las arterias". Si quieres saber más sobre este pescado graso, consulta la página 343.

Yogurt griego

Los investigadores han descubierto recientemente que un ácido llamado ácido transpalmitoleico, el cual se encuentra en los lácteos, puede reducir el riesgo de padecer diabetes. Las personas que consumieron los niveles más altos de ácido transpalmitoleico redujeron su riesgo de desarrollar diabetes tipo 2 en más de 50%, en comparación con quienes consumieron la menor cantidad del mismo. El ácido transpalmitoleico está presente en todos los lácteos, pero la ventaja extra del yogurt griego bajo en grasas es el poder de la proteína (el doble que el yogurt normal) para mantenerte lleno y satisfecho. Si quieres saber más sobre el yogurt, consulta la página 344.

Capítulo 7

Mayoría oral

ME QUITAS EL ALIENTO: LOS SIETE MEJORES ALIMENTOS PARA COMBATIR EL MAL ALIENTO

Échales un vistazo

Alimento	Cantidad
Cerezas	1 taza
Lechuga	2 tazas
Leche	1 taza
Manzanas	1 pequeña
Peras	1 mediana
Té verde	1 taza
Yogurt o kefir	1 taza

Menciones honoríficas. Agua, ciruelas pasa, duraznos, ciruelas, chabacanos, moras, plátanos, miel, agave, aguacate, menta, chicle, canela, albahaca, hongos, cardamomo, lechuga, endivias, berenjena, arándano.

Menciones deshonrosas. Tabaco, alcohol, alimentos picantes, azúcar, café, té negro, cebolla, ajo.

¿Qué es el mal aliento? Comer alimentos que traen asociado un olor fuerte pueden provocar halitosis, o mal aliento. No obstante, la principal fuerza detrás de la halitosis crónica es el mal cuidado dental. No usar hilo dental ni lavarse bien los dientes permite que las partículas de alimentos se queden en la boca y alimenten las bacterias causantes del mal aliento. Si se ignora la higiene dental durante mucho tiempo, puede provocar enfermedad periodontal, la cual se presenta cuando la placa se acumula en los dientes. El crecimiento excesivo de bacterias también puede provocar infecciones en la boca causadas por levaduras y caries. Lavarte lo dientes y la lengua dos veces al día, y usar hilo dental una vez al día, puede ser de gran ayuda para disminuir el mal olor bucal. Realizarse limpiezas profesionales dos veces al año y hacerse revisiones dentales para descartar caries y enfermedad periodontal es esencial para tener un dulce aliento.

¿Ya lo hiciste todo y no pasó nada? Si sigues teniendo un aliento asesino, examina estos factores para determinar su origen: fumar, beber alcohol, resequedad en la boca o deshidratación, periodos de ayuno prolongados, ciertos medicamentos, dietas bajas en carbohidratos y altas en proteínas, u otros problemas de salud, sobre todo trastornos digestivos como reflujo, acidez y estreñimiento. Los alimentos con olor penetrante a veces necesitan terminar su trayecto por el organismo antes de que el mal aliento desaparezca; no obstante, el olor de algunos alimentos, como el ajo, puede detectarse incluso a través de la piel.

¿Sabías que...? Se estima que 65% de los estadounidenses tienen mal aliento. Al año se gastan cerca de mil millones de dólares en productos como chicle y mentas, los cuales enmascaran el mal aliento, pero no eliminan sus causas.

Cerezas

Aunque hay varios tipos de cerezas, todas caen en dos categorías generales: dulces o agrias. Las cerezas son una buena fuente de fibra y de vitamina C. Además, los antioxidantes que contienen ayudan a mantener la inflamación a raya, y se cree que algunos de los fitonutrientes de esta fruta, como las antocianinas que le dan su maravilloso color rojo, ayudan a eliminar el olor del metilmercaptano, el gas incoloro que liberan la materia orgánica en descomposición y el ajo.

Lechuga

Por lo regular se cree que es la menos nutritiva de las verduras, pero puede ser una de las herramientas más accesibles y efectivas para combatir el aliento de dragón e impedir que tus familiares y amigos se alejen de ti. La italiana, que es un ejemplo de una variedad superior en términos nutricionales, contiene más vitamina A y C que casi todas las demás, además de tener luteína y zeaxantina, nutrientes de origen vegetal que promueven la salud oftálmica y de otras partes del cuerpo. Estudios realizados en seres humanos muestran que la lechuga es excelente para eliminar el olor del metilmercaptano.

Manzanas

En un estudio que evaluó el efecto de varias frutas y verduras para combatir el aliento a ajo, se descubrió que comer una manzana reducía ese olor de forma significativa. La vitamina C y la saliva que se produce al comer la manzana pueden también tener un efecto positivo para mantener el aliento fresco. En la página 291 encontrarás más información sobre esta saludable fruta.

> El juego de agarrar manzanas con la boca empezó como una tradición celta de Año Nuevo para predecir quién sería el futuro esposo o la futura esposa.

Leche

Hay estudios que demuestran que la leche de vaca disminuye el olor de muchas sustancias apestosas, como los tioles, los sulfatos y los disulfatos que suelen hallarse en los alimentos de la familia *Allium* (ajo, cebolla, poro, cebollín). En este caso, la leche entera parece ser más efectiva que la variante descremada. En la página 341 averiguarás por qué otras razones la leche es buena para la salud.

> La evidencia más antigua de ordeña de animales se encontró en pinturas rupestres en una cueva del Sahara libio. La ordeña y la producción de leche data del 5000 a.C.

Peras

Las peras saben mucho mejor cuando maduran lejos de el árbol que en él. Al igual que las manzanas, son una excelente fuente de fibra, en particular de fibras insolubles como celulosa, hemicelulosa, lignano y pectina, que, según algunas investigaciones, ayuda a combatir las cardiopatías, la diabetes y el cáncer. También son una buena fuente de vitamina C. Se sabe que son efectivas para reducir las flemas, que son una fuente de mal aliento. Asimismo, en un estudio se encontró que comer pera verde (no madura) redujo significativamente el mal aliento provocado por comer ajo.

Té verde

Tanto el té verde como el negro provienen de la misma planta, *Camellia sinensis*. No obstante, el té verde es una fuente mucho más rica de epigalocatequina galato (ECGC), sujeto de muchas investigaciones por sus propiedades para combatir el cáncer y perseguir a los radicales libres. Los polifenoles del té verde combaten las bacterias que provocan caries y neutralizan los componentes que producen olor a sulfuro provenientes de otros alimentos y de bacterias dañinas.

Yogurt

Una dosis diaria de yogurt reduce el apestoso olor del sulfato de hidrógeno, según algunos estudios. Esto puede deberse a que ciertas cepas de bacterias buenas, como el *Streptococcus thermophilus* y el *Lactobacillus bulgaricus*, compiten por el espacio con las bacterias malas que contribuyen al mal aliento. En la página 344 encontrarás todos los datos jugosos de este alimento fermentado.

Diente por diente: los siete mejores alimentos para combatir las caries

Incluye consejos nutricionales de la especialista Toby Amidor, nutrióloga certificada, consultora y propietaria de tobyamidonutrition.com

Échales un vistazo

Alimento	Cantidad
Arándanos	1 taza
Cacahuates	30 g

Alimento	Cantidad
Cacao	1 cucharada
Manzanas	1 pequeña o ½ grande
Queso	40 g de queso curado, ½ taza de queso rallado
Té negro	1 taza
Yogurt o kefir	1 taza

Menciones honoríficas. Lácteos, granos integrales, moras, frutos secos y semillas, fruta fresca, verduras como el apio y las zanahorias, salmón y otros pescados grasos, chocolate amargo, miel, regaliz y xilitol (endulzante).

¿Qué son las caries? Las caries son infecciones que implican la destrucción del esmalte dental. Esto ocurre cuando azúcares simples se quedan en los dientes durante algún tiempo y promueven el crecimiento y la multiplicación de bacterias bucales destructoras que erosionan el esmalte dental. Según la Asociación Dental Estadounidense, la buena noticia es que se pueden prevenir las caries siguiendo estos cuatro sencillos pasos: *1)* Lavarse los dientes dos veces al día con una pasta fluorada, *2)* limpiarse con hilo dental diariamente, *3)* comer alimentos nutritivos y limitar la ingesta de tentempiés azucarados y *4)* hacerte limpiezas profesionales con regularidad y visitar a tu dentista.

¿Sabías que...? ¡Las caries no son cosa sólo de niños! El envejecimiento predispone a los adultos a tener caries porque las encías se retraen y hay una mayor incidencia y riesgo de padecer enfermedad periodontal. Esto pone a los adultos en riesgo de acumular placa dental, sobre todo los mayores de 50 años que además son propensos al debilitamiento de las raíces de los dientes. Asimismo, los empastes dentales también envejecen, por lo cual los que te pusieron cuando eras joven pueden debilitarse, fracturarse e incluso tener filtraciones conforme envejezcas. Las bacterias pueden aprovecharse de estas fisuras y ¡bam! ¡Caries!

Arándanos

Los flavonoides son famosos por su efecto antimicrobiano, además de que se cree que ayudan a prevenir el deterioro dental. Los arándanos, al igual que muchas otras moras, son ricos en estos componentes y en ácidos orgánicos. Los flavonoides contenidos en los arándanos y las moras azules inhiben la capacidad de las bacterias para adherirse a las superficies (es el mismo mecanismo que evita que la bacteria *E. coli* se adhiera a las paredes de la vejiga y cause infecciones del tracto urinario, razón por la cual se suele "recetar" arándano para prevenir dichas infecciones). Un estudio demostró que los arándanos redujeron el número de bacterias en la saliva que fomentan la formación de caries.

Cacahuates

Los cacahuates son uno de los pocos alimentos cariogénicos (que causan caries) que puedes comer. Como ya hemos dicho, pertenecen a la familia de las legumbres y no de los frutos secos, pero igualmente son una excelente fuente de manganeso y niacina, así como una buena fuente de cobre, fibra, folato, magnesio, fósforo, tiamina, vitamina E y zinc. Los cacahuates superan a su derivado, la mantequilla de maní. Aunque ambos contienen la misma fibra, los científicos creen que comer alimentos que requieren ser masticados disminuye la formación de placa dental. Por lo tanto, masticar cacahuates estimula la producción de saliva y mejora su flujo. Por otro lado, comer cacahuates también se asocia con un menor riesgo de padecer enfermedades crónicas, como diabetes, cardiopatía, cáncer de vejiga y de colon, y obesidad.

Cacao

¿Qué tienen en común el té, el café y el cacao? ¡Polifenoles! Sí, estos nutrientes de origen vegetal únicos en su especie ayudan a prevenir las caries gracias a su capacidad para combatir las bacterias. Los polifenoles del cacao reducen la formación de ácido proveniente de estreptococos y *S. sanguinis*, la chica mala que produce ácido cáustico, el cual hace agujeros en los dientes. ¿Quién se lo habría imaginado? Ahora bien, estamos hablando del cacao en polvo, *no* del chocolate azucarado. El extracto de cacao se administró a través del agua a ratas de laboratorio infectadas con estreptococos. Las que bebieron el extracto de cacao exhibieron una reducción significativa del índice de crecimiento de la glucosiltransferasa, una enzima que ayuda a la placa a adherirse al esmalte dental. El resultado final del estudio fue una menor incidencia de caries. En la página 187 encontrarás todas las demás propiedades del cacao.

Manzanas

La Organización Mundial de la Salud recomienda incrementar el consumo de frutas y verduras como objetivo alimenticio para mejorar la salud bucal y la salud en general. Una manzana al día puede mantener al dentista lejos de tu vida. Masticar manzanas, que son ricas en fibra, ayuda a que la saliva fluya y limpie los dientes, y los flavonoides de las manzanas inhiben el crecimiento bacteriano en la boca, según estudios experimentales en animales y estudios de intervención. En la página 291 encontrarás el increíble perfil de esta fruta y los otros nutrientes que contiene.

Queso

Comer queso mejora la salud bucal al prevenir la pérdida de minerales de los dientes. Asimismo, el queso contiene caseína, un tipo de proteína que ayuda a remineralizar el esmalte dental, lo cual, a su vez, permite contrarrestar los ácidos que provocan el deterioro dental. No necesitas consumirlo en grandes cantidades; apenas 5 gramos de queso bastan para reducir las caries. Uno de los primeros estudios sobre el uso del queso para la prevención de caries implicó alimentar ratas con queso Emmental y pan, lo cual resultó en una menor prevalencia de deterioro dental. Descubre otros beneficios de este lácteo en las páginas 342 y 343.

Té negro

Bebe té negro sin endulzar, pues los azúcares aumentan el riesgo de padecer caries. Si es muy necesario, utiliza endulzantes que no sean azúcares, como Stevia, o agrega endulzantes tradicionales ocasionalmente. Los consumidores de té negro, *oolong* y verde pueden estar protegiendo sus dientes al beber té de forma regular. Los flavonoles, como la epigalocatequina, abundan en el té y se ha demostrado que disminuyen el crecimiento de bacterias dañinas. Asimismo, las hojas de té contienen flúor, un mineral que promueve la salud oral al ayudar a fortalecer la composición mineral de los dientes. Investigadores de la Universidad de Illinois, en Chicago, encontraron sustancias químicas naturales en el té negro que inhiben el crecimiento de la glucosiltransferasa. En la página 211 encontrarás más razones para beber té.

El consejo de Toby

¡Haz tu té con agua de la llave!

Dado que a las reservas de agua suele agregárseles flúor, cocinar con agua de la llave o usarla para el té o el café matutino puede servir para prevenir la formación de caries. Si el agua potable que consumes no tiene flúor, busca agua embotellada con flúor añadido o lávate los dientes con pasta dental que contenga flúor.

Yogurt o kefir

El kefir simple o el yogurt, combinados con fruta fresca dulce y llena de fibra, actúan como cepillo de dientes natural que impide que los azúcares se adhieran. El truco es que tú le añadas la fruta, para que tenga mejor textura y menos azúcar. El yogurt contiene calcio y fósforo, dos minerales necesarios para remineralizar los dientes que por lo regular son eliminados por los ácidos de la boca. Un estudio realizado en 2 058 niños de tres años mostró que consumir lácteos fermentados diariamente se asocia con una menor incidencia de caries. Asimismo, los adultos que beben yogurt, leche fermentada y bebidas lácteas fermentadas tienen niveles de pH menos ácidos que están por debajo de los niveles críticos que fomentan la corrosión del esmalte dental.

Encías y rencillas: los siete mejores alimentos para combatir la enfermedad periodontal

Incluye consejos nutricionales de la especialista Toby Amidor, nutrióloga certificada, consultora y propietaria de TobyAmidorNutrition.com

Échales un vistazo

Alimento	Cantidad
Espinaca (cruda)	2 tazas
Espinaca (cocida)	1 taza
Jugo de zanahoria	1 taza
Kefir o yogurt	1 taza
Pimientos	1 taza
Quinoa (cocida)	½ taza
Salmón (cocido)	85 g
Té verde	1 taza

Menciones honoríficas. Camote, papa blanca, calabaza, zanahoria, lácteos sin azúcar y bajos en grasa, cítricos, granos integrales, frutos secos y mantequillas de los mismos, semillas.

¿Qué es la enfermedad periodontal? La enfermedad periodontal se presenta cuando las encías y el tejido de apoyo se infectan y se inflaman. Este proceso se suscita a partir de la acumulación de placa en los dientes y del endurecimiento de sarro bajo la línea de las encías. Los primeros síntomas de gingivitis, un tipo leve de enfermedad periodontal, incluyen sangrado de encías, aun cuando el lavado con el cepillo de dientes sea muy suave. El cepillado de dientes diario y el uso frecuente de hilo dental, sumado a la limpieza profesional regular, suelen ser suficientes para combatirla.

¿Sabías que...? Hay muchos nutrientes que contribuyen a la salud oral. El folato y las vitaminas A y C ayudan a las mucosas y al tejido conectivo a desarrollarse y a repararse de forma adecuada. El calcio, el fósforo y las proteínas son componentes importantes del colágeno, los dientes y los huesos. Los ácidos grasos omega 3 y la vitamina D, por su parte, regulan la función inmune.

Espinaca
Toby sostiene que la espinaca puede protegernos contra la enfermedad periodontal gracias a que es rica en vitaminas A

(carotenoides) y C, y porque contiene fibra y folato. Todos estos nutrientes se asocian con la protección contra la enfermedad periodontal. Consulta la página 339 para saber qué otros nutrientes contiene esta poderosa verdura de hojas verdes.

Jugo de zanahoria

Uno creería que, dado que el jugo de zanahoria es rico en azúcares naturales, podría traer problemas a los dientes y a las encías. ¡Para nada! Como es de esperarse, el jugo de zanahoria es una sorprendente fuente de vitamina A, al aportar 45 000 UI por taza. Asimismo, es una de las mejores fuentes de betacaroteno, un nutriente de origen vegetal que se convierte en retinol, la forma de vitamina A que absorbe el cuerpo. La siguen la calabaza, el camote, las zanahorias y la espinaca. La ingesta de betacaroteno es inversamente proporcional a la inflamación intensa de encías. En la página 344 encontrarás todos los demás nutrientes contenidos en este delicioso jugo. (¡Cuidado! Aunque no se considera peligroso, el consumo crónico de jugo de zanahoria te puede poner la piel naranja. Si eso te pasa, desparecerá tan pronto como reduzcas su consumo o lo elimines de tu dieta.)

Kefir o yogurt

El kefir bajo en grasa es una excelente opción para la salud oral gracias a su contenido de calcio, de ácido láctico, de probióticos y de vitamina D, así como a su bajo contenido de azúcar. Se sabe que los probióticos tienen muchos efectos benéficos para la salud; por ejemplo, los lactobacilos que se encuentran de forma natural en el kefir ayudan a prevenir la enfermedad periodontal. Estas bacterias amistosas secretan sustancias como peróxido de hidrógeno, el cual aniquila a los bandidos que promueven la enfermedad periodontal y la formación de placa. Algunos estudios demuestran que quienes consumen pocos lácteos o no los consumen están en un riesgo 20% mayor de desarrollar enfermedad periodontal, en comparación con quienes los consumen en mayor medida. Asimismo, la gente que come dos o más porciones diarias de lácteos fermentados, como el yogurt natural o el kefir, tienen menos probabilidades de padecer debilidad y pérdida de los dientes producto de la enfermedad periodontal.

> Las semillas de los chiles, los cuales son de la misma familia que los pimientos, *no* son las responsables del picor. La sensación de picor proviene de la capsaicina, un nutriente de origen vegetal que se encuentra en las glándulas de los pimientos y los chiles, aunque en su mayoría está en la placenta, que es la parte del fruto que una la semilla con la vaina.

Pimientos

Los pimientos, en particular los rojos y los verdes, son ricos en vitamina C. El ácido ascórbico, componente activo de esta vitamina, es un antioxidante que lucha al interior de cada célula del cuerpo. Un estudio de NHANES demostró que hay una relación significativa entre los niveles de ácido ascórbico y el riesgo de desarrollar enfermedad periodontal; mientras sean menores los niveles, mayor será el riesgo. Aprende más sobre los pimientos en la página 72.

Quinoa

La quinoa es un grano integral altamente nutritivo, pues aporta proteínas superiores. También es una excelente fuente de ácido fólico, magnesio, manganeso y fósforo, así como una buena fuente de cobre, fibra, hierro, proteínas, tiamina y vitamina B_6. Asimismo, es más rica en calcio, cobre, hierro, magnesio, manganeso, fósforo, potasio y zinc que el trigo, la cebada o el maíz. El riesgo de padecer enfermedad periodontal en los hombres disminuye a medida que se incrementa la ingesta de granos integrales. Una taza de quinoa tiene más de 5 g de fibra dietética, la cual también ayuda a limpiar la boca de desechos. Además, ingerir poca fibra se asocia con un mal control de la glucosa en sangre, lo cual es un factor de riesgo para la enfermedad periodontal.

Salmón

El salmón es la mejor fuente alimenticia de vitamina D, y los niveles bajos de esta vitamina se relacionan con un mayor sangrado de encías. Aprende más sobre este supernutritivo pescado en la página 343.

Té verde

El té verde contiene catequinas que disminuyen la respuesta inflamatoria a las bacterias que provocan la enfermedad periodontal. Las catequinas tienen propiedades antioxidantes, antimicrobianas, anticolagenasa y antimutagénicas que apoyan en el tratamiento de la enfermedad periodontal. Aprende más sobre esta saludable bebida en la página 249.

A diferencia de sus hermanos, el té negro y el *oolong*, que provienen de la misma planta, el té verde se hace al vapor y se seca, lo cual le permite retener el color original de la hoja.

Capítulo 8

La belleza interior y exterior

El elíxir de la eterna juventud: los cinco mejores alimentos para retrasar el envejecimiento

Échales un vistazo

Alimento	Cantidad
Aceite de oliva	30 ml
Frijoles de soya (cocidos)	1 taza
Uvas Vino tinto	1 taza 150 ml
Salmón (cocido)	85 g
Suero de leche	30 ml

Menciones honoríficas. Moras, granos integrales, yogurt, té, semillas de linaza, aguacate.

¿Qué alimentos te ayudan a verte más joven? Hay dos tipos de envejecimiento: el biológico y el cronológico. No se puede hacer mucho respecto del segundo, pero sí hay algunas cosas que se pueden hacer para frenar el efecto de las manos del tiempo en tu aspecto, y quizá incluso revertir el daño a través de una buena nutrición y un estilo de vida saludable. Ya llegaremos a los alimentos, pero antes quiero compartir contigo otros consejos sencillos pero muy efectivos para verte más joven que nunca.

- *No fumes.* Hacerlo es como ir directo y sin escalas a la vejez. Los estudios demuestran que fumar daña la estructura básica de las células de la piel, lo cual provoca que la piel se vea reseca y demacrada.
- *Descansa lo suficiente.* Además de quitarte años de vida, la falta de sueño puede hacerte ver más viejo de lo que eres. Los expertos sugieren que al menos duermas siete u ocho horas.
- *Adelántate a los hechos.* Los signos del envejecimiento más notables empiezan a aparecer antes de los 30 años de edad.
- *¡Aguas con el sol!* Ten una relación amor/odio con el sol. Un poco de exposición es buena porque el sol es la mejor fuente cotidiana de vitamina D, la cual también es necesaria para los músculos y los huesos que, a su vez, sostienen tu saludable piel. Sin embargo, una sobreexposición puede eliminar todo lo bueno que obtuviste del sol, en tanto que incrementa el riesgo de padecer melanoma (una forma letal de cáncer de piel). Asimismo, la luz ultraviolenta también puede dañar permanentemente el ADN de las células de la piel y alterar el colágeno que las mantiene sanas. Usa protección solar apropiada cuando creas que estarás expuesto al sol más tiempo del debido.

¿Sabías que...? De todas las investigaciones sobre alimentos con propiedades antienvejecimiento, el consumo de frutas y verduras proporciona la mayor cantidad de evidencia científica. Investigadores de la Universidad de St. Andrews encontraron hace poco que la clave para mantener una apariencia rubicunda y saludable es incrementar la ingesta de frutas y verduras. Dependiendo del tipo y la calidad de las frutas y las verduras ingeridas, desde la sexta semana empiezan a notarse las mejorías, y la piel se ve más saludable y atractiva. Con el consumo de frutas y verduras se acentúan las tonalidades amarillas y rojas juveniles, mientras que los colores menos cálidos pierden intensidad, principalmente gracias a que los carotenoides contenidos en frutas y verduras verdes, rojas, amarillas y naranjas se reflejan en la superficie de la piel cuando las comemos habitualmente.

¿Cuánto tienes que comer para reinventarte? Sorprendentemente, basta con tres porciones de frutas y verduras ricas en carotenoides, como zanahorias, ñame, espinaca, duraznos, calabaza, chabacano, sandía, jitomate y toronja rosada durante un periodo de seis semanas para que se hagan evidentes las mejorías. Lo que no te sorprenderá es que te sugeriré que comas estos alimentos ricos en carotenoides con más frecuencia (o sea, diariamente) para mejorar tu piel y todo lo que está debajo de ella.

¿Suplementos? Las deficiencias de nutrientes asociadas con una mala salud del cabello, las uñas o la piel incluyen falta de proteínas, zinc, calcio y hierro, vitaminas B como la biotina, y vitaminas A y C, y ácidos grasos omega 3. Los suplementos alimenticios pueden aportarte todos estos nutrientes, pero primero busca optimizar tu dieta antes de comprar tantos suplementos.

¡Alimento que sorprende!

¡El chocolate! ¡Sí, de nuevo! Por lo regular el último alimento en el que la gente piensa cuando se habla de fomentar la salud de la piel es el chocolate, el cual se ha asociado con una mala salud de la piel. Sin embargo, los investigadores lo han reivindicado por el contenido de flavanol del cacao, el cual ofrece protección contra los rayos UV. Un estudio doble ciego que involucraba a 30 individuos sanos les asignó de manera aleatoria que consumieran un producto de chocolate alto en flavanol o bajo en flavanol durante 12 semanas. El grupo que consumió el producto alto en flavanol observó una duplicación de la protección contra rayos UV en la piel, en comparación con quienes consumieron el producto de chocolate bajo en flavanol. En la página 201 encontrarás qué otras ventajas tiene agregar el chocolate amargo a la dieta.

Otro estudio sugiere que las ciruelas pasa pueden ayudar a reducir las arrugas. ¡Qué ironía!

Aceite de oliva

En una revisión de varios estudios que observaban las propiedades antienvejecimiento de una dieta mediterránea, se determinó que el aceite de oliva, gracias a sus propiedades fenólicas, ofrece la mayor protección contra enfermedades relacionadas con el envejecimiento. Muchos de los beneficios de los fenoles del aceite de oliva tienen que ver con sus efectos antiinflamatorios. Un estudio descubrió que es un remedio casero tan efectivo para reducir la inflamación como otros antiinflamatorios de venta libre. En la página 335 encontrarás las diversas ventajas nutricionales del aceite de oliva.

Frijoles de soya

La soya contiene muchos nutrientes que benefician el envejecimiento saludable de adentro hacia fuera. Una de estas sustancias se llama ecuol, la cual se deriva de la isoflavona diadzeina. Cuando las mujeres atraviesan la menopausia, los niveles juveniles de estrógenos disminuyen, con lo cual se deteriora la piel, la densidad ósea, etcétera. En un estudio celular, el ecuol incrementó significativamente el colágeno y la elastina, y provocó cambios positivos significativos en los genes antioxidantes y antienvejecimiento de la piel. El beneficio de la soya y del ecuol pueden ser una alternativa más segura pero efectiva a la terapia de remplazo hormonal.

Uvas/vino tinto

El vino tinto tiene propiedades antienvejecimiento. Qué afortunado eres si puedes tomar una copa de vino de vez en vez. El resveratrol, el cual se encuentra en la cáscara de las uvas rojas, es un antiinflamatorio que ayuda a postergar el envejecimiento. También puedes disfrutar sus beneficios si tomas jugo de uva o comes uvas rojas frescas. Se ha demostrado en varios estudios que el resveratrol ayuda a proteger la piel del daño de los rayos UV, los cuales no sólo provocan envejecimiento prematuro sino también cáncer de piel y otras afecciones dermatológicas. Además, comer la uva completa también puede ayudar a que tu piel se vea más joven, pues las semillas son ricas en proantocianidinas, las cuales han demostrado proporcionar una intensa protección antioxidante contra el daño al ADN de las células de la piel. En las páginas 295, 327 y 328 encontrarás las demás propiedades del jugo de uva y el vino.

Salmón

El salmón, al igual que la trucha, el atún, las sardinas y la macarela, son excelentes fuentes de omega 3, proteínas y vitamina B_{12}, compuestos que nos benefician tanto por dentro como por fuera. Las uñas rotas o débiles pueden ser señal de deficiencia de vitamina B_{12}, por lo que el salmón es excelente para combatir ese síntoma; una porción de 85 gramos aporta 40% de la CAR para esta vitamina. Asimismo, estos tipos de pescado son más bajos en grasas saturadas y colesterol que otras proteínas animales, las cuales pueden acelerar el proceso de envejecimiento. Lo que le da al salmón su saludable color es un fitonutriente llamado astaxantina, el cual pertenece a la familia de los carotenoides. Las investigaciones recientes demuestran que este poderoso antioxidante combate enfermedades relacionadas con la edad. Para más información sobre este pescado supersaludable, consulta la página 343.

Los ácidos grasos omega 3 también son fundamentales para reducir la inflamación interna, lo cual deriva en una mejor circulación. La baja ingesta y los niveles reducidos de omega 3 en el cuerpo se hacen evidentes en la piel reseca y el cuero cabelludo irritado. Cerca de 35% del cerebro humano consiste de ácidos grasos como el DHA y el EPA (tipos de omega 3), pero, a medida que pasa el tiempo, su concentración disminuye. Un estudio encontró que los cerebros de los ancianos contienen 22% menos ácidos grasos que los cerebros de adultos más jóvenes.

Suero de leche

El suero de leche es una de las proteínas que se presentan de forma natural en los lácteos como el queso *cottage*. Es alto en aminoácidos de cadena ramificada, sobre todo en leucina, la cual se considera que ayuda a reparar y desarrollar los músculos. Las proteínas son los principales componentes del cabello, las uñas y la piel, y la mayoría de las personas las obtenemos de la dieta. No obstante, conforme envejecemos, los músculos que sostienen la piel empiezan a degenerarse. Consumir proteínas de alta calidad puede retrasar este proceso. Se ha demostrado que el suero de leche estimula el anabolismo de las proteínas (crecimiento muscular) independientemente de la actividad física de los adultos mayores. En la página 311 puedes aprender más sobre el suero de leche.

¡Ay, cómo me duele!: los cinco mejores alimentos para aliviar el dolor

Échales un vistazo

Alimento	Cantidad
Cerezas	½ taza
Chile	1 taza
Cúrcuma	½ cucharadita
Jengibre	½ cucharadita
Salmón (cocido)	85 g

Menciones honoríficas. Aceite de oliva, moras.

¿Qué provoca el dolor y cómo nos ayudan estos alimentos? Vivimos en un mundo lleno de dolor. Millones de personas consumen a diario medicamentos de prescripción médica y de venta libre para intentar controlarlo. En 2008, casi 75% de todas las sobredosis de medicamentos de prescripción médica fueron causadas por analgésicos. Mucho de este dolor se relaciona con las consecuencias de nuestro estilo de vida, como comer en exceso y no hacer actividades físicas, lo cual deriva en dolor articular y muscular, por no mencionar los problemas digestivos que también generan dolor. La inflamación afecta los receptores de dolor y los hace arder. Estos alimentos, sometidos a investigaciones profundas, alivian el dolor y la inflamación puesto que son ricos en nutrientes; no obstante, debes consultar con tu médico cuál es el mejor camino para controlar y, de ser posible, eliminar lo que te aqueja.

¿Sabías que...? Cierto grupo de verduras llamadas solanáceas pueden ser difíciles de tragar, sobre todo para personas que padecen osteoartritis y gota. Se ha descubierto que una sustancia química de origen vegetal llamada solanina contribuye al dolor artrítico, pero sólo en el caso de personas que son sensibles a ella. Entre las solanáceas están los jitomates, las papas (no los camotes ni el ñame), las berenjenas y los pimientos (mas no las variedades negras ni blancas). La buena noticia es que, si sospechas ser sensible a la solanina, deberás ser capaz de observar una diferencia si te abstienes de consumirlas durante un par de semanas. Si no hay cambio, puedes volver a consumirlas con gusto.

¿Suplementos? Algunas investigaciones sugieren que los siguientes suplementos alimenticios pueden tener un efecto analgésico:

- Ácidos grasos omega 3 (reducen la inflamación)
- Sulfato de glucosamina (para articulaciones dolorosas)
- Vitamina D (fomenta la salud ósea); muchos estudios correlacionan los niveles bajos de vitamina D con la presencia de dolor
- S-adenosil L-metionina (fuera de Estados Unidos se prescribe para tratar la depresión y la osteoartritis)
- Pimienta cayena (alivia el dolor tópico y disminuye la inflamación)
- Ácido alfalipóico (disminuye el dolor de los nervios, es decir, la neuropatía)
- Metilsulfonilmetano (es de ayuda en casos de osteoartritis)
- Bromelina (un antiinflamatorio)

Cerezas

Las cerezas, un bocado de puro bienestar (véase la página 257), tienen efectos reductores del dolor similares a los de medicamentos antiinflamatorios como la aspirina. Un estudio reciente publicado en el *Journal of the International Society of Sports Nutrition* descubrió que consumir jugo de cereza antes de correr largas distancias puede disminuir el dolor posterior a la carrera. Varios estudios también sostienen que alivia el dolor articular.

Chile

¿Cómo es posible que algo que causa ardor en la lengua y en cualquier otra mucosa pueda ayudarnos a aliviar el dolor en otras partes del cuerpo? Bueno, para empezar, los chiles son sumamente ricos en vitamina C, la cual ayuda a reparar el tejido dañado que provoca dolor. Esta solanácea contiene una abundancia de fitoquímicos que disminuyen la inflamación dolorosa, como flavonoides y capsaicinoides, incluyendo capsaicina. Esta última se ha usado desde hace mucho para aliviar el dolor a nivel externo, como ingrediente en ungüentos tópicos y parches dérmicos, ¿pero qué hay de su efectividad al interior? Un estudio aleatorio y doble ciego de 30 pacientes con dispepsia crónica (malestar estomacal) descubrió que quienes ingerirían cerca de ½ cucharadita de chile rojo (2.5 g) diarios durante cinco semanas exhibieron una reducción de 60% de dolor estomacal, distensión y náusea, en comparación con el grupo que tomó un placebo y que experimentó apenas una reducción de 30% de las molestias. La ingestión a largo plazo de chiles mejoró la dispepsia y los síntomas de reflujo en estudios pequeños, aleatorios y controlados. Lee más sobre los beneficios del chile en las páginas 183 y 184.

Cúrcuma

La cúrcuma contiene hierro, manganeso y potasio, así como vitaminas B_6 y C. No obstante, necesitarías consumir bastante para recibir una cantidad considerable de cualquiera de esos nutrientes. Sin embargo, como ocurre con la mayoría de las hierbas y las especias terapéuticas, sus fitonutrientes son la verdadera estrella del espectáculo: la cúrcuma esta cargada de curcumina, la cual combate la inflamación y alivia el dolor. Diversos estudios en animales y en seres humanos demuestran que la curcumina contenida en la cúrcuma es un analgésico efectivo; por ejemplo, un estudio doble ciego controlado con placebo halló que esta especia era efectiva para aliviar el dolor posquirúrgico y la fatiga.

Jengibre

El jengibre está cargado de poderosos antioxidantes, como los shogaoles, las zingeronas y los gingeroles, todos los cuales son antiinflamatorios efectivos. Como se registra en el *Journal of Pain*, un estudio aleatorio, doble ciego y controlado con placebo observó que los sujetos que comían ½ cucharadita de jengibre crudo o cocido durante 11 días previos a ejercitarse y sentir dolor muscular, notaron que el dolor disminuyó apenas en 24 horas, en comparación con el grupo control. En otro estudio relacionado, el jengibre no demostró disminuir el dolor al consumirlo entre 24 y 48 horas antes del ejercicio. Los autores del estudio destacaron la importancia de consumir jengibre diariamente para aliviar mejor el dolor. En la página 183 encontrarás más información sobre este saludable rizoma.

Salmón

A estas alturas del libro, ya debes saber que el salmón es una de las mejores fuentes de omega 3. Su contenido de este elemento y de vitamina D ha demostrado una y otra vez ser de utilidad para aliviar dolores y prevenir artritis y malestar articular. Los ácidos grasos omega 3 ayudan a reducir la producción de citocinas inflamatorias y de enzimas que causan dolor articular, muscular y nervioso. Algunos studios clínicos han demostrado que una ingesta de ácidos grasos omega 3, contenidos en alimentos como el salmón, derivan en una reducción del dolor asociado con artritis, dismenorrea (cólicos menstruales dolorosos), enfermedad intestinal inflamatoria y neuropatía (dolor de las terminaciones nerviosas). Si te perdiste toda la información sobre las múltiples propiedades nutritivas del salmón, consulta la página 343.

Malas influenzas: los cinco mejores alimentos para combatir el catarro y la gripe

Échales un vistazo

Alimento	Cantidad
Ajo	1 diente
Caldo de pollo	1 taza
Manzanas	1 pequeña
Moras de saúco	1 taza
Té verde	1 taza

Menciones honoríficas. Cúrcuma, camote, papaya.

¿Qué son la gripa común y la influenza? La gripe común es causada por un virus y afecta el área de la nariz y la garganta, aunque puede incluir los bronquios y los senos paranasales. Puede durar unos cuantos días o hasta algunas semanas, y puede complicarse y causar problemas más graves, como infección sinusal, infección del oído medio, bronquitis o neumonía. Los síntomas suelen incluir dolor de garganta, estornudos, flujo nasal, dolor de cabeza y cansancio. El tratamiento incluye descanso, fluidos y remedios de venta libre como analgésicos, antihistamínicos y descongestionantes. Lavarse las manos con frecuencia es una de las medidas preventivas más efectivas para evitar que se propague la enfermedad.

Según el CDC, la influenza cobra hasta 36 000 vidas humanas cada año. Hay tres tipos básicos de virus de la influenza: A, B y C. Los virus de influenza humana A y B vagan por el mundo durante el invierno. Los virus tipo C por lo regular provocan enfermedades respiratorias leves, mientras que los tipos A y B pueden causar epidemias y su impacto en la salud es mucho mayor.

¿Sabías que...? Los mayas hacían un brebaje de chile, miel y tabaco para tratar las gripes. Los chinos, por su parte, servían té hace 3 000 años para combatirla, y hoy en día esa misma planta produce efedrina, un estimulante que usamos en la actualidad para el tratamiento de la gripe común. La equinácea es uno de los suplementos más populares que usan millones de personas al año y que produjo ganancias por 300 millones de dólares en 2005.

¿Suplementos? Un metaanálisis de gran tamaño observó que tomar un suplemento de vitamina C puede ser útil para prevenir los contagios de gripe. Algunas investigaciones apoyan el uso de moras de saúco, ajo, gingseng y zinc para combatir la gripe y la influenza.

Ajo

Aunque el ajo no contiene muchos nutrientes, sí tiene fitonutrientes que se sabe ayudan a reducir el colesterol y fortalecen el sistema inmune al mismo tiempo. La aliina y la alicina son dos sulfóxidos del ajo conocidos por su capacidad antibiótica. Luis Pasteur fue el primero en demostrar que el jugo de ajo inhibía el crecimiento de bacterias, levaduras y hongos. Un estudio doble ciego controlado con placebo observó que quienes tomaron un suplemento de ajo no exhibían una menor incidencia de gripe ni de influenza, pero los síntomas y la duración eran mucho menos intensos. Encuentra más información sobre este *Allium* aromático en la página 195.

Caldo de pollo

El caldo de pollo es una buena fuente de hierro y vitamina A. También suele ser una excelente fuente de sodio que aporta hasta 27% del VD. Quizá la intuición de mamá no estaba tan equivocada. A principios del siglo XI, un académico judío de nombre Maimónides dijo que las gripes debían ser tratadas con cierto brebaje "médico", el cual hoy en día conocemos como caldo de pollo. El caldo alivia la garganta adolorida y, dependiendo de los ingredientes que se le añadan, este caldo puede servir de base para incluir otros alimentos con el fin de combatir la gripe y la influenza, como zanahorias, las cuales son ricas en betacaroteno, y ajo y cebolla, que tienen propiedades antibacteriales. Algunas investigaciones sugieren que el caldo de pollo también puede ejercer un efecto antiinflamatorio en el tracto respiratorio superior, acelerando el alivio de los síntomas y reduciendo la duración de la gripe. Un estudio italiano encontró que en el caso del caldo de pollo existen los mejores datos empíricos para defender su capacidad para combatir la influenza.

Manzanas

Las manzanas contienen muchos nutrientes importantes, como vitamina C. Desde 1947 existen investigaciones que demuestran que una manzana al día mantiene al doctor lejos de tu vida, pero quizá también a la influenza. La pectina de las manzanas posee propiedades antivirales que pueden poner en jaque al virus de la influenza. La quercetina, un flavonoide presente en la cáscara de la manzana (así que no se la quites), tiene propiedades antivirales, antiinflamatorias y antioxidantes que se sabe inhiben la multiplicación del virus de la influenza. La capacidad antioxidante total de la quercetina es 3.5 veces mayor que la de la curcumina (presente en la cúrcuma). También se observó que la quercetina compensa la susceptibilidad a infecciones asociadas con ejercicio estresante. Lee más sobre esta fruta en la página 291.

Moras de saúco

Las moras de saúco son una excelente fuente de vitamina C, así como una buena fuente de vitamina A en forma de betacaroteno. Estas moras también contienen varios nutrientes de origen vegetal, como flavonoides, taninos, antocianinos y polifenoles, los cuales ayudan a combatir la inflamación, el cáncer y los virus. De todos los alimentos y bebidas incluidos en esta lista, las moras de saúco son uno de los alimentos líderes cuya efectividad para detener la influenza A y B está demostrada. Buena parte de la investigación realizada con moras de saúco utiliza un extracto de la fruta. De hecho, un estudio doble ciego controlado con placebo descubrió que los síntomas de la influenza se aliviaban en promedio cuatro días antes, y que el uso de medicamentos era significantemente menor entre quienes recibieron el extracto de moras de saúco, en comparación con quienes recibieron el placebo. Incluso hay investigaciones que sostienen que dicho extracto es efectivo contra el virus H1N1.

Té verde

El té verde ha sido considerado, desde hace mucho, una de las bebidas más saludables del planeta, después del agua. El té verde posee propiedades antivirales que no sólo combaten el virus de la influenza sino que también prometen ser útiles para combatir el herpes simple, el virus del mosaico del tabaco, los enterovirus, los rotavirus, el virus de Epstein-Barr y el VIH. También se han reportado efectos antimicóticos del té en presencia de *Candida albicans* (la cual provoca infecciones vaginales). En la página 236 encontrarás más información sobre esta maravillosa bebida.

Los ocho mejores alimentos para combatir el cáncer

Incluye consejos nutricionales de la experta en nutrición Karen Collins, consultora de nutrición del Instituto Estadounidense de Investigación contra el cáncer

Échales un vistazo

Alimento	Porción	Nutrientes que combaten el cáncer	Tipos de cáncer que combaten
Ajo	1 diente	Sulfuro de alilo, kaempferol, quercetina	Colon, estómago
Brócoli	1 taza	Glucosinolatos, isotiocianatos, indoles, vitamina C, folato, betacaroteno, fibra	Cáncer, colon, estómago, mama, próstata y otros
Espinaca	1 taza	Betacaroteno, quercetina, folato, glicoglicerolípidos, fibra	Esófago, pulmón, colon, próstata
Jitomate	1 taza	Licopeno, vitamina C, betacaroteno y otros carotenoides	Próstata y posiblemente otros tipos de cáncer
Frambuesas negras	1 taza	Elagitaninos, ácido elágico, antocianinas, catequinas, flavonoides, vitamina C, fibra	Mama, colon, esófago
Frijol negro	1 taza	Fibra, antocianinas y triterpenoides, folato, lignanos, saponinas	Mama, próstata, colon
Uvas	1 taza	Fibra, estilbenos, flavonoides y resveratrol	Colon, mama, próstata, hígado, pulmón

Menciones honoríficas y mejores grupos alimenticios. Frutas, verduras, granos integrales, pescados grasos, hierbas, especias.

Alimentos que combaten el cáncer. Esta lista es muy querida por mí, razón por la cual notarás que es más extensa que las demás. Trabajé durante muchos años en el campo del cuidado del cáncer y he tenido el honor de conocer a muchos expertos y a organizaciones increíbles que hacen cosas maravillosas. Una organización a la que estimo mucho es el Instituto Estadounidense de Investigación sobre el Cáncer (AICR, por sus siglas en inglés). Dicha institución apoya la investigación sobre el cáncer, en particular en áreas como alimentación y estilo de vida. Me honra que Karen Collins, su consultora en aspectos de nutrición, haya tenido la bondad de compartir conmigo sus siete mejores alimentos para combatir el cáncer. Pero ¡el título dice que son ocho! Así es. Me tomé la libertad de agregar uno más (los hongos) porque creo que hay una cantidad de investigaciones cada vez mayor que defiende sus propiedades anticancerígenas.

Hay muchos tipos de cáncer, así que no todos ellos serán abordados en esta lista. Es importante que sepas que hay muchos otros alimentos que ayudan a combatir el cáncer y que proporcionan un arsenal nutricional parecido a los enumerados aquí. Cuando digo que "combaten", me refiero a que contribuyen a la prevención, tratamiento y remisión del cáncer. Pero las frutas y las verduras no pueden ir a la batalla por sí solas. Karen me dijo que las investigaciones sostienen que cerca de *una tercera parte* de los cánceres más comunes podrían prevenirse con una dieta sana, con ejercicio regular y con un peso saludable.

No olvidemos la importancia de los cuidados y los estudios médicos apropiados, así como que no debemos hacer tonterías, como fumar. Evitar sustancias químicas dañinas y toxinas, descansar lo suficiente e intentar evitar el estrés son aspectos importantes que debemos incluir en la lista de cosas por hacer para reducir el riesgo de desarrollar cáncer. Luego está la genética. Mi bisabuela, mi abuela y mi madre murieron de cáncer de mama. ¿Qué si hay una conexión genética fuerte? Por supuesto que la hay. Pero también compartían estilos de vida similares, como fumar y tener sobrepeso. Lo que he aprendido es que las elecciones que tomamos en nuestra alimentación, y si decidimos hacer actividad física o no, llega a tener un gran impacto en si los genes del cáncer se expresan o se mantienen "inactivos". De otro modo, si no fuera ése el caso, sería un desperdicio de tiempo compartir esta lista contigo. No obstante, como verás, muchos de los nutrientes de origen vegetal contenidos en frutas y verduras pueden impedir que estos genes se expresen en el contexto de una dieta saludable y de un programa de estilo de vida sano.

Karen también me dijo que la AICR reunió a un panel de expertos, los cuales analizaron todos los estudios disponibles sobre las virtudes de frutas y verduras, y determinaron lo siguiente:

- Las verduras no almidonosas en general protegen al organismo contra cánceres de esófago, estómago, boca, faringe y laringe.
- Las frutas en general probablemente protegen al organismo contra cánceres de boca, faringe, laringe, estómago y pulmón.

¡Es bueno saberlo! Los alimentos incluidos en esta lista aportan nutrientes, componentes naturales y fibra dietética que parecen actuar de maneras específicas para bloquear o frenar algunas etapas del desarrollo del cáncer, más allá de la mera expresión genética. Otras influencias, como las hormonas o los factores de crecimiento relacionados con la grasa corporal, y los niveles de actividad física, también desempeñan un papel clave en el riesgo de desarrollar cáncer. Las investigaciones muestran cada vez más riesgos de desarrollar cáncer vinculados con los patrones alimenticios, y no con ciertos alimentos o nutrientes. Por lo tanto, es importante tener en cuenta que, aunque estos alimentos son un buen comienzo para planear la batalla contra el cáncer, la realidad es que sólo son una parte de la ecuación, y que agregarlos a la dieta no te asegura que por sí solos mantendrán el cáncer a raya.

Ajo

Aliados contra el cáncer: cebollas y poro.

Además de contener los flavonoides kaempferol y quercetina que combaten el cáncer, triturar, picar o masticar ajo expone el inodoro componente de sulfuro de alilo, la aliina, a una enzima que lo convierte a su forma activa llamada alicina. A partir de la alicina se forma una serie de componentes sulfúricos que interfieren en el proceso de desarrollo del cáncer. En estudios celulares y realizados en animales, los componentes de sulfuro de alilo provenientes del ajo inhibieron las enzimas que activan los carcinógenos, impulsaron las enzimas que desintoxican los carcinógenos, promovieron la reparación del ADN, frenaron el crecimiento y estimularon la autodestrucción de las células cancerígenas sin afectar las normales. Los componentes del ajo también pueden activar genes protectores, como los genes supresores de tumores. Según un reporte de expertos del AICR, es probable que el ajo reduzca el riesgo de desarrollar cáncer de colon y, como parte de la familia *Allium*, que también reduzca el riesgo de padecer cáncer de estómago. En varios estudios poblacionales, la gente que consumía más ajo tenía menos probabilidad de desarrollar cáncer de estómago y de colon. Otros estudios sugieren que consumir ajo también reduce el riesgo de desarrollar cáncer de esófago, páncreas, mama, endometrio y próstata, pero los resultados no son concluyentes. Los mecanismos por medio de los cuales parecen funcionar los componentes de ajo sugieren que podría ayudar a reducir el riesgo de padecer cáncer en general, pero aún hacen falta investigaciones que nos permitan entender bien dichos mecanismos.

Brócoli

Aliados contra el cáncer: col rizada, berza, hojas de mostaza, coles de Bruselas, hojas de brócoli, germen de brócoli (el cual contiene entre 20 y 50 veces más sulforafano que el brócoli maduro), coliflor, nabo, col y rábano.

Es probable que el brócoli sea la verdura crucífera más conocida de todas, pero las que aparecen en la lista anterior también funcionan. Todas ellas contienen glucosinolatos, los cuales dan forma a los fitonutrientes isotiocianatos e indoles. Estos compuestos pueden ayudar a disminuir la inflamación, inhibir la activación y promover la desintoxicación de carcinógenos, así como a reducir la capacidad de expansión de las células cancerígenas.

También activan los genes supresores de tumores que frenan el crecimiento celular, de modo que el daño pueda repararse, y estimulan el proceso denominado apoptosis, mediante el cual las células dañadas se autodestruyen. El brócoli también es una excelente fuente de vitamina C, antioxidante que protege a las células al fortalecer el sistema inmune. Asimismo, es rico en fenoles, un tipo de compuesto de origen vegetal que disminuye el daño celular que podría derivar en cáncer; y aporta betacaroteno, un antioxidante que promueve la comunicación intercelular que ayuda a controlar el crecimiento celular. Por último, es rico en folato, el cual ayuda a mantener sano el ADN y a mantener "apagados" los genes promotores de cáncer.

Los estudios poblacionales vinculan un mayor consumo de verduras crucíferas con un menor riesgo de padecer cáncer de pulmón, de colon, de estómago, de mama, de próstata, entre otros. Investigaciones recientes sugieren que no todo el mundo obtiene los mismos beneficios del sulfuro de alilo contenido en el brócoli, debido a sus diferencias genéticas. No obstante, dado que las verduras crucíferas aportan otros nutrientes y fibra (véase la página 74), son una apuesta segura a incluir diariamente en nuestra mesa.

Espinaca
Aliados contra el cáncer: hojas de betabel y acelga.

La espinaca es una de las varias verduras de hoja verde oscura que contienen betacaroteno y folato, pero en una cantidad mucho mayor incluso que el brócoli. El betacaroteno promueve la comunicación intercelular que ayuda a controlar el crecimiento celular. El folato es una vitamina B que ayuda a mantener la salud del ADN y a mantener "inactivos" los genes que promueven el cáncer. La espinaca también es una rica fuente de vitamina C, la cual, como antioxidante, protege a las células; asimismo, estimula el sistema inmune y mantiene a los otros antioxidantes en modo de protección. En estudios celulares y realizados en animales se ha observado que la quercetina frena el desarrollo de varios tipos de cáncer en distintas etapas; asimismo, impulsa las enzimas que desintoxican los carcinógenos y estimula la autodestrucción de células cancerígenas sin afectar las células normales. Los glicoglicerolípidos son componentes presentes en las membranas de la espinaca y de otras células de verduras verdes que contienen clorofila. Los estudios preliminares realizados en células y en animales sugieren que estos componentes pueden disminuir el crecimiento de células cancerígenas, así como su capacidad para extenderse.

Algunas investigaciones poblacionales que comparan individuos con cantidades altas y bajas de betacaroteno en la dieta o en la sangre vinculan este elemento con un menor riesgo de padecer cáncer de esófago. Los estudios también vinculan alimentos ricos en carotenoides con un menor riesgo de desarrollar cáncer de pulmón, aunque las investigaciones recientes aún no son concluyentes. Un número limitado de estudios poblacionales también vincula un mayor consumo de folato proveniente de alimentos con un menor riesgo de padecer cáncer de páncreas. Muchos estudios han relacionado una ingesta inadecuada de folato proveniente de alimentos con un mayor riesgo de padecer cáncer de colon y de pólipos precancerígenos. Los estudios poblacionales vinculan un mayor consumo de espinaca con un menor riesgo de padecer cierto tipo de cáncer de esófago y con un tipo agresivo de cáncer de próstata. Además de ayudar a combatir el cáncer, la espinaca está a reventar de nutrientes, así que no dudes en consultar la página 339.

Jitomates

Aliados contra el cáncer: pimientos rojos (vitamina C), toronja rosa, sandía, chabacano y persimonio (carotenoides y licopeno).

Los jitomates son un buen ejemplo de una verdura que trae más a la mesa en forma procesada que cuando está fresca. Tendemos a hablar sobre los "alimentos procesados" como si fueran una mala influencia para la alimentación porque eliminan nutrientes y componentes valiosos, o porque agregan cantidades poco saludables de grasa o azúcar. Pero cuando se trata de los jitomates, sus versiones cocidas, enlatadas o preparadas en forma de jugo o salsa son buenas, porque nos permiten absorber el betacaroteno y el licopeno con mucha mayor facilidad. Para cuidar la salud en general, es preferible elegir variedades bajas en sodio. El licopeno contenido en el jitomate es un poderoso antioxidante capaz de prevenir el daño celular y al ADN. En estudios celulares, el licopeno estimula la apoptosis (autodestrucción) y disminuye el crecimiento y la metástasis de distintos tipos de células cancerígenas. La vitamina C protege a las células en su calidad antioxidante y es un nutriente que se encuentra en grandes proporciones en los productos de jitomate. También contienen betacaroteno y otros carotenoides, sobre todo fitoeno y fitoflueno, componentes incoloros que las investigaciones emergentes identifican que potencialmente aportan una protección similar a la del licopeno.

Estudios realizados en animales relacionan el licopeno con protección contra el cáncer de próstata en particular. No obstante, si lo comparamos sólo con el licopeno, se observa un menor riesgo de padecer cáncer a partir del polvo de jitomate entero, el cual incluye otros carotenoides y componentes adicionales. Los investigadores lo están analizando como un ejemplo prominente de sinergia (componentes en los alimentos que actúan en conjunto para producir un beneficio mayor al que se esperaría de la suma de sus efectos individuales). De los diversos estudios realizados en seres humanos que examinan los jitomates y el licopeno, la mayoría son investigaciones de observación de las poblaciones. Algunos cuantos estudios poblacionales y varios estudios de intervención sobre cáncer de próstata muestran una reducción del riesgo y una disminución de los niveles de antígeno prostático específico, aunque otros estudios no. Otros investigadores sugieren que las inconsistencias pueden deberse a que la protección más importante que aporta el jitomate impide que el cáncer de próstata se vuelva una forma más avanzada o agresiva de la enfermedad. Consulta la página 304 si deseas saber más sobre esta fruta que comemos como si fuera una verdura.

Frambuesas negras

Aliados contra el cáncer: aunque hay varios estudios actuales que sugieren que las frambuesas negras ofrecen mejores beneficios para combatir el cáncer que otras moras, las frambuesas rojas, las fresas, las zarzamoras, las moras azules y los arándanos tienden a compartir muchos de los mismos nutrientes y fitoquímicos anticancerígenos.

Los elagitaninos y el ácido elágico se concentran en las frambuesas negras y en otras moras, lo que las coloca entre las frutas con mayor cantidad de antioxidantes anticancerígenos. Las frambuesas negras también contienen antocianinas, catequinas y otros flavonoides, así como altas cantidades de vitamina C, la cual protege el ADN de las células al atrapar los radicales libres e inhibir la formación de carcinogénicos. En una amplia encuesta poblacional, la gente que llevaba una dieta con mayores niveles de flavonoides y de antocianidinas (ambos presentes en las moras en cantidades muy concentradas) exhibía menores niveles de cierto marcador inflamatorio. Las moras son una excelente fuente de fibra dietética, la cual reduce el riesgo de padecer cáncer de colon al trasladar los desperdicios por el tracto digestivo con mayor rapidez, reduciendo así la concentración de cualquier componente dañino en el intestino y aportando una sustancia que las bacterias saludables pueden usar para producir componentes que protejan las células del colon.

En estudios de laboratorio, los fitoquímicos contenidos en las moras actúan como antioxidantes que protegen el ADN e interfieren directamente en el desarrollo del cáncer en distintas fases. En estudios celulares y en animales, la frambuesa negra y otros extractos de moras, así como el polvo de zarzamora negra liofilizado, disminuyen el crecimiento del cáncer y estimulan la autodestrucción de varios tipos de células cancerígenas en distintas etapas de desarrollo. En estudios realizados en animales, el polvo de frambuesa negra liofilizado redujo la incidencia de cáncer de esófago entre 30 y 60%, y las frambuesas negras y otras moras han disminuido el crecimiento de cáncer de colon y de mama. En un pequeño estudio piloto, biopsias tomadas de gente con cáncer de colon que consumió polvo de frambuesa negra liofilizado exhibió cambios protectores en los genes supresores de tumores, así como en el crecimiento de las células cancerígenas y en su autodestrucción. Éstas son evidencias preliminares que usan el equivalente de grandes cantidades de moras frescas. Consulta la página 120 para leer otras buenas noticias sobre las frambuesas.

Frijoles negros

Aliados contra el cáncer: todos los frijoles, los chícharos y las lentejas secas pueden considerarse una unidad, pues las legumbres tienden a compartir muchos de los mismos nutrientes y fitoquímicos anticancerígenos. Algunos ejemplos de frijoles secos incluyen frijoles rojos, pintos, blancos y negros.

Los frijoles negros contienen altos niveles de antocianinas y triterpenoides, fitoquímicos poderosos que poseen un sorprendente poder antioxidante. Los frijoles negros y otras legumbres están entre las fuentes de fibra dietética más concentradas, de las cuales se alimentan las bacterias saludables en el colon para producir ácidos grasos de cadena corta con propiedades protectoras. La fibra dietética también acelera el paso de los desperdicios por el intestino y diluye la concentración de cualquier carcinógeno que ande por ahí. También son una rica fuente de folato, el cual ayuda a disminuir el riesgo de padecer varios tipos de cáncer gracias a que está implicado en la división celular saludable y en la capacidad de reparación de las células dañadas. Los lignanos están siendo estudiados para determinar si tienen influencia protectora sobre las hormonas y los factores de crecimiento. Y las saponinas, que están siendo estudiadas para determinar su papel en la reducción del crecimiento de las células cancerígenas, pueden adherirse a ácidos biliares en el intestino que de otro modo promoverían el cáncer de colon.

Los estudios muestran una reducción de cáncer de colon en animales alimentados con frijoles secos. Varias investigaciones vinculan un mayor consumo de legumbres en seres humanos con una reducción del riesgo de padecer cáncer de colon o de adenomas benignos (pólipos), los cuales suelen ser predecesores del cáncer de colon. En el Adventist Health Study, la gente que consumía legumbres más de dos veces por semana tenía una probabilidad 47% menor de desarrollar cáncer de colon, en comparación con los individuos que consumían legumbres menos de una vez a la semana. Algunas investigaciones sugieren que el consumo regular de frijoles puede reducir el riesgo de padecer cáncer de próstata y de mama (posiblemente al reducir la inflamación y los factores de crecimiento, y al incrementar la autodestrucción de células anormales). Los estudios en seres humanos hasta el momento no son concluyentes. Una razón puede ser que el consumo de frijoles no es muy frecuente en Estados Unidos.

Uvas

Aliados contra el cáncer: arándanos, moras azules y cacahuates, los cuales contienen resveratrol.

Los flavonoides en la piel, la carne y las semillas de las uvas protegen el ADN y también pueden inhibir el crecimiento de las células cancerígenas y estimular su autodestrucción, como se demostró en estudios realizados en cultivos celulares. Todas las variedades de uvas tienen altas cantidades de antioxidantes, incluyendo estilbenos y resveratrol. Este último es un componente producido por las plantas para combatir las infecciones por hongos, pero también es un poderoso antioxidante que ha demostrado, en estudios de laboratorio, que impide el crecimiento de células cancerígenas. Una gran cantidad de investigaciones de laboratorios que se han enfocado en el resveratrol han observado que puede cambiar las señales de crecimiento celular, estimular la autodestrucción de células anormales y disminuir su capacidad para extenderse. El resveratrol también inhibe la inflamación leve que puede sentar las bases para el desarrollo de cánceres de colon, mama, próstata, hígado, pulmón y otros. Los estudios en seres humanos siguen siendo muy limitados; no obstante, mujeres de dos estudios que consumieron la mayor proporción de uvas o resveratrol proveniente de uvas exhibieron la menor incidencia de cáncer de mama. Es importante señalar que las investigaciones no han apoyado que el resveratrol contenido en el vino proteja al organismo del cáncer de mama. En un pequeño estudio piloto, en los pacientes con cáncer de colon a quienes se les dio polvo de uva, se redujo la expresión de un gen que promueve los tumores en las células de colon sanas. Consulta la página 344 para aprender más sobre los otros nutrientes que contienen las uvas.

Los hongos poseen muchos nutrientes que pueden ayudar a protegernos contra el cáncer: arginina, betaglucano, ergosterol (provitamina D_2) y lectina, los cuales han sido investigados por sus capacidades para combatir el cáncer. La arginina es un aminoácido que se asocia con la reducción del crecimiento del tumor y con el tiempo de supervivencia del paciente; el betaglucano tiene efectos inmunomoduladores y acciones antiproliferativas; el ergosterol influye en la producción de vitamina D y tiene muchos efectos, entre ellos inhibir el crecimiento de células cancerígenas; la lectina puede provocar muerte celular e inhibir el crecimiento de tumores. En las páginas 39 y 47 encontrarás más información sobre los hongos *shiitake* y los champiñones.

TERCERA SECCIÓN

Lo mejor de lo mejor

Capítulo 9

Superestrellas categóricas

Los mejores lácteos

Échales un vistazo

Alimento	Porción
Kefir	250 ml
Leche	250 ml
Queso curado	40 g
Queso *ricotta*	½ taza
Yogurt	250 mol

Menciones honoríficas. El queso *cottage*, la crema ácida y el helado.

¿Cuáles son los mejores lácteos? Los lácteos son el grupo alimenticio más famoso por construir y mantener huesos fuertes y por reducir el riesgo de contraer osteoporosis, así como por tener otros efectos positivos en la salud. La lista incluye los cinco lácteos más nutritivos con beneficios saludables adicionales.

El consumo de productos lácteos es de particular importancia durante la infancia y la adolescencia, pues éstas son las etapas en que se desarrolla la masa corporal. Las recomendaciones dietéticas contenidas en los lineamientos nutricionales para la población estadounidense de 2010 aconsejan incluir productos lácteos sin grasa y bajos en grasa para mejorar la salud ósea de niños y adultos, así como también para disminuir el riesgo de padecer diabetes, hipertensión y enfermedades cardiovasculares.

La leche, el yogurt y los quesos no grasos o bajos en grasas aportan nueve nutrientes esenciales: calcio, niacina, fósforo, potasio, proteínas, riboflavina y vitaminas A, D y B_{12}. Las dietas ricas en potasio ayudan a mantener una buena presión arterial, y los productos lácteos, sobre todo el yogurt, la leche y la leche de soya, proporcionan potasio. La función de la vitamina D es mantener niveles adecuados de calcio y fósforo en el cuerpo, y de esa manera ayudar a crear y mantener huesos fuertes. Las leches fortificadas con vitamina D y las leches de soya son fuentes excelentes de este nutriente; entre algunas otras fuentes fortificadas con vitamina D están el yogurt y los cereales para el desayuno.

Si comparamos distintas leches de vaca, por ejemplo la entera con la semidescremada, la entera con la descremada, y así sucesivamente, encontraremos que no hay diferencia alguna en el contenido de calcio, vitamina D y otros nutrientes. Éstos no se eliminan junto con la grasa; la única diferencia es que cuando eliges tomar leche entera en lugar de semidescremada, estás dando a tu cuerpo más calorías y grasas poco saludables.

¿Cuánto es suficiente? Quizá te suene familiar el eslogan: "Tres al día". Los productos lácteos son la principal fuente de calcio en la dieta estadounidense. Consumir 3 tazas de productos lácteos al día (o su equivalente) puede ayudar a satisfacer tus necesidades de calcio, sobre todo si eres mayor de nueve años. Se ha descubierto que esas tres porciones de lácteos no grasos o bajos en grasa también desempeñan un papel importante en el mantenimiento de un peso saludable, además de ser útiles para el control de la presión arterial, entre otros beneficios a la salud.

Recomendación diaria de leche

Edad (años)	Niños (tazas/ día)	Hombres (tazas/día)	Mujeres (tazas/día)	Embarazo (tazas/día)	Lactancia (tazas/día)
2-3	2				
4-8	2 ½				

Recomendación diaria de leche

Edad (años)	Niños (tazas/día)	Hombres (tazas/día)	Mujeres (tazas/día)	Embarazo (tazas/día)	Lactancia (tazas/día)
9-13		3	3		
14-18		3	3	3	3
19-30		3	3	3	3
31-50		3	3	3	3
+ de 50		3	3		

FUENTE: MyPlate.gov.

¿Sabías que...? Se cree que la domesticación de un pariente salvaje de la vaca actual, conocido como uro, comenzó alrededor de 8000 a 6000 a.C. en la Creciente Fértil. Pero no fue sino hasta 1624 que llegaron las primeras vacas a Plymouth, Massachusetts, en Estados Unidos.

¡Alimento que sorprende!

La leche saborizada suele considerarse un factor que contribuye a la obesidad infantil, pese a que en la actualidad ninguna investigación respalda esta premisa. De hecho, los estudios demuestran lo siguiente:

- Los niños beben más leche cuando ésta tiene algún saborizante.
- La leche blanca no pierde ningún nutriente al añadírsele un saborizante: sigue teniendo los nueve nutrientes esenciales que hacen famosa a la leche.
- Beber leche sin grasa o baja en grasas ayuda a llenar el vacío nutrimental que experimentan los niños en la actualidad, sobre todo la falta de calcio, potasio y magnesio, así como de vitamina D.
- Por último, las investigaciones demuestran que los niños que beben leche de sabores satisfacen más necesidades nutrimentales sin tener que consumir azúcar, grasas o calorías de más, a diferencia de quienes no toman leche. Y los niños que beben leche de sabores no son más gordos que aquellos que no la beben. Además, la leche con chocolate baja en grasas es la opción más popular en las escuelas; no ofrecerla sólo disminuye las opciones de bebidas saludables para los niños.

La leche con chocolate baja en grasas también es una de las bebidas preferidas de los atletas, ya que los estudios demuestran que beber leche con chocolate entre sesiones de entrenamiento mejora la recuperación y permite a los atletas extender su desempeño hasta que se sientan fatigados. La leche de chocolate baja en grasas es una excelente fuente de calcio, fósforo y riboflavina, así como una buena fuente de vitaminas A y D.

Kefir

En caso de que no lo hayas probado, el kefir es una cruza entre el yogurt y la leche, con una agradable consistencia cremosa y un sabor agridulce. Durante su fabricación, se producen bacterias saludables de manera natural que promueven la buena digestión. El kefiran, un nutriente vegetal que ha sido objeto de numerosas investigaciones, es producido por la bacteria *Lactobacillus kefiranofaciens*, la cual se encuentra en los granos de kefir. En la página 340 encontrarás la rica gama de nutrientes que contiene este producto. Además de los beneficios digestivos, se ha descubierto que el kefir también ayuda a mantener la salud de los huesos, al proporcionar 25% de la dosis recomendada de vitamina D y 30% de la recomendada para el calcio. Un estudio reciente descubrió que consumir kefir tiene una potencial facultad para reducir el cáncer. El *Journal of Cancer Management and Research* publicó una investigación en la cual los científicos revelaron que el kefir inhibía la proliferación de células cancerígenas específicas. También se cree que el kefir aumenta las funciones del sistema inmunológico, reduce la inflamación y disminuye la presión arterial y el colesterol.

Leche

La leche le hace mucho bien a nuestro cuerpo, pues al parecer no sólo protege nuestra estructura ósea. En un metaanálisis de 19 estudios distintos sobre el consumo de leche y lácteos, y su relación con el riesgo de padecer cáncer de colon, resultó que los hombres y las mujeres que consumieron una mayor cantidad de lácteos (tres porciones o más por día) tenían el riesgo más bajo.

Consulta la página 341para averiguar más sobre los múltiples beneficios de la leche.

Quesos curados

Si estás buscando mucho calcio en un paquete pequeño, entonces el queso es tu mejor opción. Sin embargo, no todos los quesos son iguales, al menos en cuanto al calcio. Los curados contienen la mayor cantidad de calcio, seguidos de los semicurados, los suaves y los frescos. El calcio de los quesos ayuda a disminuir los síntomas del SPM, ¡lo cual es excelente una noticia! Un estudio finés descubrió que las adolescentes consumidoras de queso tienen huesos más fuertes en comparación con las que no lo comen. Algunas variedades de quesos curados, como el parmesano, no sólo son ricas en proteínas y calcio, sino también poseen propiedades prebióticas y probióticas. Cuarenta gramos de queso parmesano añejo son una excelente fuente de calcio (500 mg), fósforo y proteínas. Consulta la página 92 para saber más sobre los quesos curados y el queso parmesano.

Queso *ricotta*

Se ha demostrado que la proteína del suero de leche contenida en el queso *ricotta* es benéfica para reducir la hipertensión y prevenir los infartos. Las proteínas fermentadas de suero de leche reducen las colonias dañinas de la bacteria *H. pylori*, hecho que beneficia a la salud digestiva. Un estudio realizado en animales halló que las proteínas de suero de leche del queso ayudan a reducir la distensión asociada con la colitis. El suero de leche también es una proteína valiosa para incrementar la masa muscular. En la página 105 aprenderás más sobre las bondades del queso *ricotta*.

> ¡Se necesitan 4½ litros de leche de vaca para hacer 450 g de queso!

Yogurt

De todos los productos lácteos, el yogurt es el que contiene el mayor concentrado de potasio y calcio. La combinación de estos dos minerales en particular es benéfica para prevenir la pérdida de hueso. El yogurt griego, un producto relativamente nuevo en el mundo del yogurt, es otra gran opción de producto lácteo. El yogurt griego bajo en grasas es una excelente fuente de calcio (hasta 30% del VD), fósforo, proteína (¡hasta más de 23 g por taza!), riboflavina (hasta 30% del VD), vitamina B$_{12}$ y zinc. Es una buena fuente de magnesio, ácido pantoténico y potasio. En la página 39 encontrarás más información sobre el yogurt.

Además de su sorprendente perfil nutricional, el yogurt posee algunos beneficios increíbles para la salud. Se ha demostrado que convertirlo en un componente regular de la dieta fortalece las funciones del sistema inmunológico, fomenta una buena digestión y mejora la salud bucal. Además, los estudios han demostrado que comer una gran variedad de productos lácteos bajos en grasas disminuye la incidencia de diabetes tipo 2. Una experimento en el que participaron 82 076 mujeres posmenopáusicas descubrió que las que habían consumido productos lácteos bajos en grasas tenían un riesgo mucho menor de desarrollar diabetes tipo 2, en particular si eran obesas. ¡Algo incluso más asombroso fue descubrir que el consumo de yogurt se asocia con la reducción del riesgo de padecer diabetes en mujeres!

Los mejores granos

Échales un vistazo

Alimento (cocinado)	Porción
Amaranto	½ taza
Avena	½ taza
Cebada	½ taza
Quinoa	½ taza
Tef	½ taza
Trigo	½ taza
Triticale	½ taza

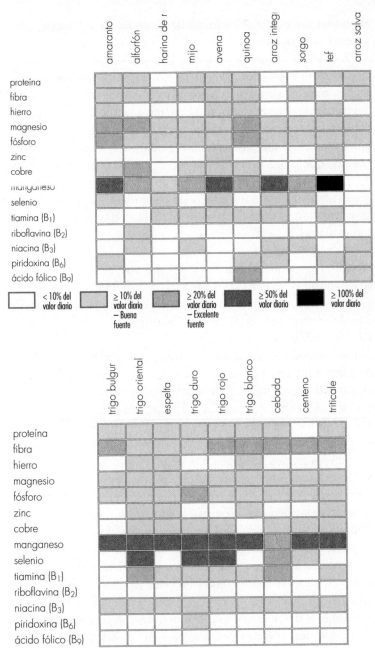

FUENTE: Tomado del sitio web del Whole Grain Council, www.wholegrainscouncil.org.

Menciones honoríficas. Alforfón, mijo, centeno, arroz integral, arroz silvestre, sorgo, maíz.

Vale la pena mencionar. Para determinar cuáles son los mejores granos para ti, tienes que considerar más que sólo la densidad del nutriente. Por ejemplo, si estuvieran acomodados sólo por su contenido nutrimental, la cebada estaría en el lugar número dos y la avena en el número siete. Sin embargo, si incluimos los beneficios que, según varios estudios, tienen para la salud, ambos estarían empatados en primer lugar. Lo importante es incluir una gran variedad de granos integrales en la dieta, ya que cada uno le proporcionará algo diferente y saludable a tu cuerpo. ¡Y todos son geniales!

¿Qué son los granos integrales y por qué son buenos para ti? De acuerdo con el Whole Grain Council, la definición de grano entero es bastante directa: "Para ser considerado como grano entero, éste debe contener 100% de la vaina original (es decir, todos los salvados, gérmenes y endospermos)".

Los expertos en salud solían considerar que el mejor resultado de consumir granos integrales era el contenido de fibra, pero los estudios demuestran que los beneficios para la salud van mucho más allá del contenido de fibra. Tienen una carga de nutrientes única, que incluye macronutrientes, micronutrientes y fitonutrientes, los cuales contribuyen de manera general a los beneficios que aportan los granos integrales a la salud.

Un metaanálisis reciente descubrió que los granos integrales desempeñan un papel importante en la disminución del riesgo de padecer enfermedades crónicas, como cardiopatías isquémicas, diabetes y cáncer, pero también contribuyen al control del peso corporal y a la salud gastrointestinal. Los estudios demuestran que sustituir los granos refinados por granos integrales reduce el riesgo de padecer muchas enfermedades crónicas. Si bien los beneficios son más notorios entre quienes consumen al menos tres porciones al día, algunos estudios demuestran una reducción en los riesgos aun con una porción pequeña al día. Investigadores de la Universidad de Tufts realizaron un estudio en el que participaron cerca de 3 000 hombres y mujeres y encontraron que los adultos que consumían tres o más porciones de granos integrales al día y limitaban el consumo de granos refinados a una porción o menos al día, tenían 10% menos de grasa abdominal en comparación con quienes no comían de esta manera. Por desgracia, según un estudio de 2010 publicado en el *Journal of the American Dietetic Association*, sólo uno de cada 20 adultos consume la cantidad suficiente de granos integrales. ¡Eso sí que es no ir al grano!

¿Cuánto es suficiente? De acuerdo con los lineamientos MyPlate de la DAEU, la cantidad de granos integrales que se necesitan para obtener beneficios saludables depende de la edad, el sexo y el nivel de actividad física. En general, se sugiere que por lo menos la mitad de tu consumo sea de granos integrales. A continuación encontrarás una cuadro en el que cada onza equivale a ½ taza de granos cocidos.

Recomendación diaria de granos

Edad (años)	Niños (onzas)	Hombres (onzas)	Mujeres (onzas)
2-3	3 1½*		
4-8	5 2½*		
9-13		6 3*	5 3*
14-18		8 4*	6 3*
19-30		8 4*	6 3*
31-50		7 3½*	6 3*
+ de 50		6 3*	5 3*

* Cantidad mínima por día. Tomado de www.choosemyplate.gov; estas cantidades son apropiadas para personas que realizan menos de 30 minutos de actividad física moderada al día. Quienes sean más activas físicamente pueden consumir más para respetar sus necesidades calóricas.

¿Sabías que...? El alpiste, las lágrimas de Job, la montina, el timo-
teo y el fonio son considerados granos integrales, pero no fueron
incluidos en este estudio porque no se consumen con regularidad. Por otro lado, pese a que a veces se utilizan como si fueran
granos (por ejemplo, en forma de flúor), las semillas y legumbres
oleaginosas como la linaza, la chía, el girasol, la soya, los garbanzos y demás no son consideradas granos integrales por el Whole
Grain Council ni por la USDA ni la FDA. Además, a pesar de que el
amaranto, la quinoa y el alforfón se consideran "pseudogranos",
fueron incluidos en este análisis debido a que suelen venderse
como granos, ya que su preparación y su perfil nutricional son
similares a los de estos alimentos.

Amaranto

El amaranto es una buena fuente de proteínas y, al igual que la
quinoa, contiene mayores cantidades de aminoácidos en comparación con otros granos. El amaranto es una excelente fuente
de magnesio, manganeso y fósforo, y una buena fuente de cobre,
hierro y vitamina B_6. Posee más nutrientes que otros granos sin
gluten, como fibra, hierro y magnesio. También es una rica fuente
de taninos y fitoesteroles, los cuales ayudan a combatir una gran
variedad de cánceres y enfermedades cardiacas. Asimismo, es rico
en lunasina, un péptido con propiedades anticancerígenas.

Avena

Ya sea irlandesa, en copos o instantánea, todas las formas de
avena contienen los tres componentes que definen a los granos
integrales. Encontrarás más información sobre sus beneficios nutricionales en las páginas 195 y 196. La avena también contiene
unos polifenoles llamados avenantramidas, los cuales son unos
antioxidantes que reducen la inflamación y alivian la comezón
(razón por la cual los baños de avena se recomiendan a personas
con resequedad). Ningún otro grano ha sido igual de investigado
por su capacidad para reducir el colesterol como la avena. Además de poseer la habilidad de reducir el colesterol LDL y el colesterol total, con lo que reduce el riesgo de padecer enfermedades
cardiacas, la avena posee propiedades para controlar el peso y la

saciedad, reducir la presión arterial, manejar el nivel de glucosa en la sangre y ayudar a la evacuación, debido a su contenido de fibra.

Cebada

Consulta la página 222 para encontrar el perfil completo de la cebada. Sus betaglucanos reducen el colesterol y ayudan a controlar el nivel de azúcar en la sangre, así como a mejorar el funcionamiento del sistema inmunológico. Algunos estudios recientes sugieren que esos mismos betaglucanos ayudan a proteger al cuerpo y a las células saludables de los daños colaterales causados por la quimioterapia, las terapias con radiación o la exposición nuclear. Otros beneficios de la cebada que han sido investigados incluyen la reducción de la presión arterial, la disminución del colesterol LDL y la posibilidad de reducir los riesgos de enfermedades cardiacas, ayudar a controlar la glucosa en la sangre, fomentar la saciedad y reducir la grasa abdominal.

Los ingleses están en deuda con la cebada debido a su sistema métrico. El rey Eduardo II depositó tres granos de cebada en fila y declaró que la medida total sería el equivalente a una pulgada. El resto de las medidas de longitud inglesas se basaron en esto.

Quinoa

En términos botánicos, la quinoa es pariente de las berzas y del betabel, así que técnicamente no es un grano entero de verdad. Además de sus muchos otros nutrientes (véase la página 343), es uno de los únicos alimentos provenientes de las plantas que funciona como proteína completa por sí sola debido a que contiene todos los aminoácidos esenciales. Hasta hace poco empezó a ser objeto de investigación, pero los beneficios descubiertos hasta ahora incluyen reducir el riesgo de padecer diabetes y producir la sensación de saciedad. La quinoa también contiene el nivel más alto de potasio de todos los granos integrales, lo cual ayuda al control de la presión arterial.

Tef

Gracias a su pequeño tamaño, jamás tendrás que preocuparte de que le hayan quitado al tef su capa de fibra, ya que es demasiado pequeño como para ser molido. Este grano prácticamente es desconocido fuera de Etiopía, India y Australia, pero se ha vuelto más y más popular debido a su versatilidad y a sus beneficios nutrimentales y para la salud, entre los cuales se incluyen: control de la glucosa en sangre, control del peso y salud del colon. En la página 344 encontrarás el perfil completo de sus nutrientes.

Trigo

Podría considerársele comida chatarra, ya que parecería que la mayoría de los problemas de salud se le atribuyen a él. Lo cierto es que el trigo entero es uno de los granos más saludables de la tierra, y es el responsable de proporcionar una buena cantidad de nutrientes a millones de personas alrededor del mundo todos los días (salvo que tengas alergia o intolerancia a él). El trigo (incluyendo sus variantes como el duro, el oriental y la espelta) es, por mucho, el grano más utilizado en panes, pastas y otros alimentos que se consumen en Estados Unidos. El trigo entero es una excelente fuente de fibra, manganeso, fósforo y selenio, y una buena fuente de cobre, magnesio, niacina, proteína, tiamina y vitamina B_6. La mayoría de los estudios que evidencian los beneficios de los granos integrales lo consideran el principal. Entre los beneficios que trae consigo incluir trigo entero en la dieta se encuentran: la reducción de 25 a 28% del riesgo de padecer enfermedades cardiacas; la disminución de 30 a 36% del riesgo de sufrir un infarto; la reducción de 21 a 30% del riesgo de padecer diabetes tipo 2. Además, sirve para controlar el peso, reduce el riesgo de padecer asma, ayuda a regular la presión arterial y disminuye el riesgo de padecer enfermedades inflamatorias.

Triticale

El triticale es un híbrido bastante nuevo del trigo y del centeno que se desarrolló por primera vez hace más o menos un siglo en Escocia, con la idea de que creciera en climas más extremos. El primer intento produjo un grano estéril, pero luego un botánico alemán perfeccionó el proceso de hibridación. Salvo por una breve explosión de popularidad en la década de los años setenta del siglo XX, el triticale no ha logrado ponerse de moda, a pesar de que requiere muy pocos pesticidas y reduce la erosión del suelo, razones por las cuales se da muy bien en los cultivos orgánicos. El triticale es una excelente fuente de fibra y manganeso, así como una buena fuente de cobre, magnesio, niacina, fósforo, proteína, tiamina y zinc. Proporciona beneficios para la salud similares a los del centeno, como promover la saciedad y la evacuación, y controlar el peso y el nivel de azúcar en la sangre. Recientemente se descubrió que el salvado de triticale posee importantes propiedades prebióticas (ayuda a estimular el crecimiento de bacterias benéficas). Además, este grano entero ostenta una posición alta en la escala CARO, un sistema que determina la actividad antioxidante.

Los mejores granos libres de gluten

Échales un vistazo

Alimento (cocinado)	Porción
Alforfón	½ taza
Amaranto	½ taza
Avena	½ taza
Mijo	½ taza
Quinoa	½ taza
Sorgo	½ taza
Tef	½ taza

Menciones honoríficas. Montina, arroz salvaje.

¿Qué es el gluten y por qué no hay que comerlo? Alrededor de 21 millones de personas llevan una dieta libre de gluten. Si bien muchas de ellas han sido diagnosticadas con celiaquía o intolerancia al gluten, muchas otras creen que simplemente es una manera de comer más saludable, pese a que todavía faltan evidencias e investigaciones que respalden esta suposición.

Para los casi 3 millones de personas con celiaquía diagnosticada, los alimentos sin gluten son una necesidad absoluta. La celiaquía es una enfermedad autoinmune de origen genético que se caracteriza por una respuesta inmune al gluten, proteína que se encuentra en granos como la cebada, el centeno, el trigo y sus parientes, entre ellos el triticale, la espelta, el trigo oriental y el farro. El trigo duro, el bulgur, el cuscús y la semolina también son trigo, y por lo tanto contienen gluten. El gluten ingerido ocasiona daños corporales pues genera una reacción alérgica inflamatoria en el intestino delgado. La creciente necesidad e interés han creado un mercado expansivo de alimentos sin gluten: en 2010 las ventas de productos sin gluten sumaron 2.64 millones de dólares.

¿Sabías que...? Según el doctor Alesso Fassano, director del Centro para Investigación de la Celiaquía de la Universidad de Maryland, se estima que uno de cada 133 estadounidenses padece celiaquía, y que hasta 95% de ellos no lo sabe.

Alforfón

¡El alforfón en realidad es una fruta! Es una semilla vinculada con el ruibarbo, de cuyas flores las abejas fabrican miel. Sus granos suelen utilizarse en el oeste de Asia y en Europa del Este. El alforfón es una excelente fuente de colina, y una buena fuente de magnesio. También contiene vitaminas del complejo B, fibra, magnesio, manganeso, selenio, vitamina E y zinc, y está lleno de fitonutrientes lignanos, ácidos fenólicos, ácido fítico y rutina. Un estudio descubrió que, tanto en animales como en personas, la harina de alforfón ayuda a combatir, controlar o reducir la diabetes, la obesidad, la hipertensión, la hipercolesterolemia y el estreñimiento.

Amaranto

Este grano tiene un sabor dulce parecido al de las nueces y le añade un suave crujido a los platillos. Puedes comprarlo como harina o en semillas. En la página 336 encontrarás más información sobre los beneficios nutricionales de este alimento. Además, contiene escualeno, un antioxidante que previene la expansión del cáncer y contraataca el colesterol alto. Este poderoso grano también ayuda a controlar los niveles altos de azúcar en la sangre.

Avena

Muchas personas que llevan una dieta sin gluten suelen creer que la avena lo contiene. La verdad es que no lo tiene y nunca lo ha tenido. El problema con la avena es que es culpable por asociación. Algunos productos de avena en el mercado han sido contaminados con granos que sí contienen gluten durante el proceso de fabricación o de transporte, al ser almacenados en contenedores que fueron utilizados para acopiar productos con gluten. ¿La solución? ¡Busca las marcas que estén certificadas como libres de gluten!

Infórmate sobre el excelente perfil de salud de este cereal tan popular.

Mijo

El mijo es un pequeño grano amarillo de sabor dulce y suave. Es una buena fuente de colina, y contiene muchos nutrientes, incluyendo cobre, magnesio, manganeso, fósforo y zinc. El mijo también contiene los carotenoides luteína y zeaxantina, los cuales son esenciales para una visión saludable, además de que se ha descubierto que protegen contra la degeneración macular. El mijo, como muchos otros granos integrales, ayuda a controlar el colesterol y los niveles de azúcar en la sangre.

Quinoa

Una de las ventajas de consumir quinoa es que genera la sensación de saciedad gracias a su contenido de proteínas y de fibra. La quinoa tiene muchas variantes de saponinas, unos fitoquímicos a los que se les han descubierto propiedades anticancerígenas y antiinflamatorias, además de que disminuyen la absorción de colesterol. Consulta la página 273 para aprender más sobre este popular grano nuevo.

La quinoa fue uno de los principales alimentos de las civilizaciones antiguas. Se cultiva en los Andes sudamericanos por lo menos desde el año 3000 a.C.

Sorgo

Hay muchas variedades de sorgo, pero la que utilizamos como grano técnicamente se considera un tipo de pasto. A pesar de que en África es un alimento esencial para consumo humano, en Occidente suele utilizarse como alimento para animales. No fue sino hasta hace poco que se convirtió en una estupenda alternativa para quienes no pueden consumir gluten. Un estudio realizado en células halló que el gluten contiene una gran variedad de flavonoides y proantocianidinas que inhiben la acción de la aromatasa, una enzima clave para la producción de estrógeno. Los inhibidores de aromatasa suelen utilizarse en el tratamiento de cáncer de mama originado por estrógenos.

Tef

El pequeño tef es una excelente fuente de mucho nutrientes (véase la página 344). Además de ser utilizado en su natal África, el tef es un grano sin gluten popular en los Países Bajos. En una encuesta que se aplicó a casi 8000 miembros de la Sociedad Holandesa de Celiaquía, el tef resultó ser el grano favorito, pues los pacientes con este trastorno experimentaban una reducción considerable de sus síntomas y expresaron que sencillamente se sentían mejor.

Los mejores frutos secos

Échales un vistazo

Alimento (cocinado)	Porción
Almendras	30 gramos
Avellanas	30 gramos
Cacahuates	30 gramos
Nueces de Brasil	30 gramos
Nueces de castilla	30 gramos
Nueces pecanas	30 gramos
Pistaches	30 gramos

Menciones honoríficas. Nueces de macadamia, castañas, anacardos.

¿Qué son los frutos secos y por qué deberías comerlos? Técnicamente, los frutos secos crecen en los árboles, mientras que las nueces de soya y los cacahuates son leguminosas. Pero, para los propósitos de esta lista, los cacahuates están incluidos en este grupo porque son altos en grasas y muchos consumidores los consideran frutos secos.

Los frutos secos son muy nutritivos y contienen una gran variedad de vitaminas y minerales, además de diversas cantidades de nutrientes vegetales especiales que funcionan como antioxidantes, reducen la inflamación, combaten el cáncer, evitan que las células cancerígenas se multipliquen, ayudan a reducir el colesterol y combaten las enfermedades cardiacas. Estas sustancias químicas de origen vegetal incluyen: alquifenoles, carotenoides, flavonoides, lignanos, ácidos fenólicos, fitatos, fitoesteroles, proantocianidinas, esfingolípidos y estilbenos. La buena noticia es que durante el proceso de tostado de los frutos secos se ven afectados muy pocos de sus nutrientes. Los frutos secos también contienen grasas benéficas para el corazón como principal fuente de calorías y al mismo tiempo son bajos en grasas saturadas y no contienen ningún tipo de grasa trans. Las investigaciones sugieren que los grupos sociales que consumen frutos secos con regularidad y moderación tienen más facilidad para mantener y alcanzar un peso saludable, en comparación con quienes no los consumen con regularidad. Supongo que eso aniquila el viejo mito de que los frutos secos engordan. Otra ventaja es que éstos contienen proteínas y fibra, lo cual ayuda a mantenerte lleno y satisfecho.

¿Sabías que...? La evidencia científica sugiere, aunque no lo prueba, que comer 40 g de la mayoría de los frutos secos al día, como parte de una dieta baja en grasas saturadas y colesterol, reduce el riesgo de padecer enfermedades cardiacas.

Los piñones también entran en la lista que defiende los frutos secos como alimentos que promueven la salud cardiovascular. Pese a que son bajos en fibra, también son una de las fuentes más ricas de manganeso y de grasas poliinsaturadas. En la página 119 encontrarás un perfil completo de estas pequeñas joyas. Hay que tener cuidado al consumirlos, ya que se ha descubierto que son más alergénicos que la mayoría de los frutos secos.

Almendras

Hay 23 semillas (un puñado) de almendras en una porción de 30 gramos y cada porción posee 160 calorías. Además de ser supernutritivas (véase la página 336), también son ricas en grasas monoinsaturadas, las cuales son sanas para el corazón, pues contienen nutrientes de origen vegetal como los flavonoles, los fitoesteroles y las proantocianidinas. Hay nueve estudios clínicos que sostienen que las almendras ayudan a mantener niveles saludables de colesterol cuando forman parte de una dieta baja en grasas saturadas. Investigaciones adicionales han descubierto que poseen propiedades prebióticas que ayudan a mantener sano el tracto digestivo, además de promover el funcionamiento correcto del sistema inmunológico. Las investigaciones sobre las almendras también han demostrado que son de ayuda en otros padecimientos, incluyendo el síndrome de ovario poliquístico (SOP), la diabetes, la hipertensión, el sobrepeso, la digestión y las infecciones microbiales (por sus propiedades bactericidas).

Se cree que las almendras son originarias de China y Asia Central. Este fruto seco proviene de un árbol floreado al que polinizan las abejas. Un aspecto único de las almendras es que crecen dentro de la fruta que da el árbol. La almendra verde y cruda es un fruto seco muy preciado y se vende sólo durante cierta temporada.

Avellanas

Una porción de 30 gramos de avellanas (alrededor de 21 semillas enteras, que suman unas 180 calorías) es alta en vitaminas y minerales (véase la página 337), particularmente en folato, lo cual no ocurre en todos los frutos secos. El folato es un nutriente clave para el embarazo, aunque también ayuda a prevenir la anemia. Un estudio demostró que incluso una pequeña porción de avellanas al día puede tener efectos significativos en la reducción del colesterol. Además, las avellanas son altas en grasas monoinsaturadas, las cuales son benéficas para el corazón y tienen

> La avellana es un fruto seco tan apreciado que algunas incluso tienen denominación de origen, como la avellana de Reus.

el contenido más alto de proantocianidina de todos los frutos, la cual es un poderoso antiinflamatorio que ayuda a proteger el corazón. Asimismo, estos componentes también son famosos por ayudar a reducir el riesgo de padecer formación de coágulos y de infecciones del tracto urinario.

Cacahuates

Al contrario de los frutos secos de los árboles, los cacahuates crecen bajo tierra. Una porción de 30 gramos de cacahuate proporciona 170 calorías y una benéfica cantidad de nutrientes (consulta la página 337). Son ricos en arginina, un aminoácido que ayuda a expandir los vasos sanguíneos y a disminuir la presión arterial. Los cacahuates contienen altos niveles de fitoesteroles que evitan que el colesterol sea absorbido hacia el torrente sanguíneo, y también poseen propiedades que previenen el cáncer. En un estudio realizado entre Adventistas del Séptimo Día, el consumo regular de cacahuates fue inversamente proporcional a la muerte por cardiopatías isquémicas. Y, si no quieres tomar una copa de vino para obtener una dosis de resveratrol saludable para el corazón, un estudio publicado en el *Journal of Agricultural and Food*

> Se cree que la planta del cacahuate proviene de Sudamérica y que emigró a tierras distantes gracias a los exploradores europeos. Aunque se llegó a cultivar en las regiones del sur de Norteamérica durante la época de la Colonia, la producción de cacahuate alcanzó cantidades significativas en Estados Unidos hasta inicios del siglo xx, cuando el doctor Washington Carver descubrió alrededor de 300 usos para esta leguminosa. La industria comenzó a recibir atención gracias a la mantequilla de cacahuate, también llamada de maní, y a una gran variedad de productos hechos con base en el cacahuate, incluyendo aceites vegetales, durante la Primera Guerra Mundial.

Chemistry descubrió que los cacahuates contienen cantidades que rivalizan con las del vino tinto. Algunas investigaciones exhaustivas también demostraron otros beneficios de comer cacahuates, incluyendo sus propiedades para combatir la diabetes, el cáncer, la inflamación y la hipertensión, aunque no se limitan sólo a estas afecciones.

Nueces de Brasil

Las nueces de Brasil están cargadas de nutrientes (véase la página 342), pero también de calorías; una porción de 30 gramos (seis semillas) aporta 190 calorías. Las nueces de Brasil rebosan de selenio, ¡más que cualquier otro fruto seco! ¡Una porción tiene alrededor de 700% de la dosis diaria recomendada! Las investigaciones han revelado que el consumo diario puede incrementar de manera efectiva los niveles de selenio en el cuerpo. De hecho, un estudio observó un incremento con sólo dos nueces al día.

> Las nueces de Brasil crecen en racimos dentro de vainas que parecen un coco, en los árboles de la selva amazónica. Estas nueces adquirieron notoriedad en 1569, cuando las tropas españolas se alimentaron de ellas para recobrar fuerzas.

Nueces de Castilla

Las nueces de Castilla son únicas, comparadas con otros frutos secos, pues se componen predominantemente de ácidos grasos poiliinsaturados, incluyendo el ácido alfalinolénico omega 3, en lugar de ácidos grasos monoinsaturados. Una porción de 30 gramos de nueces de Castilla (alrededor de 14 mitades) contiene 190 calorías. Además de que aportan minerales en abundancia (véase la página 154), dos estudios recientes descubrieron que las nueces de Castilla contienen más antioxidantes que ningún otro fruto seco. En ese contexto, están apenas en segundo lugar, detrás de las zarzamoras, de 1 113 alimentos diferentes. También contienen la "hormona del sueño", llamada melatonina (véase la página 329). Casi dos décadas de investigaciones a nivel mundial han demostrado que las nueces de Castilla traen beneficios para el corazón y para la cognición, además de que reducen el riesgo de padecer diabetes y cáncer. Asimismo, retardan el envejecimiento y la aparición de síndromes metabólicos. Un estudio reciente, publicado en el *American Journal of Clinical Nutrition*, descubrió que las nueces de Castilla están al mismo nivel de los pescados grasos en cuanto a su capacidad para reducir marcadores sanguíneos específicos que se asocian con cardiopatías isquémicas. Además, el estudio descubrió que una dieta que contenía almendras poseía una capacidad mucho mayor de reducir el colesterol total y el LDL, en comparación con los pescados grasos.

Nueces pecanas

Existen alrededor de mil clases diferentes de nueces, las cuales varían en sabor y tamaño, pero todas son nutritivas y contienen más de 19 vitaminas y minerales (consulta la página 150). Una porción de 30 gramos (alrededor de 19 mitades) contiene 200 calorías. De acuerdo con un estudio de la Universidad de Loma Linda, las nueces contienen antioxidantes de origen natural que contribuyen a la salud del corazón y a la prevención de enfermedades. Un proyecto de investigación descubrió que los niveles de vitamina E de los participantes cuya dieta incluía nueces se duplicaron en las ocho horas posteriores a la cena, que sus niveles de antioxidantes crecían después de comer y que el colesterol LDL oxidado disminuía hasta 33% durante el mismo periodo. Otras investigaciones de la Universidad de Loma Linda hallaron que, añadiendo apenas un puñado de nueces a la dieta diaria, era posible mantener a raya los niveles de colesterol LDL oxidados que se asocian con las cardiopatías isquémicas. Estudios adicionales demostraron que las nueces tienen la capacidad de ayudar a mantener el peso, a incrementar el ritmo metabólico y a fomentar la saciedad.

> El origen de las nueces puede ser rastreado hasta el siglo XVI. Son el único árbol de frutos secos endémico de Norteamérica. El término *pecana* es de origen indígena americano y significa: "Todas los frutos secos que requieren de una piedra para romperse".

Pistaches

Una porción de 30 g de pistaches (49 semillas) proporciona 170 calorías y una gran variedad de vitaminas y minerales (véase la página 173). Casi 90% de la grasa contenida en los pistaches son

Los pistaches crecen en vainas pesadas con forma de uva. Cuando maduran, la pulpa llena el interior del cascarón tan rápido que lo parte a la mitad. En Estados Unidos se llegó a teñir de rojo a los pistaches importados para esconder las imperfecciones de la cáscara y hacer que los frutos secos destacaran en las máquinas expendedoras.

grasas monoinsaturadas y poliinsaturadas saludables. Investigaciones recientes han evidenciado que, cuando son consumidos con moderación, los pistaches tienen la capacidad de regular los niveles de lípidos que afectan el corazón, de fomentar la actividad antioxidante y antiinflamatoria, y de controlar el peso corporal.

Las mejores frutas

Échales un vistazo

Alimento	Porción
Arándanos (frescos)	1 taza
Arándanos (secos)	½ taza
Cerezas	1 taza
Ciruelas	1 taza
Ciruelas pasa	¼ taza
Chabacanos	4 pequeños
Chicozapote	1 taza
Frambuesas	1 taza
Fresas	1 taza
Guayabas	1 taza
Higos (frescos)	1 taza
Higos (secos)	½ taza
Kiwi	1 taza
Manzanas	1 pequeña
Moras azules	1 taza
Moras de saúco	1 taza
Naranja	1 grande
Jugo de naranja	1 taza

Alimento	Porción
Papaya	1 taza
Pera	1 mediana
Piña	1 taza
Plátano	1 taza
Sandía	1 taza
Uvas Uvas pasas	1 taza ½ taza

Menciones honoríficas. ¡Todas las demás! ¡No existe ninguna fruta que sea mala!

¿Qué son las frutas y por qué deberías comerlas? Quizá esperes que zanje de una vez por todas la discusión sobre qué es una fruta (¿el aguacate y el jitomate son frutas o verduras?).

Pues bien, la clasificación de las frutas reside en dos áreas generales: las carnosas y las secas. Las frutas carnosas suelen ser dulces y jugosas, y están compuestas por células vivas. El aguacate y las aceitunas son la excepción a esta regla, pues no son dulces (he aquí la respuesta a tu primera pregunta). Las frutas secas se dividen en dos subcategorías: las dehiscentes (con células muertas que se abren al madurar, como las leguminosas) y las indehiscentes (con células muertas que no se abren, como los frutos secos; no obstante, los anacardos son semillas, no frutas). Después tenemos otro nivel de clasificación: si la fruta proviene de la parte baja de la planta, llamada ovario, o de otras partes de la planta. Aquellas que vienen de otra parte de la planta suelen llamarse "frutas falsas". La fresa es un buen ejemplo de este grupo: la parte que la gente disfruta, la sección roja y carnosa, es sólo un receptáculo; la fruta real son los 200 puntitos que parecen semillas que adornan toda la carne y se llaman aquenios. ¡Raro, pero delicioso! Para propósitos de esta lista, sólo consideraremos las frutas carnosas y las moras.

Por desgracia, se estima que menos de 6% de la población estadounidense sigue todos los lineamientos alimenticios, los cuales intentan motivarnos para que la mitad de nuestros platos sean de frutas y verduras. Esas recomendaciones tienen fundamentos científicos y no sólo intuitivos, ya que las poblaciones que consumen la mayoría de estos alimentos poseen una tasa menor de enfermedades cardiacas, cáncer, diabetes, obesidad, etcétera.

Las frutas contienen muchas vitaminas y minerales esenciales, así como otros nutrientes que ayudan a combatir las enfermedades, pero también aportan fitoquímicos que podrían estar obstaculizando el combate contra las enfermedades. Una buena idea es no seguir una dieta de "una fruta única", como la otrora popular dieta de la toronja. La variedad es la chispa de la vida... ¡Y una vida buena y saludable es perfecta para ello! Mientras más grande sea la diversidad, más probable será que tu cuerpo disfrute no sólo los sabores únicos que ofrecen las frutas, sino también la variedad de sus beneficios para la salud, como un menor riesgo de padecer ataques al corazón e infartos, ciertos tipos de cáncer, obesidad, diabetes tipo 2, hipertensión, desarrollo de cálculos renales y la pérdida de densidad ósea.

¿Cuánto es suficiente? De acuerdo con las recomendaciones My-Plate de la USDA, las necesidades de fruta dependen del nivel de actividad física, la edad y el sexo.

Recomendación diaria de frutas

Edad (años)	Niños (tazas / día)	Hombres (tazas / día)	Mujeres (tazas / día)
2-3	1		
4-8	1 – 1½		
9-13		1½	1½
14-18		2	1½
19-30		2	2
31-50		2	1½
+ de 50		2	1½

* Estas cantidades son apropiadas para personas que realizan menos de 30 minutos de actividad física moderada al día, más allá de sus actividades normales. Quienes son más activas físicamente pueden consumir más, siempre y cuando se ajusten a sus necesidades calóricas.

¿Sabías que...? La mayoría de las frutas son bajas en grasas, sodio y calorías. Ninguna tiene colesterol. Además, son fuente de muchos nutrimentos esenciales que se consumen en pocas cantidades, incluyendo fibra, potasio, folato y vitamina C.

Arándanos

En la página 230 encontrarás los numerosos beneficios de los arándanos. Algunas investigaciones han demostrado que un consumo regular de arándanos ayuda al tracto urinario y a la salud cardiaca. No sólo le asestan un golpe bajo a la bacteria *E. coli* asociada a las infecciones del tracto urinario, sino que existen estudios que han descubierto que los arándanos también destruyen la bacteria *H. pylori*, la cual es una de las principales contribuyentes a la formación de úlceras estomacales y al riesgo de padecer cáncer de estómago.

Cerezas

Las cerezas contienen una gran hueste de nutrientes (véase la página 338), incluyendo amigdalinas, que ayudan a combatir el cáncer; antocianinas para aliviar el dolor; boro, el cual ayuda a tener huesos más fuertes, y quercetina, la cual favorece la formación de huesos y la salud cardiaca. Hay una buena cantidad de bibliografía científica que respalda que las cerezas ayudan a aliviar enfermedades inflamatorias dolorosas.

Ciruelas y ciruelas pasa

Si así lo prefieres, elige las ciruelas pasa en lugar de las frescas debido a su contenido nutricional superior (véase la página 338). Las ciruelas pasa ayudan a controlar el peso, ya que las investigaciones han descubierto que son muy buenas para suprimir el apetito, en comparación con otros antojos populares, como las galletas bajas en grasa. Los nutrientes encontrados en las ciruelas pasa ayudan a controlar las hormonas que regulan el apetito. El consumo de ciruelas pasa está asociado con la reducción de grasa en la zona abdominal y también con la reducción de la producción de colesterol LDL tanto en animales como en seres humanos. Son ricas en compuestos fenólicos y otros nutrientes que ayudan a la formación de hueso y a mantener la salud ósea. Por último, aunque no por eso menos importante, las ciruelas pasa fomentan la salud digestiva. Recientemente se descubrió que son más agradables y efectivas que el *psyllium* para el tratamiento del estreñimiento leve a moderado.

Chabacanos

El contenido de betacaroteno de los chabacanos varía enormemente, dependiendo de la diversidad, y se relaciona principalmente con el color. Las variedades rojas o anaranjadas de tono oscuro contienen hasta 16 500 mcg de betacaroteno por cada 100 gramos de fruta. Además de sus otros nutrientes (véase la página 338), los chabacanos contienen 10 polifenoles diferentes, cada uno de los cuales posee propiedades antioxidantes importantes: ácido cafeico, ácido clorogénico, ácido ferúlico, ácido gálico, ácido p-aminobenzoico, ácido p-cumárico, quercetina, rutina y vanilina. Estos polifenoles ayudan a combatir el cáncer y las enfermedades cardiacas, e incluso fortalecen los huesos.

¿Te has preguntado alguna vez por qué los chabacanos son tan aromáticos? Al igual que las manzanas, las cerezas, los duraznos, las peras, las ciruelas, las frambuesas y las fresas, aquéllos pertenecen a la familia de las rosáceas, la misma familia de las rosas.

Chicozapote

Encontrarás los numerosos beneficios de esta fruta tropical en la página 338. Cuando el chicozapote está verde, es una fruta muy alta en taninos, los cuales segregan un sabor muy astringente, por lo que en esa forma no suele ser tan popular. Sin embargo, debido al contenido de taninos, los frutos verdes suelen cocerse; el jugo resultante se utiliza como tratamiento efectivo contra la diarrea. En un estudio se descubrió que el chicozapote también es rico en antioxidantes polifenólicos, los cuales poseen una gran capacidad para destruir las células malignas del cáncer de colon.

Frambuesas

Las frambuesas, y sus primas las zarzamoras, son un bombazo de nutrición (véase la página 339). En un estudio sobre células cancerígenas, las frambuesas negras y sus componentes bioactivos redujeron de manera significativa el crecimiento de las células de cáncer cervicouterino. Existen investigaciones realizadas en células y en animales que evidencian su capacidad para combatir el cáncer y reducir la presión sanguínea, y sus propiedades antiinflamatorias.

Fresas

Las fresas son una rica fuente de vitaminas, minerales y fitonutrientes (véase la página 339). Desde hace algún tiempo, ha habido estudios celulares y realizados en animales que respaldan los numerosos beneficios que aporta el consumo de fresas al cerebro y el corazón. Recientemente, un estudio publicado en el *Journal of Agriculture and Food Chemistry* reveló datos de personas que muestran que comer fresas, tanto a corto como a largo plazos, incrementa la cantidad de antioxidantes que se tienen a la mano para luchar contra las enfermedades.

La antocianina, el pigmento que le da el color rojo a las fresas, aumenta los niveles de antioxidantes en la sangre hasta 30 minutos después de comerlas. Después de seis semanas, las fresas redujeron los niveles de inflamación ocasionados por la proteína C reactiva y por otros marcadores de inflamación, como el IL-1 y el factor de necrosis tumoral. Más importante aún es el hecho de que las fresas poseen fitoquímicos que tienen efectos antiinflamatorios y antioxidantes en el cerebro, lo que ayuda a disminuir las deficiencias cognitivas ocasionadas por el envejecimiento y la demencia en los adultos mayores.

Por último, las propiedades de las fresas destacan sobre todo en términos de salud cardiaca. En un estudio clínico doble ciego publicado en el *British Journal of Nutrition*, los adultos obesos que consumieron durante tres semanas el equivalente a cuatro tazas de fresas, en forma de un concentrado de fresa en polvo, exhibieron mayores reducciones del colesterol total y de las pequeñas partículas de colesterol HDL (las cuales no son saludables), y un incremento en los tamaños de las partículas del colesterol LDL (¡la última moda es que uno quiere que sus partículas LDL sean grandes!) en comparación con el grupo control. Se descubrió que las fresas ayudan a reducir el riesgo de padecer infartos y enfermedades cardiacas, incluso en la población obesa.

Guayabas

¡Salve a las reinas de la vitamina C! Además de contener ésta y otras vitaminas y minerales (véase la página 339), las guayabas poseen una vasta cantidad de fitonutrientes, como aceites esenciales, flavonoides, lectinas, fenoles, saponinas, taninos y triterpenos. Estudios recientes llevados a cabo en animales documentan el rol de la fruta del guayabo y de sus hojas, las cuales son ricas en flavonoides y ácidos fenólicos que ayudan a proteger los riñones de los efectos negativos de la diabetes. En comparación con los ratones que no fueron alimentados con guayaba, los que sí la consumieron exhibieron una reducción considerable de nitrógeno ureico en la sangre (BUN), el cual funciona como un indicador de daño renal.

Higos

Los higos secos son una densa fuente natural de polifenoles saludables, así como una excelente fuente de numerosas vitaminas y minerales (véase la página 169). Algunos estudios han descubierto que los higos secos tienen un contenido sustancialmente más alto de compuestos fenólicos antiinflamatorios que ayudan a combatir las enfermedades que su contraparte fresca.

Kiwis

Entre muchos de sus nutrientes (véase la página 73), los kiwis contienen luteína, la cual es benéfica para el mantenimiento de la salud ocular, además de reducir el riesgo de padecer nictalopía y degeneración macular. Un estudio japonés reveló que el kiwi tiene efectos antioxidantes más poderosos que los de la naranja y la toronja, y que la variedad dorada del kiwi tiene efectos antioxidantes más potentes que los del kiwi verde. Este fruto puede prevenir la oxidación temprana de lípidos que genera endurecimiento de las arterias. Y también es el mejor amigo de quien padece síndrome de intestino irritable.

Manzanas

De acuerdo con la USDA, el contenido nutricional de las manzanas varía dependiendo de la variedad y el tamaño. No peles la manzana, ya que dos tercios de la fibra, junto con muchos de los antioxidantes de esta fruta, se encuentran en la cáscara. Los antioxidantes ayudan a reducir los daños celulares que podrían generar algunas enfermedades. La pectina de las manzanas, una fibra soluble, ayuda a prevenir la acumulación de colesterol en las paredes de los vasos sanguíneos, lo que reduce la incidencia de ateroesclerosis y de enfermedades cardiacas; mientras tanto, la fibra insoluble se abulta en el tracto intestinal, reteniendo el agua para limpiar y mover rápidamente los alimentos a lo largo del sistema digestivo. Un estudio de 2008 realizado por el doctor Víctor Fulgoni mostró que los adultos que comen manzanas y productos hechos con base en esta fruta tienen cinturas más pequeñas, lo que indica una menor cantidad de grasa abdominal, menor presión sanguínea y un menor riesgo de padecer síndromes metabólicos.

La manzana cangrejo es la única manzana endémica de Norteamérica, pero en total hay cerca de 2 500 clases de diferentes de esta fruta en toda la región. Existen alrededor de 7 500 variedades de manzanas alrededor del mundo.

Moras azules

Con tan sólo 80 calorías por taza, las moras azules son una excelente fuente de vitaminas, minerales y fibra (véase la página 341). El doctor Ronald Prior descubrió que una porción de una taza de moras azules silvestres tiene una capacidad total de antioxidantes mayor a la de cualquier otra mora o de cualquier otro tipo de fruta. Las moras azules ayudan a prevenir y a revertir la degeneración cognitiva relacionada con el envejecimiento, incluyendo el Alzheimer, de acuerdo con lo que se descubrió en investigaciones con animales. En los estudios realizados en seres humanos se encontró que las moras azules ayudan a mantener el funcionamiento de la memoria y a mejorar el humor en los adultos que sufren deterioro cerebral.

Moras de saúco

Las moras de saúco están cargadas de nutrientes (véase la página 248), por lo cual vale mucho la pena buscarlas. Pese a que no suele ser posible conseguirlas frescas en las tiendas, puedes encontrarlas en jaleas y gelatinas, y también en forma de extracto en tu tienda naturista local. Además de que las moras de saúco combaten una gran variedad de cepas de influenza, los estudios celulares indican que esta fruta contiene lectinas que ayudan a mantener a raya al cáncer vesicular. Un estudio canadiense realizado en animales descubrió que cuando se combinan las moras de saúco con el aceite de pescado, y se les da de comer a los hámsteres, los efectos de reducción de lípidos son mucho mayores que si se les hubiera dado el aceite solo.

Naranjas

Una naranja grande y dulce es una excelente fuente de vitamina C, así como una buena fuente de fibra, folato y tiamina. Puedes leer más sobre los numerosos beneficios del jugo de naranja en las páginas 73, 201 y 218. A pesar de que a veces tienen la mala reputación de ser responsables de contribuir a la obesidad infantil, en un estudio que analizó el consumo de jugo de naranja en 7 250 niños de 2 a 18 años de edad, la ingesta fue sólo de un promedio de 295 mililitros al día (entre los participantes había quienes sí tomaban jugo de naranja por costumbre). Si bien su consumo de calorías fue más alto que el de aquellos niños que no consumían jugo de naranja con regularidad, no hubo diferencias en el peso, ni en el IMC ni en el riesgo de padecer sobrepeso u obesidad. Los niños que bebían jugo como parte de su dieta también obtuvieron una mayor ingesta de nutrientes, como folato, magnesio, y vitaminas A y C. Los consumidores regulares de jugo también ingerían más jugo de fruta, frutas enteras y fruta en general.

Las naranjas pertenecen al género *Citrus* de la familia *Rutaceae*. Hay distintas variedades, como la naranja dulce (*C. sinensis*), la naranja de Sevilla o amarga (*C. aurantium*), la naranja bergamota (*C. bergamia*) y la naranja mandarina (*C. reticulate*), cuyas subespecies incluyen la mandarina y la clementina.

Papaya

La nutritiva papaya (véase la página 342) es rica en enzimas proteínicas que ayudan a la digestión, como la papaína y la quimopapaína. En un estudio en células humanas se descubrió que esta fruta incrementa la efectividad de los linfocitos T en el combate a la inflamación.

> La papaya pertenece a la familia de las moras, y se cree que es originaria del sur de México y América Central.

Esto podría estar relacionado con los altos niveles de enzimas antiinflamatorias y de nutrientes naturales de la papaya. Por cierto, las semillas negras que solemos desechar también son comestibles y tienen un sabor especiado, como el de la pimienta.

Peras

Consulta el perfil nutricional de la pera en la página 342. En un estudio realizado en 411 mujeres con sobrepeso y niveles altos de colesterol, comer tres peras o tres manzanas diarias incrementó la pérdida de peso en cerca de 450 g, en comparación con mujeres que comían muy poca fruta. Las mismas mujeres experimentaron una mayor reducción de su ingesta de calorías y llegaron a sentirse mucho más satisfechas después de comer. También experimentaron mayores disminuciones de glucosa en la sangre en comparación con las que no consumían fruta.

Piña

La piña es la principal fruta y la segunda fuente más rica en manganeso, además de poseer otros nutrientes benéficos (véase la página 342). En particular, contiene la enzima bromelina, conocida por su habilidad para reducir los procesos inflamatorios en el cuerpo. Un estudio realizado con células inflamatorias de cáncer de mama reveló que la apoptosis (la muerte celular) aumentaba considerablemente cuando las células cancerígenas entraban en contacto con la enzima.

Plátanos

La hierba más grande del mundo produce una de las frutas más populares de toda América. Los plátanos son una excelente fuente de vitaminas y minerales (véase la página 342), sobre todo de

¿Sabías que si frotas una cáscara de plátano sobre tu piel puede ayudarte a repeler a los mosquitos?

potasio. Hay muchas personas que no están conscientes de que los plátanos y su cáscara poseen sorprendentes propiedades antibióticas y antimicóticas que actúan contra micobacterias dañinas. En los plátanos también hay neurotransmisores, aquellas sustancias químicas que nos hacen sentir bien: la dopamina, la norepinefrina y la serotonina están presentes en la cáscara madura y también en la propia fruta. Incluso los plátanos verdes proporcionan algunos beneficios para la salud. Cuando están verdes, estas frutas son una excelente fuente de almidón resistente (que obtiene su nombre debido a que cruza el intestino delgado sin ser digerido), el cual ayuda a controlar los niveles de glucosa en la sangre y a reducir el colesterol, y puede desempeñar un papel importante en el combate al cáncer de colon.

Sandía

Dos tazas de sandía proporcionan mayores cantidades del fitonutriente licopeno que cualquier otro alimento. La sandía también es una excelente fuente de vitaminas A y C, e incluso sus semillas son nutritivas (véase la página 144). ¿Quieres malcriar tu apetito a propósito? Se ha descubierto que comer una rica rebanada de sandía puede controlar el hambre loca que fomenta la sobrealimentación, igual que si tomaras agua antes de una comida.

Intenta añadir trozos de sandía con un poco de jugo de la misma fruta al agua simple de todos los días para que crear una bebida refrescante. La cáscara blanca de la sandía es rica en el aminoácido llamado citrulina, que es un precursor de la arginina, la cual ayuda a expandir las arterias. Un estudio reciente realizado en personas obesas reveló que los extractos de sandía que contienen estas sustancias disminuían las lecturas de la presión sanguínea diastólica y de la presión sistólica de los tobillos.

La sandía sin semillas apareció hace unos 50 años. Sin embargo, se pueden encontrar "semillas" blancas en su interior, que en realidad son cáscaras de las semillas que no maduraron. Las semillas negras maduras y las cáscaras de las semillas son totalmente comestibles y buenas para tu salud (véase la página 144). Te aseguro que no te va a crecer un árbol en el estómago.

Uvas y uvas pasa

Las uvas frescas, ya sean verdes o rojas, son buena fuente de vitaminas B_6 y K. Contienen resveratrol, un polifenol con propiedades antioxidantes y anticancerígenas. Las pasas son una excelente fuente de hierro y una buena fuente de fibra, fósforo y potasio. El jugo de uva también es muy nutritivo (consulta la página 344). Muchos estudios en cultivos celulares y en animales han descubierto que las uvas contribuyen a la salud neurológica, ocular, biliar y hepática, y mejoran la salud inmunológica a la vez que promueven la protección contra el cáncer de mama y el cervicouterino.

Investigaciones enfocadas específicamente en la uva concord y en el jugo de uva descubrieron que añadir este último a la dieta ayuda a la salud cardiovascular mediante la reducción del ritmo de oxidación del colesterol LDL y al mantener flexibles las arterias. Tener arterias saludables fomenta la regulación de la presión sanguínea; dos estudios realizados en seres humanos mostraron reducciones significativas de la presión sanguínea en sujetos con hipertensión que habían consumido jugo de uva. Con respecto a las pasas, las investigaciones con seres humanos exhiben una mejoría en la salud cardiaca, una reducción de los marcadores inflamatorios y una disminución del colesterol total y del colesterol LDL, de la proteína C reactiva y de la presión sanguínea. Muchos expertos en salud bucal recomiendan evitar alimentos como las pasas, porque piensan que su textura pegajosa contribuye a la formación de caries. Sin embargo, un estudio realizado por la Facultad de Odontología de la Universidad de Illinois descubrió que dichas pasas son ricas en ácido oleanólico, un fitoquímico que no tiene piedad para eliminar bacterias causantes de caries o placa, como el *Streptococcus mutans*.

Las mejores verduras

Échales un vistazo

Alimento (crudo o cocido)	Porción
Ajo*	1 diente o más
Alcachofas	1 taza

Alimento (crudo o cocido)	Porción
Berza	2 tazas
Brócoli	1 taza
Calabaza de Castilla	1 taza
Calabazas (de invierno)	1 taza
Camotes	1 taza
Cebollas	1 mediana
Col	2 tazas
Espárragos	1 taza
Espinacas	2 tazas
Frijoles	1 taza
Hongos	1 taza
Jitomates	1 taza
Lechugas	2 tazas
Maíz	1 taza
Papas	1 taza
Pimientos	1 taza o 1 mediana, horneada
Quimbombó	1 taza
Zanahorias	1 taza

* Véase la página 298.

Menciones honoríficas. ¡Todas las demás! ¡No existe ninguna verdura que sea mala!

¿Qué son las verduras y por qué deberías comerlas? Podría irme por la salida fácil y decir que las verduras son todo aquello que no es una fruta. Desde un punto de vista botánico, esa descripción no está tan lejos de la realidad. Básicamente, cualquier parte de una planta que sea comestible, como los tallos, las hojas, las raíces y los rizomas, constituye una verdura. La confusión reside en que, a nivel culinario, consideramos que ciertos alimentos, como los jitomates, los frijoles y los aguacates, son verduras.

Las verduras suelen dividirse en las siguientes categorías: verdes oscuro, rojas o naranjas, frijoles y guisantes, almidonadas y "otras". Cada categoría aporta algo único a tu mesa, así como beneficios saludables para tu cuerpo. Por eso, ninguna lista de las "mejores" verduras vale más que el papel en el que fue escrita si no incluye todos estos grupos.

¿Por qué deberías comerlas? ¡Permíteme explicarte las razones! Primero, las verduras son el ejemplo por excelencia de alimentos con densidad de nutrientes. Contienen muchas vitaminas, minerales y sustancias químicas de origen vegetal, y todo va acompañado de una muy pequeña contribución calórica. El Estudio de Seguimiento de Profesionales de la Salud y el Estudio de Salud de Enfermeras de la Universidad de Harvard analizaron los hábitos dietéticos de casi 110 000 hombres y mujeres durante 14 años. Descubrieron que las personas con una ingesta diaria de frutas y verduras mayor a la promedio tenían menos posibilidades de desarrollar enfermedades cardiovasculares y de padecer ataques al corazón o infartos. Todas las grandes asociaciones de especialistas de la salud están de acuerdo en que añadir más verduras a la dieta se asocia con un estilo de vida más saludable.

¿Cuánto es suficiente? El VD de las verduras puede variar mucho, pues depende de la edad, el sexo y la cantidad de actividad física que realices. Usa esta tabla de MyPlate.gov como referencia para que veas cuál es la cantidad apropiada para ti.

Recomendación diaria de verduras

Edad (años)	Niños (tazas / día)	Hombres (tazas / día)	Mujeres (tazas / día)
2-3	1		
4-8	1½		
9-13		2½	2
14-18		3	2½
19-30		3	2½
31-50		3	2½
+ de 50 años		2½	2

FUENTE: MyPlate.gov.

¿Sabías que...? Como lo mencioné al hablar de las frutas frescas, menos de 6% de los estadounidenses cumple con todos los lineamientos dietéticos, y la única área en la que estamos fallando realmente es en el consumo de las cantidades adecuadas de estos productos. Observa la siguiente tabla. ¡De 1999 a 2009 la producción de frutas y verduras se redujo casi 27 kilogramos por persona al año! Si de repente todas las personas decidieran "cambiar de religión" y quisieran comer las cantidades recomendadas en las tablas de MyPlate, nuestra tasa de producción actual de frutas y verduras no podría satisfacer la demanda. ¡Es hora de crear esa necesidad!

Recomendación diaria para cada tipo de verdura

Edad (años)	Hombres (tazas/día)					Mujeres (tazas/día)				
	Verdes oscuro	Rojas/ naranjas	Legu- mino- sas	Almi- dona- das	Otras	Verdes oscuro	Rojas/ naranjas	Legu- mino- sas	Almi- dona- das	Otras
2-3	½	2 ½	½	2	1 ½	½	2 ½	½	2	1 ½
4-8	1	3	½	3 ½	2 ½	1	3	½	3 ½	2 ½
9-13	1 ½	5 ½	1 ½	5	4	1 ½	4	1	4	3 ½
14-18	2	6	2	6	5	1 ½	4	1	4	3 ½
19-30	2	6	2	6	5	1 ½	5 ½	1 ½	5	4
31-50	2	6	2	6	5	1 ½	5 ½	1 ½	5	4
+ de 50	1 ½	5 ½	1 ½	5	4	1 ½	4	1	4	3 ½

Ajo*

¿Por qué el asterisco? Existe un debate entre los expertos culinarios y los nutriólogos alrededor del mundo sobre si el ajo se considera una verdura o una hierba. El ajo pertenece a la familia *Allium*, y es un pariente cercano de la cebolla, el poro y la cebollita de Cambray, todos considerados verduras. Pero honestamente no puedo sugerir que te comas una taza de ajo como con las demás verduras de la lista. La Organización Mundial de la Salud reco-

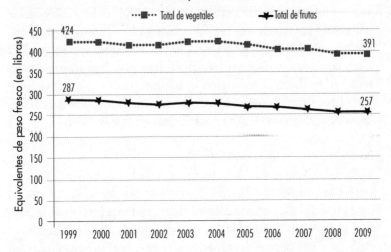

Tendencia de 10 años de la disponibilidad *per cápita* de todas las frutas y verduras

Fuente: Servicio de Investigación Económica de la USDA, actualizado en febrero de 2013.

mienda comer un diente de ajo al día para mantenerte saludable. Y yo coincido con el tamaño de la porción de esta sugerencia. El ajo contiene nutrientes de origen vegetal, como la alicina, la alina y las saponinas. Los investigadores han descubierto que éstos desempeñan un papel importante para fortalecer las funciones inmunológicas, reducir la presión arterial y el colesterol, y luchar contra el cáncer. Consulta la página 195 para que aprendas más sobre este saludable miembro de la familia de las cebollas. Investigadores de la Universidad Estatal de Washington descubrieron que un compuesto del ajo llamado sulfuro de alilo es 100 veces más efectivo que dos de los antibióticos más utilizados para combatir la *Campylobacter bacterium,* una de las causas más comunes de intoxicación. "Mesero, ¿me puede traer más ajo, por favor?"

Alcachofas

Una investigación de 2004 reveló que los corazones de alcachofa son una de las verduras con el nivel más alto de antioxidantes en todo el mundo. Las alcachofas pueden protegernos contra enfermedades cardiacas, sobre todo en el caso de personas con niveles anormalmente altos de lípidos. La fibra soluble de las alcachofas y otros de sus nutrientes no sólo obstruyen la producción de colesterol en el hígado, sino que a la vez ayudan a concentrarlo y a enviarlo en un viaje sin retorno al inodoro. Sus antioxidantes también reducen la oxidación del colesterol LDL y mantienen libre el revestimiento interior de las arterias. Consulta más sobre las ventajas de estas verduras espinosas en la página 168.

Berza

La berza es una maravillosa fuente de vitaminas, minerales y fibra (véase la página 31). Pertenece a la familia de las crucíferas, la cual también incluye a la col rizada, el brócoli, el repollo y la coliflor, todas éstas conocidas por su intolerancia a las células cancerígenas. Cada vez que las crucíferas se encuentran con células del cáncer, lo único que quieren hacer es dañarlas… y mucho. Junto con la col rizada, las berzas te proporcionan la mayor cantidad de vitamina K, la cual es importante para la coagulación (salvo que coagules de más, en cuyo caso comer berza no sería algo muy bueno para ti).

Brócoli

A pesar de que el brócoli es toda una central de vitaminas, minerales y antioxidantes (véase la página 74), la revista *Men's Fitness* lo declaró el segundo alimento más odiado por lo hombres después de las coles de Bruselas. ¡Hola! ¡Se les olvidó entrevistarme! Yo les habría compartido algunas maneras sencillas y fáciles de prepararlo, como simplemente saltearlo o utilizarlo como relleno de una *frittata*, o asarlo en una sartén con coles de Bruselas —¡así es!— y cebollas bañadas en aderezo balsámico. Uy, ya babeé toda la página; lo siento. De cualquier modo, también les habría contado que un estudio reciente publicado en *Clinical Epigenetics* reveló que la sustancia conocida como sulforafano contenido en el brócoli es un golpe bajo para las células cancerígenas, ya que previene que se multipliquen y luego las elimina.

Calabaza de Castilla

La calabaza ofrece una buena cantidad de beneficios para la salud (véase la página 30). La calabaza, sus semillas y el aceite hecho con éstas se han utilizado por siglos como remedio casero para aliviar una gran variedad de enfermedades. Según estudios realizados en animales, la calabaza ayuda a controlar los niveles de glucosa en la sangre, y sus semillas y su aceite son benéficos para controlar la inflamación de la próstata y disminuir el riesgo de padecer cáncer en este órgano.

Calabazas de invierno

Las calabazas horneadas y picadas en cubitos son una excelente fuente de fibra y de vitaminas A, B_6 y C, así como una buena fuente de folato, hierro, magnesio, niacina, potasio, tiamina y vitamina E. Cuando se trata de nutrientes de origen vegetal que ayuden a la salud ocular, el betacaroteno y la luteína son los que roban cámara. Pero en las sombras se encuentra otro nutriente vegetal llamado zeaxantina, del cual las calabazas de invierno son una rica fuente. Un estudio en animales reveló que un aumento en las concentraciones de zeaxantina en la retina del ojo proporciona mayor protección al daño ocasionado por el flash de las cámaras fotográficas, mientras que las retinas con baja concentración sufrían daños leves.

Camotes

Los camotes son ideales como primer alimento para un bebé, pero también deberían consumirse durante todo el ciclo de vida. Los camotes comunes son una increíble fuente de nutrientes (consulta la página 31), incluyendo el betacaroteno, pero las variedades más oscuras ofrecen nutrientes de origen vegetal más variados, como las antocianinas (en específico la cianidina y la peonidina), las cuales poseen muchas propiedades para combatir el cáncer, según lo descubierto por los investigadores de la Universidad Estatal de Kansas. También se ha descubierto que los camotes morados son muy efectivos en la reducción del daño oxidativo ocasionado por el ejercicio, y que ofrece una poderosa protección contra los déficits cognitivos que generan enfermedades en el cerebro.

Cebollas

Además de muchos otros nutrientes (véase la página 87), las cebollas contienen un flavonoide vegetal llamado quercetina, el cual tiene sorprendentes propiedades antioxidantes. Algunos estudios han descubierto que la quercetina combate los radicales libres y previene que lastimen al cuerpo, sobre todo el colesterol LDL, evitando así que se oxide, forma en la cual es más peligroso. Cuando se trata de la salud del corazón, las cebollas mantienen el flujo del torrente sanguíneo y reducen la posibilidad de que aparezcan coágulos peligrosos que generen infartos o ataques cardiacos. Las cebollas detestan a las bacterias *H. pylori* que producen úlceras y adoran prevenir su crecimiento. A la quercetina de las cebollas también se le ha atribuido el incremento de la densidad ósea en ratas, lo que podría traducirse como una posibilidad de disminuir el desarrollo de osteoporosis en los seres humanos.

Champiñones (hongos)

Los hongos son bajos en calorías y están cargados de nutrientes (véase las páginas 39 y 47). Son la fuente vegetariana más rica en vitamina D. ¡Las investigaciones sobre los hongos avanzan a un ritmo sorprendente! Puedes mencionar cualquiera de los principales problemas de salud y te aseguro que los hongos estarán más que encantados de ayudarte. Estudios celulares, en animales y en seres humanos sugieren que los hongos ayudan a fortalecer el sistema inmune, combatir el cáncer, reducir el colesterol y la presión arterial, incrementar los niveles de vitamina D y controlar el peso y el hambre. Y sólo con un bocado. Los hongos secretan umami, una sabrosa característica a la que se le suele llamar "el quinto sabor". Los alimentos ricos en umami también ayudan a engañar a la lengua, haciéndola creer que está probando un sabor más salado, ¡lo cual es muy bueno para hacer más disfrutables las dietas bajas en sodio!

Col rizada

La col rizada es deliciosamente fresca, ya sea en ensalada o cocida. Es supernutritiva, al igual que su prima crucífera, la berza (consulta la página 31). Las frutas y las verduras que son ricas en carotenoides, como las crucíferas, ayudan a disminuir el riesgo de desarrollar cáncer de pulmón, esófago y boca. Los investigadores también han descubierto que comer muchos vegetales crucíferos reduce el riesgo de desarrollar cáncer de mama, lo que podría deberse a un grupo de nutrientes de origen vegetal llamados glucosinolatos, los cuales disminuyen el metabolismo de los estrógenos y protegen a las células de mutaciones dañinas.

Espárragos

Consulta la página 339 para que sepas todo sobre esta verdura tan delgada. Éste es buen momento para aclarar las cosas respecto del olor que producen algunos espárragos en la orina. Hay muchísimas teorías sobre qué lo causa y acerca de por qué otras personas pueden comer espárragos sin molestarse por los olores. Los investigadores del Centro Monel de los Sentidos Químicos en Filadelfia evaluaron a 38 sujetos adultos que habían comido espárragos y después recolectaron muestras de orina de cada uno. También recogieron muestras de orina de los mismos sujetos durante un día en que no habían comido espárragos. El objetivo era observar si dichos sujetos podían detectar cuál era la muestra que provenía del día en que habían consumido esos espárragos. Los autores del estudio descubrieron que había diferencias particulares en la capacidad de cada persona para producir y detectar el olor. Es posible que la incapacidad de algunos sujetos para detectar el olor de los espárragos en la orina se deba a la variación (polimorfismo) de un pequeño gen llamado rs4481887. ¿Traducción? Si puedes olerlo, quizá otras personas no puedan hacerlo. Sólo cómete los espárragos y no te preocupes por ello, o lleva siempre contigo un espray.

Espinacas

Es posible que las espinacas sean las líderes supremas de este estudio, ya que aparecen en otras listas del libro más que ninguna otra verdura (en la página 339 encontrarás todo un compendio de sus beneficios). La espinaca puede ayudar a combatir muchos padecimientos, como el cáncer, las enfermedades cardiacas, la salud ósea, la diabetes, etcétera. Un interesante estudio realizado en seres humanos descubrió que el consumo moderado de espinacas protege a nuestro ADN y previene la oxidación. Esto podría tener fuertes implicaciones para prevenir el cáncer y frenar el proceso de envejecimiento. El mismo estudio también reveló un incremento de folato y una fuerte disminución de los marcadores de inflamación, como la homocisteína.

Frijoles

Los frijoles se consideran equivalentes de la carne y, según los lineamientos MyPlate de la USDA, son miembros de la familia de las verduras. Si hubiera limitado esta lista a "las dos mejores verduras", la categoría de los frijoles habría sido una de las principales contendientes. ¡Te lo aseguro! Los frijoles tienen casi todo lo que necesitas para sobrevivir: fibra, hierro, proteínas y montones de otros nutrientes y fitoquímicos (véase la página 339). La Sociedad Estadounidense de Lucha contra el Cáncer, el Instituto Estadounidense para la Investigación del Cáncer, la Academia de Nutrición y Alimentación, la Asociación Estadounidense de la Diabetes y la Asociación Estadounidense del Corazón (por nombrar algunas) son organizaciones que promueven el consumo del frijol para combatir los radicales libres que intentan causar problemas, como enfermedades cardiacas, cáncer, diabetes... ¡Los que se te ocurran! Para mí es tan importante que incorpores este grupo de verduras a tu dieta, que no tengo problema con que cierres el libro y revises si tienes frijoles en la alacena. Ve, yo aquí te espero.

Jitomate

¡Los estadounidenses consumen de 9 y 11 kilogramos de jitomate y productos a base de jitomate por persona al año! Los jitomates se venden en una gran variedad de formas diferentes, y puedes encontrarlos frescos o enlatados de muchas maneras en la tienda: enteros, picados, en puré y como salsa o pasta. Los jitomates cocidos son incluso más saludables que los frescos (véanse las páginas 254 y 255). La Sociedad Estadounidense de Lucha contra el Cáncer estimó que en 2011 habría 240 890 casos de cáncer de próstata, lo que lo convierte en el más común de todos los cánceres diagnosticados. Los jitomates y los productos de jitomate están cargados del antioxidante licopeno, así como de vitaminas A y C, las cuales ayudan a combatir el cáncer de próstata.

Lechugas

Las hojas de lechuga de color verde oscuro tienen un buen valor nutricional, pero la lechuga italiana es la más nutritiva (véase la página 227), ya que proporciona cinco veces más vitamina C que la lechuga *iceberg*. Añadirle un poco de grasa, ya sea en forma de frutos secos o de un aderezo, ayuda a la absorción de sus nutrientes. Dos tazas de lechuga romana aportan casi 30% del requerimiento diario de folato. Investigaciones llevadas a cabo en animales revelaron que los niveles de antioxidantes aumentaban cuando se añadían hojas de lechuga verde a la dieta de los ratones estudiados, así como también lo hacían los perfiles de los lípidos. La doctora Barbara Rolls de la Universidad Estatal de Pensilvania afirma que comer ensalada antes del plato fuerte ayuda a reducir el consumo general de calorías de la comida completa debido a la capacidad que tienen las lechugas para hacernos sentir llenos.

Maíz

¡El maíz lleva una doble vida! Cuando está fresco, se le considera verdura; cuando está seco, se le considera grano. De cualquier manera, merece estar en tu tracto digestivo (véase la página 341). Uno de los atributos saludables del maíz se encuentra en su contenido de almidón resistente. La maicena se cataloga como un almidón resistente, el cual es un tercer tipo de fibra, distinto de la fibra soluble y la insoluble. Es resistente a la digestión pero ayuda a la salud mediante la producción de ácidos grasos de cadena corta en el tracto digestivo, específicamente del tipo butirato, lo cual puede ayudar a combatir el cáncer de colon. También se ha descubierto que el almidón resistente es efectivo para ayudar a controlar la digestión, el peso y el nivel de glucosa en la sangre.

> La mazorca de maíz promedio tiene alrededor de 800 semillas acomodadas en 16 hileras. Hay una barba de maíz para cada semilla.

Papas

Las papas son una excelente fuente de vitamina C y potasio, y una buena fuente de vitamina B_6. Lo que me sorprende es la cantidad de "expertos" que asocian la epidemia de obesidad con la humilde papa, y que piden que se retire de la dieta estadounidense. Como puedes observar en la gráfica que se presenta a continuación, ha habido un lento pero constante descenso en el consumo de productos con base en papa durante más o menos la última década. Las papas son una excelente fuente de potasio, y, sin embargo, sólo 3% de los estadounidenses cumple con sus necesidades de este mineral. ¿No deberíamos estar pidiendo que aumente el consumo de papas, y no al revés? La papa ha evolucionado para salir de la olla del aceite hirviendo, como también debería de hacerlo nuestra comida. Las papas se pueden disfrutar de muchas maneras, pero yo siempre recomiendo que les dejes la cáscara para que obtengas el máximo nivel de nutrición y de beneficios para la salud que ésta te puede ofrecer. (Consulta la página 83 para que te enteres de los sorprendentes beneficios de las papas fritas.)

Tendencia de 10 años de la disponibilidad *per cápita* de papas y verduras amarillas y verde oscuro

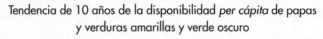

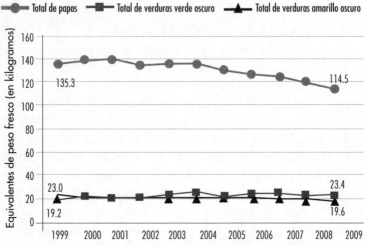

Fuente: Servicio de Investigación Económica de la USDA, actualizado en febrero de 2013.

Pimientos

Los pimientos pertenecen a la misma familia de los chiles, pero tiene un sabor más suave, sobre todo las variedades roja, naranja y amarilla. Los pimientos son una gran fuente de vitamina C, la cual ayuda a nuestro cuerpo a sanar heridas, combatir infecciones y proteger a las células de cualquier daño. Consulta las páginas 72 y 73 para saber más sobre los beneficios adicionales de los pimientos dulces y picantes.

> Hasta la década de 1980 sólo se cultivaba el pimiento verde, dada su popularidad en las recetas. ¡Ahora se cultivan pimientos de todos los colores, incluyendo blancos, amarillos, rojos, naranjas y cafés!

Quimbombó

El nutritivo quimbombó (véase la página 343) es notable por su alto contenido de fibra. La piedra angular de la investigación del doctor David Jenkins, de la Universidad de Toronto, es el uso de fibras viscosas provenientes de verduras como el quimbombó. Descubrió que la dieta portafolio que él llevaba estaba a la altura de las estatinas más utilizadas en cuanto a su habilidad para regular los niveles de colesterol, sin producir los efectos secundarios de esos medicamentos.

Zanahorias

Las zanahorias son las verduras líderes en lo que se refiere a contenido de vitamina A. ¡Una taza cumplirá con tus necesidades hasta por seis días! También proporcionan una fuerte carga de fibra y todo un surtido de vitaminas y minerales (véase la página 344). Las zanahorias son un tipo de verdura que no pierde muchos de sus nutrientes cuando las cocinas. De hecho, cuando están cocidas, hechas puré o en jugo, intensifican la capacidad del cuerpo para absorber betacaroteno. En caso de que tengas niños muy quisquillosos, añadir un poco de jugo de zanahoria o de puré a los alimentos que les gusten es una forma creativa de cumplir con sus necesidades nutricionales.

> El récord del jitomate más grande del mundo es de 3 515 gramos. Fue cultivado en Oklahoma en 1986. ¡Era tan grande como un bebé! ¡El granjero que lo cultivó lo rebanó y lo sirvió en 21 sándwiches! Y a mí no me invitaron…

Las mejores fuentes de proteína

Échales un vistazo

Alimento	Porción
Carne de res*	85 gramos
Huevos (blancos)**	225 gramos
Leche**	225 gramos
Soya*	1 taza
Suero de leche*	225 gramos

* La Puntuación Corregida de Aminoácidos de Digestibilidad de Proteína (PDCAAS) de la soya por sí sola es la misma que la de la proteína de los huevos, el suero de leche y la leche. Los alimentos de soya entera y la carne de res obtuvieron un puntaje menor en la escala de la PDCAAS.

** Los más altos en PDCAAS.

Menciones honoríficas. Pollo, frutos secos, frijoles, granos.

¿Qué son las proteínas y cuáles son las fuentes más ricas en proteína? La proteína se necesita para construir y reparar el tejido muscular, pero también es esencial para la producción en serie de enzimas y hormonas que ayudan a mantener cada célula y sistema de nuestro cuerpo, desde el digestivo hasta el inmunológico. Las proteínas están formadas por pequeños bloques llamados aminoácidos. También pueden proporcionar energía al cuerpo en situaciones de urgencia. Es posible hallarlas tanto en fuentes animales como vegetales. Pese a que difieren en calidad, ambos tipos cumplen con las demandas nutricionales del estadounidense promedio. Existen 22 aminoácidos que los seres humanos necesitan consumir diariamente, de los cuales nueve son indispensables, pues el cuerpo no los produce. Esto es una preocupación propia de las dietas basadas exclusivamente en verduras. Los veganos, es decir, quienes no consumen productos de origen animal, deben tener cuidado de incluir proteínas complementarias en su dieta (por ejemplo, frijoles y granos). Cuando se combinan, estas proteínas de origen vegetal suministran los nueve aminoácidos indispensables. Otras variantes del vegetarianismo no tienen tanto problema, pues hasta una pequeña cantidad de carne, pescado o productos lácteos completa las proteínas vegetales incompletas.

¿Sabías que...? La calidad y la puntualidad en el consumo de proteínas son importantes para las personas atléticas o más activas. En esta lista utilicé el método que se acepta internacionalmente para clasificar la calidad de la proteína, llamado Puntuación Corregida de Aminoácidos de Digestibilidad de Proteína (PDCAAS). Las proteínas se clasifican con base en su ritmo de digestibilidad. Los expertos deportivos de nutrición recomiendan a los atletas un consumo de proteína de alta calidad en algún momento durante la realización de dos horas de ejercicio, en un periodo llamado ventana anabólica, el cual favorece una síntesis de proteínas óptima.

¿Cuánto es suficiente?

Nivel de actividad	Consumo recomendado de proteína al día (por kg de peso corporal)
Adultos sedentarios	0.8 g/kg
Atletas recreativos*	1.0 g/kg
Atletas de resistencia	1.2-1.4 g/kg
Atletas de ultra resistencia	1.2-2.0 g/kg
Atletas de fuerza	1.2-2.0 g/kg

* Con un entrenamiento de peso e intensidad moderados.
    FUENTE: Tomado de *Nutrition for Sports and Exercise,* de Marie Dunford y J. Andrew Doyle, Wadsworth Publishing, 2011.

Carne de res

La sarcopenia es una enfermedad de desgaste muscular que se presenta más o menos después de los 40 años de edad. Se estima que incrementa de tres a cuatro veces el riesgo de padecer minusvalía en etapas posteriores de la vida. De acuerdo con algunos investigadores expertos en proteínas, quizá no sea suficiente la referencia actual de consumo de 0.8 g de proteína por kilogramo de peso corporal para prevenir esta enfermedad. Una porción de 85 g de carne de res proporciona alrededor de 25 g de proteína (51% del VD). Otro estudio reveló que consumir 110 g de proteína de carne magra al día puede ayudar a incrementar el desarrollo muscular hasta en 50%, y a retrasar el inicio de la sarcopenia o de la pérdida de músculo. Comer por lo menos 15 g de aminoácidos esenciales en cada comida, el equivalente a 110 g de proteína de alta calidad, ayuda a conservar la masa muscular y proporciona la fuerza para llevar un estilo de vida activo. Para saber más sobre los beneficios de la carne de res, consulta la página 101.

Huevos

¿No te gusta la yema? No sabes de lo que te pierdes. Las claras de los huevos son sólo la mitad del paquete, ya que las yemas contienen la mitad de la proteína de los huevos, ¡así como la mayoría de sus nutrientes (consulta la página 340)! Comenzar el día con unos cuantos huevos enteros puede ayudarte cuando te subas a la báscula después, ya que las investigaciones sugieren que la proteína de este producto genera saciedad y puede conllevar los ahorros de calorías al terminar el día, debido a que reduce los antojos y el apetito en general.

Leche

La leche es una excelente fuente de numerosas vitaminas y minerales (consulta la página 341). Además, existe una gran variedad de factores que contribuye a incrementar el riesgo de padecer osteoporosis, incluyendo un consumo bajo de calcio, poca actividad física, tener sobrepeso o estar demasiado delgado, y el factor hereditario, por mencionar algunos. Además de consumir la cantidad adecuada de calcio para robustecer los almacenes de calcio cuando somos pequeños, consumirlo junto con otros cofactores que ayudan a absorberlo es igualmente importante.

Los lácteos son el mayor proveedor de calcio en la dieta estadounidense, además de que también aportan vitamina D (gracias a la fortificación), así como otros conutrientes que ayudan a conducir el calcio a los huesos. Un aspecto muy interesante es el rol de los componentes bioactivos de la proteína que provienen de la leche e intensifican la absorción de calcio. Los lácteos también contienen una combinación única de proteínas de efecto retardado (la caseína) y de rápida acción (la del suero de leche), cuya mezcla es excelente para ingerir después de una sesión de ejercicio, puesto que el suero de leche proporciona una fuente inmediata de aminoácidos que ayuda a la recuperación muscular, mientras que la caseína ayuda a reducir el ritmo del agotamiento muscular.

Soya

El polvo de proteína de soya podría estar a la cabeza en la lista con algunos de los pesos pesados que se mencionan aquí. Sin embargo, los alimentos con frijol de soya entero no tienen una puntuación tan alta en la tabla de la PDCAAS a pesar de que contienen los nueve aminoácidos indispensables. Dicho esto, los frijoles de soya cocidos son supernutritivos (véase la página 344) y proporcionan una dosis decente de proteína.

Suero de leche

El suero de leche, junto con la caseína, es una de las dos proteínas importantes que se encuentran en la leche. Durante el proceso de fabricación de quesos, el suero se separa de la cuajada del queso cuando se le añaden enzimas a la leche; después se seca el suero de leche líquido y se vende en forma de polvo. Antes se solía usar el sucro de leche como alimento para los animales o se desechaba. Ahora, se le valora como una de las fuentes más altas en proteína del mundo. Una porción de suero es una excelente fuente de proteína y una buena fuente de calcio. El perfil de aminoácidos de la proteína del suero se asemeja mucho al del músculo esquelético del cuerpo. De hecho, el suero de leche proporciona una excelente cantidad de aminoácidos ramificados (BCAA) que son vitales para la reparación muscular. El suero también es rico en glutamina, un aminoácido que ayuda a reducir la fatiga muscular y que intensifica la producción de glutatión en los músculos y en el hígado, lo que a cambio refuerza las funciones del sistema inmunológico. Una prueba clínica doble ciego realizada de manera aleatoria con 90 personas con sobrepeso y obesas reveló que el grupo que había consumido 56 g de proteína de suero al día durante 23 semanas redujo su peso corporal alrededor de 1.815 kg, y la grasa corporal alrededor de 2.267 kg. A su vez experimentaron una reducción de la circunferencia de su cintura y de la hormona ghrelina, la cual estimula el apetito. Lo interesante de este estudio es que ninguno de los grupos había recibido la instrucción de cambiar algo de su dieta.

Los mejores tentempiés

Échales un vistazo

Alimento	Porción
Ciruelas pasa	½ taza
Frutos secos y frutas	28 gramos
Barritas de frutos secos	1 barra
Lácteos	1 taza
Palomitas de maíz	3 tazas
Tazón de cereal de granos integrales con leche baja en grasas o descremada	Varía dependiendo del cereal. Utiliza por lo menos ½ taza de leche con él.

Menciones honoríficas. Frijoles, frutas, verduras, carnes bajas en grasa o en sodio.

¿Qué son los tentempiés saludables? Primero tenemos que aclarar algunos puntos. Un "tentempié" puede ser cualquier cosa que comas. Eso es algo bueno o un problema, dependiendo del impacto del tentempié en tu consumo total de calorías y nutrientes a lo largo del día. Los tentempiés que suelen consumirse en exceso son las papas fritas y los nachos, las galletas saladas, los frutos secos, los panes y los pastelillos.

Entonces, ¿son algo bueno o algo malo? Bueno, eso depende de cada persona y de lo que cada quien considere un tentempié. En el caso de algunas personas, los tentempiés les ayudan a estabilizar sus niveles de azúcar en la sangre y a moderar su apetito para no comer con voracidad en la siguiente comida. En el caso de otras, los tentempiés activan trastornos alimenticios en los que el tamaño de las porciones y el consumo prudente son mandados a freír espárragos. Las investigaciones son ambivalentes con especto al valor del tentempié; sin embargo, un estudio realizado en alrededor de 11 000 adultos, publicado en el *Journal of the Academy of Dietetics and Nutrition,* reveló que los tentempiés tienen un impacto más positivo que negativo en la calidad de nuestra dieta.

Comparado con el Índice de Alimentación Saludable de 2005 del Departamento de Agricultura, el consumo de tentempiés hasta cuatro veces al día se asocia con una puntuación total más alta de dicho índice. Los investigadores también han descubierto que gracias a los tentempiés se consumen mayores porciones de frutas, de granos integrales y de leche; sin embargo, lo mismo sucedió con las grasas y el sodio. Algo interesante es que se observó que había una relación inversa entre la frecuencia de los tentempiés y el consumo de frijoles, carne y verduras. Sin embargo, también se descubrió una menor cantidad de calorías provenientes de grasas sólidas, alcohol o endulzantes, lo que para mí es algo bueno.

Conclusión: los comelones parecen disfrutar una dieta más densa en nutrientes. Incluso si se trata de papas fritas, existen opciones más saludables que van adquiriendo mayor disponibilidad gracias al etiquetado obligatorio de las grasas trans. Además de la virtual desaparición de estas grasas trans del mercado, la reducción de las grasas parcialmente hidrogenadas no ha disminuido la cantidad de grasas saturadas en las papas fritas, mientras que las grasas saturadas en las galletas han aumentado. La otra buena noticia es que, según afirman investigaciones recientes, la distribución de porciones tamaño tentempié, como los paquetes de 100 calorías, ha marcado una diferencia en el consumo de calorías. (Eso si sólo consumes un paquete como tentempié, o dos, si eres una persona corpulenta como yo.)

Ya sé que algunos de ustedes se preguntarán por qué el brócoli no entró en la lista. No me imagino a alguien defendiendo a las verduras crudas como miembros implícitos de esta lista, pero quería ir más allá de lo obvio y abordar la otra categoría en la que es más difícil decidir qué es mejor: ¿las papas fritas o las frituras de maíz? ¿Las tortitas de arroz o las galletas saladas?

¿Sabías que...? Un estudio realizado en alumnos de secundaria indagó si considerar un alimento como "tentempié" o como "comida" influía en el comportamiento alimenticio. En esencia, si el alimento se consideraba sólo como un tentempié, se consumían más calorías provenientes de éste, a diferencia de si lo consideraban como comida completa. Un estudio reciente descubrió que los adolescentes consumen una cuarta parte de sus calorías en forma de tentempiés.

¡Alimento que sorprende!

El control del apetito está gobernado por muchos factores diferentes, siendo masticar (es decir, la estimulación orosensorial) uno de los más influyentes que suelen pasarse por alto. Se suele alabar a la goma de mascar por su capacidad para suprimir las ganas de fumar, así como los antojos de dulces o de tentempiés altos en calorías. En un estudio se les pidió a 60 participantes que comieran el almuerzo que se les entregó y que evaluaran sus niveles de hambre, apetito y antojos de tentempiés salados o dulces cada hora después de haber comido, hasta que regresaran tres horas después por un tentempié. Realizaron la misma rutina en cuatro ocasiones diferentes. Después de dos almuerzos, se les pidió que mascaran un chicle durante 15 minutos cada hora durante las siguientes tres horas, hasta que se sirvieran un tentempié. Se observó una disminución en el consumo de tentempiés, además de una reducción del hambre, el apetito y el antojo.

Ciruelas pasa

Un estudio aleatorio realizado con 45 adultos encontró que aquellos que habían comido ciruelas pasa como tentempié antes de una comida consumían menos postres y menos calorías durante la comida. Además, los participantes informaron que no habían sentido hambre en el tiempo que había pasado entre el tentempié y la hora de la comida. Los investigadores encargados del estudio pensaron que la sensación de saciedad se debía más que nada al contenido de fibra de las ciruelas pasa.

Se compararon diferentes alimentos como tentempié para analizar su efecto en la saciedad, la glucosa en la sangre y la respuesta hormonal. Diecinueve mujeres adultas ayunaron y después comieron cuatro tentempiés diferentes que incluían ciruelas pasa, galletas, pan blanco y agua. Sin contar el agua, todos los alimentos proporcionaban alrededor de 240 calorías y una cantidad similar de grasa, proteínas y carbohidratos, pero tenían diferentes cantidades de fibra y azúcar. Las participantes se sintieron más satisfechas con las ciruelas que con las galletas. No hubo una diferencia en la cantidad de comida que ingirieron después de haber consumido su tentempié; sin embargo, las ciruelas dieron como resultado niveles más bajos de glucosa e insulina, y no afectaron las hormonas que regulan la saciedad, como sí ocurrió con las galletas.

Frutos secos y frutas

¡La mezcla perfecta! Combinar almendras, cacahuates, nueces, pistaches y nueces de Castilla como tentempié es una idea genial, ya que se ha comprobado que todos tienen la habilidad de suprimir el hambre. Los frutos secos son una mina de oro de nutrientes (véase la lista que comienza en la página 335), lo que fortalece la salud del corazón y el abdomen, pese a que uno podría pensar que debido a su alto contenido de grasas los frutos secos se asocian con la necesidad de comprar pantalones más grandes. Existen varios estudios que comprueban que no hay un aumento de peso cuando los frutos secos son consumidos en porciones moderadas con regularidad; de hecho, algunos estudios muestran una relación inversa entre el consumo de frutos secos y la acumulación de grasa abdominal.

Los expertos científicos y en nutrición creen que esto se debe al efecto de saciedad que producen la proteína, la grasa y la fibra de los frutos secos, así como a los efectos del mascado. Algunos estudios incluso sugieren que las grasas de los frutos secos no se absorben de manera eficaz. Y si los combinas con las frutas, los tentempiés se vuelven mucho mejores: un estudio aleatorio investigó los efectos de una barrita de frutos secos con frutas en las medidas corporales, en el panel de lípidos y en la presión arterial de 94 adultos con sobrepeso. A los participantes se les pidió que añadieran dos barritas a su dieta todos los días durante ocho semanas. Las barritas sumaban 340 calorías. No hubo un aumento de peso en el grupo que fue intervenido, lo que sugiere que las barras proporcionaron saciedad, es decir, que los participantes consumieron una menor cantidad de otros alimentos.

Lácteos

Los productos lácteos han sido una opción muy popular de tentempiés desde tiempos inmemoriales. Ya sea leche baja en grasa, leche con chocolate, yogurt, kefir o queso, todos los lácteos son ricos en nutrientes y proporcionan montones de proteínas para matar el hambre, junto con otros nutrientes vitales. ¡Échales un ojo! Por ejemplo, 40 g de queso *cheddar* son una excelente fuente de calcio y fósforo, y una buena fuente de riboflavina, vitaminas A y B_{12}, y zinc. Debido sobre todo a sus proteínas, los productos lácteos satisfacen el hambre y generan una mayor sensación de saciedad. Las investigaciones demuestran que consumirlos como tentempiés en ocasiones tiene un impacto positivo en la ingesta de calorías y en el peso corporal, lo que puede lograrse si se sigue la recomendación de consumir tres porciones de lácteos al día. Las proteínas de la leche también tienen un efecto positivo en el control de los niveles de glucosa en la sangre. Un tentempié de lácteos antes de comer también ayuda a controlar la respuesta glucémica de los carbohidratos contenidos en esa comida.

Palomitas de maíz

Todo el mundo sabe que las palomitas de maíz son una opción muy saludable de granos integrales cuando no contienen mantequilla grasosa, sal ni otros aderezos creativos. Sin embargo, lo más sorprendente es que contienen polifenoles que igualan las cantidades presentes en muchas de las frutas y verduras más saludables.

El doctor Joe Vinson, líder en investigación, en 2012 expuso, en la Convención de la Sociedad Estadounidense de Química que se llevó a cabo en San Diego, que una porción de palomitas tiene un mayor aporte de polifenol porque no está tan diluido

como en las frutas y verduras, las cuales contienen cerca de 90%
de agua. Y no tires las cáscaras que quedan en el fondo del plato
(¡son mis favoritas!), ¡ya que tienen la mayor cantidad de polifenoles y fibra de toda la semilla!

En contraste, una porción de palomitas contiene aproximada-
mente 300 mg de polifenoles por porción, a diferencia de los 160
mg por porción de algunas de las frutas y verduras mejor calificadas en este estudio.

Una de las consecuencias de no comer la cantidad suficiente de granos integrales ricos en fibra es el incremento del riesgo de desarrollar enfermedades diverticulares en los intestinos.
Muchos de los diagnosticados con diverticulosis suelen recibir
instrucción por parte de su médico de evitar alimentos como las
palomitas por temor a que alguna de las semillas se quede atora-
da en una evaginación del colon llamada divertículo.

Irónicamente, un estudio de 2008 realizado en casi 48 000
hombres encontró que, durante un periodo de 18 años, hubo una
asociación inversa entre la ingesta de palomitas y otros alimentos
"preocupantes", como los frutos secos, y el riesgo de desarrollar
diverticulitis (¡la versión inflamada de la diverticulosis!) Los autores concluyeron que había que reconsiderar la recomendación
de evitar las palomitas de maíz.

Tazón de cereal

Solemos pensar que el cereal del desayuno es sólo para desayunar,
pero también es una opción superconveniente y deliciosa como
tentempié, sobre todo cuando se combina con leche descremada.
De hecho, el cereal y la leche son la mejor manera para que los
estadounidenses ingieran 10 vitaminas y minerales esenciales en
el desayuno. El cereal preparado tiene menos calorías en comparación con otros alimentos típicos del desayuno. ¿Sabías que los
amantes del cereal consumen menos grasas, menos colesterol y
más fibra que los que no lo comen? Busca aquéllos que contengan lo que yo llamo el Factor 5 + 5: por lo menos 5 g de fibra y 5 g
de proteína. La fibra y la proteína tienen una fuerte influencia en
el apetito. Añadir ½ taza de leche proporciona 4 g de proteína
adicional para intensificar esta combinación a 9 g. Esa cantidad de

proteína ayuda a disminuir el apetito. Dejando de lado los desayunos, se descubrió que un tazón de cereal con leche descremada después de un evento deportivo es igual de efectivo que una bebida deportiva para estimular la recuperación muscular.

Un estudio mostró que cuando 70 sujetos con obesidad utilizaban el cereal como remplazo de cualquier tentempié nocturno durante seis semanas, conseguían pequeñas reducciones en la circunferencia de la cintura y reducían su ingesta de calorías en comparación con el punto de partida. De acuerdo con otro estudio, las barritas de cereal mejoran el estado de alerta en quienes las consumen como tentempié nocturno. Así que sé un poco creativo. ¡El cereal ya no es sólo para desayunar!

Capítulo 10

Alimentos olímpicos

Los siete mejores alimentos para antes y después del ejercicio

Incluye recomendaciones dietéticas de las expertas en nutrición Nancy Clark, maestra en ciencias, nutrióloga certificada en deportes y autora de varios libros, entre ellos *Nancy Clark's Sports Nutrition Guidebook*; y Jan Dowell, maestra en ciencias y en ciencias de la salud, nutrióloga certificada en deportes y profesora titular en la Universidad Benedictina de Lisle, Illinois.

Échales un vistazo

Alimento	Porción
Avena (cocida)	1 taza
Cerezas (crudas)	1 taza
Cerezas (secas)	½ taza
Kefir	1 taza
Leche con chocolate	1 taza
Mantequilla de cacahuate	1 cucharadita
Pasas	½ taza
Plátano	1 grande

Menciones honoríficas.

Antes del ejercicio: Productos de pan, moras, chocolate amargo, sandía y bebidas deportivas.

Después del ejercicio. Bebidas para reponer carbohidratos, lácteos bajos en grasa, pescados grasos, carne magra de res o de ave, huevos, suero de leche, soya, frutas y verduras, granos integrales, jugo de verduras… ¡y cerveza!

Los mejores grupos de alimentos. Granos integrales, frutas, verduras, proteínas magras, lácteos bajos en grasa.

¿Por qué es importante obtener combustible antes, durante y después del ejercicio? Tener una dieta adecuada en el momento apropiado no es sólo para deportistas serios. Cualquier persona que se ejercite o entrene en cualquier disciplina debe proporcionar combustible a su cuerpo de manera óptima para tener el mejor desempeño.

Antes del ejercicio. Muchos expertos en nutrición están de acuerdo en que las líneas divisorias entre el antes y el después del entrenamiento son un poco borrosas, pero consideran que es importante tener un balance de carbohidratos, proteínas y grasas para el desarrollo, la reparación y la recuperación de los músculos. Pese a que los carbohidratos son la fuente preferida de combustible para tener músculos activos, no es mala idea añadir un poco de grasas saludables y proteínas antes del ejercicio, para entonces tenerla lista en el momento de comenzar el proceso de recuperación y para prevenir el hambre y mantener la concentración durante el entrenamiento o la carrera. Se recomienda comer alimentos bajos en fibra antes de hacer ejercicio, porque causan menos distensión durante la actividad física; ¡el momento para llenarte de fibra es después y no antes del ejercicio! Evita consumir los siguientes alimentos antes de ejercitarte: grandes dosis de cafeína, bebidas carbonatadas, cereales con alto contenido de fibra, frijoles, verduras que causen flatulencias como la col, el brócoli, las cebollas y el ajo, alimentos fritos y grandes cantidades de frutas secas y jugos.

Durante el ejercicio. Durante la actividad física, la fuente preferida de combustible para los músculos son los carbohidratos en forma de glucosa. Es importante que le suministres glucosa a tu cuerpo por medio de bebidas deportivas, barritas energéticas, geles y demás, si vas a ejercitarte durante más de media hora; de lo contrario, no tienes que preocuparte por hacerlo. La cantidad de carbohidratos que necesites variará dependiendo del peso y el tipo de entrenamiento que hagas. Lo mejor es consultar con un especialista en nutrición deportiva para obtener indicaciones específicas. Visita www.eatright.org o busca en tu localidad nutriólogos del deporte certificados.

Después del ejercicio. Los deportistas y demás personas que se toman en serio sus metas de salud y entrenamiento buscan asegurarse de que su recuperación sea óptima a través de estrategias de nutrición. El ejercicio agota las reservas de energía del músculo después de un entrenamiento intenso, por lo que es importante que sepas cuáles son los alimentos que fomentan la recuperación, incluyendo la restauración de los niveles de glucógeno en los músculos. El glucógeno muscular (es decir, la glucosa en forma de reserva) es el principal combustible utilizado durante el ejercicio, y también es indispensable para los ejercicios de resistencia. Es importante consumir una mezcla de carbohidratos y proteínas para la reparación muscular. "Ingerir proteína antes de hacer ejercicio no es tan importante, salvo que la persona vaya a tener un entrenamiento o un evento muy largo. Pero la proteína después del ejercicio es esencial", dice Jan Dowell, maestra en ciencias y en ciencias de la salud, y nutrióloga deportiva certificada. Las opciones de recuperación deben incluir muchos líquidos y alimentos ricos en nutrientes y antioxidantes para intensificar la reparación y disminuir la inflamación muscular. "También sugiero comer un tentempié salado después del evento para ayudar a satisfacer las necesidades relacionadas con la reposición del sodio. Además, muchos atletas de resistencia se cansan de lo dulce después de una larga competencia", dice Dowell.

¿Sabías que....? Un análisis de las estrategias de nutrición para optimizar la recuperación después del ejercicio descubrió que la mejor hora para consumir alimentos después de una sesión de entrenamiento es entre una y dos horas después, aunque lo ideal es que se consuman dentro de los primeros 30 minutos después de finalizado el ejercicio.

En 1882 una galleta dulce hecha a partir de harina de Graham (harina de trigo entero sin refinar) recibió su nombre del reverendo Sylvester Graham, quien promovía el uso de los cereales de granos integrales. "Las galletas Graham son un crujiente y ligeramente dulce tentempié de granos integrales que se combina muy bien con mantequilla de cacahuate para variarle un poco a las barras de granola", dice Nancy Clark, maestra en ciencias y nutrióloga deportiva certificada. Prueba los minisándwiches de mantequilla de cacahuate hechos con galletas Graham y mermelada de fruta 100% natural. Lo ideal es que te comas uno o dos, una o dos horas antes de una sesión de entrenamiento.

Avena

"Me encanta la avena porque es un carbohidrato que se digiere con mayor lentitud, pero proporciona mucha energía", dice Clark. De hecho, un pequeño estudio conducido por el Centro de Investigaciones Fisiológicas Noll de la Universidad Estatal de Pensilvania comparó un cereal endulzado de copos de avena con un cereal endulzado de harina de avena para observar su efecto en la resistencia de los atletas. Los participantes consumieron ambos cereales y realizaron ejercicio hasta que se cansaron. Los atletas se ejercitaron 16% más tiempo cuando consumieron el cereal con copos. Consulta la página 195 para más información sobre la avena.

Cerezas

Las antocianinas de las cerezas son famosas por disminuir el dolor muscular y cuidar la salud del corazón. Se ha demostrado que el jugo de cereza reduce el daño y el dolor muscular ocasionados por los entrenamientos de fuerza intensos y las carreras. Consulta la página 226 para que aprendas más sobre las cerezas.

Kefir

El kefir está cargado de nutrientes (véase la página 266), es portátil, ¡y no necesitas una cuchara para comértelo! Es bajo en grasas y tiene la cantidad exacta de carbohidratos. Además, si lo acompañas con fruta, se convierte en el tentempié perfecto para reponer las reservas de energía y fomentar el crecimiento y la reparación de los músculos después de una intensa sesión de entrenamiento. La severidad y el estrés físico de los entrenamientos y las competencias de los eventos deportivos pueden afectar en gran medida el sistema inmunológico de los atletas de resistencia. Los productos de lácteos cultivados, como el kefir, proporcionan bacterias saludables que ayudan a intensificar la producción de los linfocitos y benefician el sistema digestivo y el tracto respiratorio superior, así como la salud de la piel. Un estudio japonés realizado en animales descubrió que la leche fermentada reduce el daño muscular después de un entrenamiento prolongado, lo que se atribuyó al incremento de la capacidad antioxidante de los músculos.

Leche con chocolate

La leche con chocolate baja en grasas o libre de grasas es una bebida de recuperación muy efectiva y de bajo costo. La leche tiene una carga de nutrientes única, ya que suministra los nueve nutrientes esenciales (véase la página 264) a muy buen precio. Se ha descubierto que la leche con chocolate posee una cantidad ideal de carbohidratos y proteínas para una recuperación óptima después del entrenamiento. Un estudio de 2006 reveló que también es un excelente combustible para utilizarse entre dos sesiones de ejercicio. Otro estudio de 2009 confirmó estos resultados y demostró que la leche con chocolate sí es una bebida óptima para los atletas de resistencia.

> En 2011, los estadounidenses bebieron el equivalente a casi 1 600 litros de leche saborizada baja en grasas.

Mantequilla de cacahuate

"Me gusta la mantequilla de cacahuate porque tiene grasas saludables que combaten la inflamación, proteínas que fortifican y reparan los músculos, y un gran surtido de vitaminas", dice Clark. Visita la página 55 para consultar un perfil completo de esta versátil leguminosa. Las cucharadas de mantequilla de cacahuate después del entrenamiento son populares por una razón. Los cacahuates (sobre todo la piel) son una rica fuente de resveratrol, un polifenol que combate la inflamación muscular. De hecho, según un estudio español, las mantequillas de cacahuate naturales contienen más resveratrol que las margarinas o mantequillas artificiales. Los expertos aseguran que sin bien las comidas después de las sesiones de entrenamiento deben contener carbohidratos y proteínas, también la grasa es un componente importante, siempre y cuando la porción sea moderada. Las mantequillas de cacahuate y de frutos secos proporcionan grasas saludables, proteína, fibra y muchos minerales, y son muy convenientes. "Por obvias razones, la mantequilla de cacahuate es mi alimento deportivo favorito porque es deliciosa, fácil de digerir, llenadora y una gran fuente de proteínas", dice Clark.

Pasas

Una caja pequeña (del tamaño de una mano) de pasas proporciona 34 g de carbohidratos, además de un amplio surtido de nutrientes (véase la página 295). A los ciclistas y corredores de largas distancias les encantan los *jelly beans* y los geles deportivos. Sin embargo, en pruebas realizadas de forma simultánea, estos deportistas tuvieron un desempeño igual de bueno al entrenar y comer pasas (las cuales son mejores para la salud). Además, las pasas contienen resveratrol, un fitoquímico antiinflamatorio muy efectivo que ayuda a reparar las células afectadas por una sesión intensa de ejercicio. Se demostró que las pasas son un efectivo combustible estratégico de bajo costo, superior a los geles energéticos.

Plátano

De todas las frutas, el plátano parece ser la más popular entre los estadounidenses. ¡Cada estadounidense consume un promedio de 15 kilogramos al año!

"El plátano es un energético natural preempacado y lleno de potasio y carbohidratos que da a tus músculos lo que necesitan", dice Clark. Consulta la página 342 para leer más sobre los beneficios de esta fruta.

¡Recuérdame!: los siete mejores alimentos para mejorar la memoria

Échales un vistazo

Alimento	Porción
Aceite de oliva	1 cucharadita
Café	1 taza
Cúrcuma	1 cucharadita
Frijoles de soya	1 taza
Huevos	1
Jugo de uva Vino	250 ml 150 ml
Moras azules	1 taza

Menciones honoríficas. fresas, nueces de Castilla, cereales de granos integrales, frutos secos, cítricos.

Los mejores grupos de alimentos. frutas y verduras, cereales de granos integrales, proteínas magras, frutos secos y semillas, lácteos bajos en grasas.

¿Cuáles son los alimentos que activan la memoria? Olvidar el nombre de alguien, el lugar donde dejaste las llaves del auto o incluso el día de la semana, es algo que puede ocurrir incluso a las personas más sanas. Es un hecho de la vida. Es algo que sucede con más frecuencia conforme crecemos, ya que forma parte normal del proceso de envejecimiento. La buena noticia es que mantenernos física y mentalmente activos es algo que ayuda a conservar a raya la senilidad y despierta a nuestra mente. Los coágulos de las arterias que alimentan al corazón también pueden bloquear las arterias que alimentan al cerebro. Los investigadores han delimitado una lista de nutrientes que parecen desempeñar un papel importante en el cuidado del funcionamiento saludable del cerebro. Estos alimentos también han sido relacionados con un retraso en el desarrollo de Alzheimer o demencia. Entre estos nutrientes interesantes se incluyen la cafeína, la colina, la curcumina, el ácido fólico, el omega 3, los polifenoles y las vitaminas B_{12} y C.

¿Sabías que...? Una dieta rica en antioxidantes ayuda a mantener el funcionamiento del cerebro y la memoria. Los alimentos ricos en antioxidantes suelen ser fáciles de encontrar en la sección de frutas y verduras. Sólo déjate llevar por aquello que esté lleno de color... ¡Y que sea de origen natural! Por ejemplo, las verduras de hoja verde oscuro, el brócoli, los camotes y las moras están cargados de antioxidantes.

Aceite de oliva

El aceite de oliva es rico en grasas monoinsaturadas y contiene toda una hueste de nutrientes de polifenol que ayudan a reducir el colesterol y la inflamación, así como a combatir distintas enfermedades (véase la página 195). La dieta mediterránea se ha asociado con una mejoría de las funciones cognitivas y de la memoria, y se cree que se debe en parte a su contenido de polifenol. Un estudio en personas de la tercera edad descubrió que había una relación entre el consumo del aceite de oliva y una mejoría en la memoria a corto y largo plazos. Y otro estudio llevado a cabo en tres ciudades de Francia reveló que las personas que consumían más aceite de oliva tenían mejor memoria visual que quienes lo consumían en menor medida.

Café

No hay muchas vitaminas y minerales en una taza de café normal, pero eso no significa que el café en sí no contenga ninguna. En cada taza puedes encontrar cafeína y los ácidos clorogénicos, que son antioxidantes de origen vegetal, los cuales ayudan a combatir el Parkinson y las enfermedades cardiacas, junto con otros problemas de salud. En varios estudios de animales y personas se asoció el consumo de café o de sus componentes, como la cafeína y los polifenoles, con una mejoría de la memoria tanto en jóvenes como en adultos. También se descubrió que el consumo regular de café es saludable para el corazón y reduce el riesgo de padecer diabetes hasta en 30 por ciento.

Cúrcuma

La curcumina de la cúrcuma es una sustancia que ha sido muy estudiada y que es famosa por ser el antiinflamatorio más potente del reino vegetal. Varios estudios, tanto celulares como realizados en animales y en personas, han demostrado que la curcumina tiene poderosos beneficios para la memoria y la cognición, tanto en participantes sin problemas de cognición como en personas con algún tipo de enfermedad cognitiva, como el Alzheimer. Consulta la página 244 para que aprendas más sobre este producto.

Frijoles de soya

Algunas investigaciones tanto en animales como en personas han descubierto que la soya puede mejorar la memoria y la cognición. La soya contiene fosfatidilserina, un nutriente que mejora la memoria, de acuerdo con un estudio japonés realizado con personas que se quejaban de tener problemas para recordar. Consulta la página 196 para obtener mayor información sobre muchas otras ventajas saludables de la soya.

Huevos

A pesar de que las claras son una gran fuente de proteína magra, en este caso son las yemas las que convierten a los huevos en alimentos que ayudan a la memoria. Los huevos son una fantástica fuente de gran variedad de nutrientes (véase la página 340). Entre los que influyen en las funciones cognitivas se encuentran la colina, el folato y la vitamina B_{12}. En un estudio realizado con 1 391 personas sin problemas de demencia se descubrió que quienes ingerían más colina tenían mejores resultados en los exámenes de memoria.

Jugo de uva

El jugo de uva es muy rico en polifenoles y resveratrol, los cuales también puedes encontrar en el vino. Un estudio doble ciego controlado de placebos y conducido por una universidad de

Cincinnati, descubrió que el jugo de uva mejoraba la memoria y las funciones cognitivas de los adultos mayores que lo habían consumido diariamente durante 12 semanas. Lee más sobre las virtudes del jugo de uva en la página 295.

Moras azules

Con tan sólo 80 calorías por taza, las moras azules son una excelente fuente de vitaminas y minerales (véase la página 341). Los investigadores hallaron que estas moras ayudaban a mejorar la memoria en personas que tenían riesgo de padecer demencia. Además, las moras azules tienen un alto contenido de flavonoides que ayudan a la memoria a corto y largo plazos. Existen 17 estudios que evidencian que estas frutas ayudan a mejorar la memoria y las funciones cognitivas tanto en animales como en personas. ¡Sería bueno que te acordaras de comerlas!

El camino de los sueños: los siete mejores alimentos para mejorar el sueño

Échales un vistazo

Alimento	Porción
Jugo de cereza	250 ml
Leche	250 ml
Lechugas	1 taza
Nueces de Castilla	30 gramos
Pollo	85 gramos
Salmón (cocido)	85 gramos
Semillas de calabaza	30 gramos

Menciones honoríficas. Papas y alimentos ricos en carbohidratos.

Los mejores grupos de alimentos. Cereales de granos integrales, frutas y verduras, lácteos.

¿Cuáles son los alimentos que fomentan el sueño y por qué? De acuerdo con los Centros para el Control y la Prevención de Enfermedades, la falta de sueño se considera hoy en día como una "epidemia de salud pública". Hay muchos factores distintos que pueden tener efectos negativos en el sueño, desde las enfermedades y los efectos secundarios de los medicamentos, hasta el hecho de tener muchas cosas en mente. Antes de que intentes aliviar la falta de sueño por tu cuenta, asegúrate de investigar cuál es la causa de tus dificultades para dormir y de buscar atención profesional. Es algo que podría ahorrarte tiempo, dinero y muchas noches sin dormir.

Ni los medicamentos recetados para dormir, ni aquéllos que no necesitan receta, atacan la raíz de un trastorno del sueño. Se utilizan como remedios temporales hasta que se descubre la causa del problema. La dieta puede desempeñar un papel importante en la influencia del sueño, desde ocupar un espacio en el intestino para que no te despierte el ruido de un estómago hambriento, hasta proporcionarte nutrientes esenciales que controlen tu sueño. Los nutrientes clave para controlar el sueño son las vitaminas B, el calcio, el magnesio, el aminoácido conocido como triptófano y la melatonina, una sustancia química que puede producirse a partir del triptófano o consumirse en muchos de los alimentos más comunes.

¿Sabías que...? Se recomienda que, antes de ir a la cama, te comas un tentempié que contenga carbohidratos con un poco de proteína, máximo una hora antes de que te acuestes. Se cree que este tentempié pequeño y balanceado ocasiona que el cerebro produzca serotonina, la cual ayuda a que te calmes y puedas viajar sin problema a la Tierra de los Sueños. Además de hacer caso a los alimentos de esta sección que te aconsejo añadas a tu dieta, ¡sería bueno que primero revisaras esta lista de factores que te roban el sueño!

- *Desvelarte sólo porque sí.* La insuficiencia de sueño puede causar que comas más y te sientas con más hambre, una razón extra por la que es importante que obtengas la cantidad recomendada de sueño por la noche. No dormir genera un desbalance de las hormonas leptina y ghrelina, el cual incrementa el hambre y disminuye la sensación de saciedad.

- *Comer mucho.* Un estudio acerca de las habilidades de manejo de un grupo de hombres jóvenes reveló que ingerir mucha comida después de no haber dormido bien incrementaba el mareo. Los hombres que habían comido mucho después de haber dormido cinco horas o menos experimentaron movimientos involuntarios mientras conducían, en comparación con aquellos que habían comido poco. ¡Los buenos amigos no dejan que sus amigos coman mucho y manejen!

- *Tener sobrepeso:* Si tienes sobrepeso, trata de bajar de peso para dormir mejor. Un estudio de control aleatorio descubrió que las personas que cortaban su ingesta de calorías y perdían peso experimentaban una fuerte mejora en el síndrome de apnea obstructiva del sueño. Se trata de un círculo vicioso: tener sobrepeso interrumpe el reposo del sueño, y las interrupciones del sueño contribuyen a la obesidad.

- *Evita tomar estimulantes.* Algunas personas son más sensibles a los alimentos y las bebidas con cafeína que otras. A mi suegra, por ejemplo, el café sin descafeinar la ayuda a dormir mejor durante la noche, así que ¡imagínate! Sin embargo, para muchas otras personas, la cafeína funciona como un estimulante moderado que ocasiona espasmos y pone a funcionar el cerebro a máxima velocidad. Si necesitas cafeína, asegúrate de tomarla por lo menos dos o tres horas antes de dormir, ya que ésa es la cantidad de tiempo que tu organismo necesita para desecharla. Entre los alimentos y bebidas que contienen la mayor cantidad de cafeína se encuentran el café, el té negro y el té verde, las bebidas energéticas, el chocolate y los refrescos con cafeína, como el refresco de coca y la cerveza de raíz. Incluso algunos medicamentos de venta libre pueden mantenerte despierto toda la noche, y la nicotina de los cigarros también interrumpe el sueño.

- *Evita beber alcohol antes de dormir.* Un estudio español descubrió que los niveles de melatonina de los participantes se habían incrementado después de haber bebido cerveza, así como también aumentaban sus niveles de antioxidantes. Asimismo, encontraron que mientras más alto era el porcentaje de alcohol, mayores eran los niveles de melatonina y de antioxidantes que tenían. A primera vista, suena como una solución divertida para tratar un trastorno del sueño, pero ¡no tan rápido! Las investigaciones muestran que una bebida o dos pueden ayudarte a dormir, pero alteran el sueño de movimiento ocular rápido.

- *No seas un oso perezoso.* Una mera caminata como rutina de ejercicio puede ser suficiente para fomentar el sueño, porque ayuda a controlar mejor el peso y a producir más serotonina, una hormona que promueve el sueño. Los expertos suelen ver con malos ojos la realización de actividades físicas extenuantes antes de dormir. Sin embargo, investigadores de la Universidad de Carolina del Sur descubrieron que los hombres que se ejercitaban hasta 30 minutos antes de ir a la cama no experimentaban irregularidades en el sueño.

¿Y los suplementos? Vale la pena que pruebes alguna fórmulas naturales para dormir disponibles en el mercado antes de que utilices medicamentos con o sin prescripción. Un estudio a largo plazo de residentes de casas hogar encontró que las personas que recibieron un suplemento con 225 mg de magnesio, 5 mg de melatonina y 11 mg de zinc habían dormido mejor que quienes no lo consumieron. Las investigaciones sobre la efectividad de la raíz de una hierba conocida como valeriana tienen puntos de vista

¡Alimento que sorprende!

Comer algunos carbohidratos antes de dormir es uno de los mejores combustibles para activar la serotonina. Pero no comas papas fritas grasosas; mejor consume las sobras de una papa horneada u hornea una en el microondas durante algunos minutos, aderézala con salsa (una que no sea picante) y acompáñala con un vaso de leche. Las papas y la leche contienen potasio, el cual previene los calambres y la inquietud de las piernas, así como la reducción de la presión arterial.

ambivalentes, aunque muchos estudiosos creen tener un sueño más relajado cuando la consumen. Un estudio doble ciego controlado de placebos descubrió que las personas que tomaban un suplemento que contenía GABA y 5-hidroxitriptófano se iban a la cama más rápido y dormían por más tiempo en comparación con el grupo control.

Jugo de cereza
Tres estudios revisaron por separado el contenido de melatonina de las cerezas rojas y las posicionaron como uno de los alimentos con mayor contenido de ese elemento, y como un posible agente benéfico que mejora la calidad y la duración del sueño. Las cerezas en forma de jugo contienen más melatonina, la cual ayuda a promover el sueño.

Leche
Un vaso de leche tibia es un remedio que lleva años utilizándose para pasar una buena noche. A pesar de que hay poca evidencia científica que respalde su uso, los nutrientes de la leche, en especial el calcio y el triptófano, son famosos por inducir el sueño. El calcio ayuda al cerebro a utilizar el triptófano, y el triptófano se utiliza para producir melatonina. Además, ¡los carbohidratos de la leche también ayudan a que el triptófano funcione bien! Consulta la página 264 para que aprendas más sobre la leche.

Lechugas
El aceite natural de las lechugas se utiliza como remedio casero para ayudar a la relajación e inducir el sueño. Un estudio aleatorio controlado con placebos reveló que las personas que habían consumido aceite de lechuga tuvieron mejores resultados de sueño en comparación con el grupo control. Incluso comer la lechuga tal cual puede ayudarte a cabecear, sobre todo la nutritiva lechuga italiana (véase página 227).

Nueces de Castilla
Las nueces de Castilla contienen un gran número de nutrientes que ayudan a tener un sistema nervioso saludable y relajado, incluyendo folato, melatonina, grasas omega 3 y vitamina E (con-

sulta la página 282 para leer un perfil completo de los beneficios de esta nuez). Algunas investigaciones demuestran que la melatonina de las nueces de Castilla se absorbe bien y aumenta las concentraciones de ese elemento en la sangre cuando se come con moderación, lo que a su vez ayuda a dormir bien.

Pollo
El pavo navideño siempre ha sido considerado el alimento responsable de inducirnos a un estado de inconsciencia después del festín, pero, para ser honestos, es posible que se deba más a la sobrecarga de carbohidratos de la cena que al triptófano del pavo. Además, el líder en contenido de triptófano es el pollo. El triptófano ayuda a producir serotonina, que a su vez nos hace sentir más relajados y con sueño. Consulta la página 43 para que sepas más sobre los beneficios nutricionales del pollo.

Salmón
Además de tener muchos otros nutrientes (véase la página 343), el salmón es una excelente fuente de ácidos grasos omega 3. Investigaciones realizadas en animales demuestran que las dietas deficientes en omega 3 tienen efectos negativos en la melatonina y en su función para activar el ciclo natural del sueño (el ritmo circadiano), lo que puede derivar en trastornos del sueño. Comer salmón y otros pescados ricos en omega 3 es una buena forma de empezar a incrementar los niveles adecuados de melatonina.

Semillas de calabaza
Los niveles bajos de magnesio se asocian con el estrés inflamatorio u oxidativo, y con otros factores que llegan a interferir con una buena noche de sueño. Las semillas de calabaza son ricas en magnesio, pero también contienen triptófano. Un estudio de un pariente cercano de la calabaza reveló que las semillas eran igual de efectivas para aumentar los niveles de triptófano que los suplementos de triptófano. Para saber más sobre los otros beneficios de las semillas de calabaza, consulta la página 115.

Lo mejor que puedes comer, por comida/bebida

A continuación encontrarás un listado de los nutrientes contenidos en los mejores alimentos y bebidas que puedes comer. Las
palabras en cursivas indican que el alimento es una excelente
fuente de ese nutriente; mientras que las que están en letras normales indican que se trata de una buena fuente. Las posiciones y
el debate sobre todos los alimentos incluidos en esta lista pueden
encontrarse a lo largo de los capítulos 1 a 10, junto con los beneficios de todos los nutrientes enlistados.

Alimento	Excelente/Buena fuente de...
Aceite de azafrán	*Grasas monoinsaturadas*, vitamina E
Aceite de canola	*Grasas monoinsaturadas, ácidos grasos omega 3*, fitoesteroles, *vitamina E*
Aceite de germen de trigo	*Vitamina E*
Aceite de maíz	Fitoesteroles, *grasas poliinsaturadas*
Aceite de oliva (extravirgen) / aceitunas	*Grasas monoinsaturadas*, vitamina E
Aceite de pepita de uva	*Grasas poliinsaturadas, vitamina E*
Aceite de salvado de arroz	Fitoesteroles, *vitamina E*

Alimento	Excelente/Buena fuente de...
Acelga	Calcio, fibra**,** *hierro, magnesio, potasio, sodio, vitamina A, vitamina C, vitamina K*
Aguacate	*Grasas monoinsaturadas*
Ajo	El ajo no es fuente importante de ningún nutriente, pero contiene fitoquímicos importantes, como la alina, la alicina y las saponinas.
Ajonjolí/aceite de ajonjolí	*Calcio, cobre, hierro, magnesio, manganeso,* fósforo, fitoesteroles, tiamina, vitamina B_6, zinc
Alcachofas	Cobre, *fibra, folato,* niacina, magnesio, manganeso, fósforo, potasio, vitamina C, vitamina K
Alcachofa de Jerusalén	*Fibra, hierro,* vitamina C
Alforfón	*Colina,* magnesio
Algarrobo en polvo	Fibra
Alga marina (kombu)	*Yodo, sodio*
Almejas	Cobre, *hierro, manganeso,* fósforo, *potasio,* proteína, riboflavina, *selenio, sodio, vitamina* B_{12}, vitamina C
Almendras	Cobre, fibra, *vitamina E, manganeso, magnesio,* fósforo, proteína
Alubias blancas	Calcio, *fibra, folato, hierro, magnesio, molibdeno, fósforo, potasio, proteína,* zinc
Amaranto	Cobre, fibra, hierro, *magnesio, manganeso,* fósforo, vitamina B_6
Arándano	Fibra, vitamina C
Arenque	*Grasas monoinsaturadas, niacina, ácidos grasos omega 3, fósforo, proteína, riboflavina, selenio, vitamina B_6, vitamina B_{12}*
Arroz	Magnesio, selenio

Alimento	Excelente/Buena fuente de...
Atún aleta amarilla	*Niacina*, ácidos grasos omega 3, ácido pantoténico, *proteína*, selenio, *vitamina B$_6$*, *vitamina B$_{12}$*
Avellana	*Cobre, fibra, magnesio, manganeso, grasas monoinsaturadas, vitamina E*
Avena	Fibra, fósforo
Bacalao/aceite de hígado de bacalao	*Yodo, magnesio, niacina*, ácidos grasos omega 3 (aceite), *fósforo, selenio, sodio, vitamina A* (aceite), *vitamina B$_6$, vitamina B$_{12}$, vitamina D* (aceite), *vitamina E* (aceite)
Bacalao negro	Hierro, magnesio, *niacina*, *ácidos grasos omega 3*, fósforo, potasio, proteína, selenio, *vitamina B$_6$*, *vitamina B$_{12}$*
Berza	*Calcio*, fibra, *folato*, hierro, *manganeso*, *vitamina A*, *vitamina C*, vitamina K
Braunschweiger (salchicha ahumada de cerdo)	*Colina*, hierro, niacina, *ácido pantoténico, proteína*, selenio, *vitamina A*, *vitamina B$_{12}$*
Brócoli	*Cromo*, vitamina A, *vitamina C*, vitamina K
Cacahuate/ mantequilla de cacahuate (maní)	*Biotina*, fibra, folato, magnesio, *manganeso*, niacina, fósforo, proteína, riboflavina, sodio, vitamina E
Cacao/chocolate	Cobre
Café	El café no es fuente importante de ningún nutriente; sin embargo, puede proporcionar fitoquímicos importantes, como los polifenoles.
Calabaza (de invierno)	*Fibra, hierro, magnesio, manganeso*, niacina, ácido pantoténico, fósforo, potasio, *tiamina*, *vitamina B$_6$*, vitamina C
Calabaza /semillas de calabaza	*Fibra, cobre* (semillas), hierro (semillas), *magnesio* (semillas), *manganeso* (semillas), *fósforo* (semillas), *vitamina A*, zinc (semillas)

Alimento	Excelente/Buena fuente de...
Camarón	Cobre, *yodo*, niacina, *fósforo, proteína, selenio*, vitamina B$_{16}$, *vitamina B$_{12}$*, zinc
Camote	*Fibra*, hierro, magnesio, niacina, fósforo, *potasio*, riboflavina, tiamina, *vitamina A, vitamina B$_6$, vitamina C*
Cangrejo rey	*Cobre*, magnesio, niacina, fósforo, proteína, riboflavina, *sodio, vitamina B$_{12}$*, vitamina C, *zinc*
Cebada	Cobre, *fibra*, magnesio, *manganeso*, niacina, fósforo, *selenio, tiamina*
Cebolla	*Vitamina K*
Cerdo	*Biotina, colina*, niacina, proteína, selenio, *tiamina, vitamina B$_6$, vitamina B$_{12}$*, zinc
Cerezas	Fibra, vitamina C
Cerveza	Cromo
Chabacano	Fibra, potasio, *vitamina A*, vitamina C
Champiñones / champiñones portobello	*Biotina, cobre, cromo, niacina*, ácido pantoténico, *riboflavina, selenio*, vitamina D
Chía	Calcio, *cobre, hierro*, magnesio, *manganeso*, niacina, *ácidos grasos omega 3, fósforo, selenio*, tiamina, *zinc*
Chícharo amarillo	Colina, *fibra, folato, hierro*, magnesio, *manganeso, molibdeno*, niacina, *ácido pantoténico, fósforo*, potasio, *tiamina*, zinc
Chícharo verde	*Fibra, folato*, hierro, *luteína*, magnesio, niacina, fósforo, potasio, *proteína, vitamina A, vitamina C, vitamina K, zeaxantina*
Chicozapote	Cobre, *fibra*, folato, hierro, niacina, ácido pantoténico, potasio, *vitamina A, vitamina C*
Ciruela / ciruela pasa	Fibra, vitamina A, *vitamina B$_6$*
Col rizada	Calcio, fibra, hierro, fósforo, *vitamina A*, vitamina B$_6$, *vitamina C, vitamina K*

Alimento	Excelente/Buena fuente de...
Cordero	*Colina*, hierro, *ácido pantoténico*, fósforo, *proteína, selenio, vitamina B$_{12}$, zinc*
Cúrcuma	La cúrcuma no es fuente importante de ningún nutriente, pero contiene fitonutrientes importantes, como la curcumina.
Espárragos	Fibra, *folato, hierro*, niacina, fósforo, riboflavina, *tiamina*, vitamina A, vitamina B$_6$, vitamina C, vitamina E, *vitamina K*, zinc
Espinaca	*Calcio*, fibra, *folato, hierro, magnesio, manganeso*, fósforo, *potasio*, riboflavina, tiamina, *vitamina A, vitamina B$_6$, vitamina C, vitamina E, vitamina K*, zinc
Fletán	*Magnesio*, niacina, ácidos grasos omega 3, *fósforo, proteína, selenio*, vitamina B$_{12}$
Frambuesa	*Fibra, manganeso, vitamina C*, vitamina K
Fresa	Antocianinas, catequinas, ácido elágico, flavonoides, folato, *vitamina C*
Frijol caupí	*Biotina, calcio, fibra, folato*, hierro, *magnesio, manganeso, molibdeno*, niacina, potasio, *proteína, tiamina, vitamina A, vitamina K*, zinc
Frijol negro	Fibra, folato, hierro, magnesio, manganeso, molibdeno, fósforo, potasio, proteína, tiamina, zinc
Frijol peruano	*Cobre, fibra*, folato, *hierro, magnesio, manganeso, molibdeno*, potasio, *proteína*, tiamina
Frijol pinto	*Fibra, folato, hierro, manganeso, molibdeno*, fósforo, *proteína*, tiamina
Frijol rojo	Fibra, *folato, hierro*, magnesio, *manganeso, molibdeno*, fósforo, *potasio,proteína*, tiamina, vitamina K
Garbanzo	*Cobre, fibra, folato*, magnesio, *manganeso, molibdeno, proteína, vitamina B$_6$*

Alimento	Excelente/Buena fuente de...
Guayaba	*Fibra, folato, licopeno,* potasio, *vitamina A, vitamina C,* vitamina E, vitamina K
Hígado de pollo	*Biotina, colina, folato, hierro,* luteína, *licopeno, niacina, ácido pantoténico, fósforo, riboflavina, vitamina A, vitamina B*$_{12}$, zeaxantina, *zinc*
Hígado de res	*Biotina, colina, cromo, cobre, folato,* hierro, *niacina, ácido pantoténico, fósforo, proteína, riboflavina,* selenio, *vitamina A, vitamina B*$_6$, *vitamina B*$_{12}$, *zinc*
Higo	Calcio, *fibra,* hierro, *magnesio, manganeso,* ácido pantoténico, fósforo, tiamina, vitamina B$_6$
Hojas de betabel	*Potasio,* riboflavina, *sodio, vitamina A,* vitamina, *vitamina K*
Hojas de diente de león	Calcio**,** *vitamina A, vitamina C, vitamina K*
Hojas de nabo	Cobre, fibra, *folato, manganeso, vitamina A,* vitamina B$_6$, *vitamina C,* vitamina E, *vitamina K*
Hongo *shiitake*	*Cobre,* niacina, *ácido pantoténico,* fósforo, riboflavina, vitamina B$_6$, *vitamina D*
Huevo	*Biotina, colina, yodo,* fósforo, *proteína,* riboflavina, vitamina D
Jengibre	El jengibre no es fuente importante de ningún nutriente, pero contiene fitonutrientes importantes como el gingerol, el shogaol y la zingerona.
Jitomate	Potasio, *vitamina A, vitamina C,* vitamina K
Kamut (trigo oriental)	Calcio, *cobre, fibra,* hierro, *magnesio, manganeso, fósforo, potasio,* proteína, *tiamina,* vitamina E, *zinc*
Kefir	*Calcio,* folato, magnesio, proteína, riboflavina, vitamina B$_{12}$

Alimento	Excelente/Buena fuente de...
Kiwi	*Fibra*, folato, potasio, *vitamina C*
Langosta	*Cobre, ácido pantoténico*, fósforo, proteína, selenio, *sodio, zinc*
Leche	*Calcio, yodo*, fósforo, riboflavina, vitamina A, *vitamina B$_{12}$, vitamina D*, zinc
Lechuga italiana	*Vitamina A, vitamina C*
Lenteja	*Biotina, fibra*, folato, hierro, magnesio, manganeso, molibdeno, fósforo, potasio, tiamina, *vitamina B$_6$*, zinc
Levadura	*Complejo B, cromo*, proteína, selenio, *vitamina B$_{12}$*
Levadura de cerveza	*Cromo*, cobre, *fibra, ácido fólico*, hierro, niacina, fósforo, proteína, riboflavina, selenio, tiamina, *vitamina B$_6$*, zinc
Lubina rayada	*Colina*, potasio, *selenio*
Lucioperca americana	Colina, niacina, *fósforo*, potasio, *proteína*, selenio, *sodio*, vitamina B$_{12}$
Maíz	Fibra, manganeso, niacina, *ácido pantoténico*, vitamina C
Manzana	*Fibra*
Menta	La menta no es fuente importante de ningún nutriente, pero contiene fitonutrientes importantes como el mentol, el limoneno, el eucalipto y el pineno.
Menudencias de pavo	*Hierro, folato*, niacina, *fósforo, proteína*, riboflavina, vitamina A, *vitamina B$_{12}$*, zinc
Miel	La miel no es fuente importante de ningún nutriente pero las variedades más oscuras sí contienen antioxidantes importantes.
Mijo	*Colina*
Mora azul	Fibra, *manganeso, vitamina C, vitamina K*

341

Alimento	Excelente/Buena fuente de...
Mora de saúco	*Vitamina A*, vitamina C
Naranja/jugo de naranja	Folato, potasio, *vitamina C*
Nuez	Fibra, *grasas monoinsaturadas*
Nuez de Brasil	*Cobre*, fibra, *magnesio*, manganeso, *fósforo*, *selenio*, tiamina
Nuez de Castilla / aceite de nuez de Castilla	*Cobre*, hierro, magnesio, *manganeso*, *ácidos grasos omega 3*, fósforo, *grasas poliinsaturadas*, *vitamina E*
Nuez de macadamia	Fibra, *manganeso*, *grasas monoinsaturadas*, tiamina
Ostiones	*Cobre*, *hierro*, magnesio, fósforo, *proteína*, riboflavina, *selenio*, *vitamina B₁₂*, zinc
Papa	*Potasio*, vitamina B₆, *vitamina C*
Papaya	Fibra, folato, *vitamina A*, *vitamina C*
Pavo	Hierro, *proteína*, riboflavina, tiamina, vitamina B₆, vitamina B₁₂, *zinc*
Pera	*Fibra*, vitamina C
Pez espada	Colina, *ácidos grasos omega 3*, *proteína*, *selenio*, vitamina B₆, vitamina B₁₂
Pimiento morrón	Folato, licopeno, *vitamina A*, *vitamina C*
Piña	*Manganeso*, *vitamina C*
Piñón	Cobre, hierro, magnesio, *manganeso*, *grasas poliinsaturadas*, zinc
Pistache	*Cobre*, *manganeso*, fósforo, fitoesteroles
Plátano	Fibra, manganeso, potasio, *vitamina B₆*, vitamina C
Pollo	Colina, *niacina*, ácido pantoténico, *proteína*, selenio
Psyllium en polvo	*Fibra*

Alimento	Excelente/Buena fuente de...
Queso cottage	Calcio, fósforo, riboflavina, vitamina B_6, vitamina B_{12}
Queso parmesano	Calcio, cromo, fósforo, proteína
Queso ricotta	Calcio, fósforo, proteína, riboflavina, vitamina A
Quimbombó	Calcio, folato, fibra, magnesio, vitamina B_6, vitamina C, vitamina K
Quinoa	Cobre, fibra, ácido fólico, hierro, magnesio, manganeso, fósforo, proteína, tiamina, vitamina B_6
Reloj del atlántico	Proteína, selenio
Res	Colina, cromo, hierro, niacina, proteína, riboflavina, selenio, vitamina B_6, zinc
Ruibarbo	Calcio, fibra
Salmón	Biotina, colina, niacina, ácidos grasos omega 3, ácido pantoténico, fósforo, potasio, proteína, selenio, vitamina B_6, vitamina B_{12}
Salvado de trigo	Fibra, fósforo
Sal yodada	Yodo, sodio
Sandía	Magnesio (semillas), fósforo (semillas), vitamina A, vitamina C, zinc (semillas)
Sardina	Calcio, niacina, ácidos grasos omega 3, fósforo, proteína, vitamina B_{12}
Semillas de girasol/ aceite de girasol	Cobre, fibra, folato, magnesio, fósforo, fitoesteroles, grasas poliinsaturadas, proteína, selenio, vitamina E
Semillas de linaza/ aceite de linaza	Fibra (semillas), magnesio (semillas), ácidos grasos omega 3, fósforo (semillas), grasas poliinsaturadas
Sorgo	El sorgo no es fuente importante de ningún nutriente pero contiene fitoquímicos como los flavonoides y las proantocianidinas.

Alimento	Excelente/Buena fuente de...
Soya	Calcio, fibra, folato, hierro, magnesio, niacina, ácidos grasos omega 3, fósforo, grasas poliinsaturadas, potasio, proteína, riboflavina, tiamina, vitamina C, vitamina K, zinc
Suero de leche	Calcio, proteína
Té negro	El té negro no es fuente importante de ningún nutriente pero contiene fitonutrientes como los flavonoles.
Té verde	El té verde no es fuente importante de ningún nutriente pero contiene fitoquímicos como las epicatequinas.
Tef	Cobre, fibra, hierro, magnesio, manganeso, fósforo, proteína, tiamina, vitamina B_6, zinc
Ternera	Colina, niacina, proteína, riboflavina, vitamina B_{12}, zinc
Trigo/trigo bulgur	Cobre, fibra, magnesio, manganeso, niacina, fósforo, proteína, selenio, tiamina, vitamina B_6
Triticale	Cobre, fibra, magnesio, manganeso, niacina, fósforo, proteína, tiamina, zinc
Trucha arcoíris	Niacina, ácidos grasos omega 3, ácido pantoténico, proteína, selenio
Uva/jugo de uva	Cromo, manganeso, vitamina C
Uva pasa	Las uvas pasa no son fuente importante de ningún nutriente pero son una fuente de fitonutrientes importantes como el ácido quínico, el ácido gálico, los ácidos clorogénicos y cafeícos, la catequina y las epicatequinas.
Vino	Cromo
Yogurt	Calcio, yodo, ácido pantoténico, fósforo, potasio, proteína, riboflavina, vitamina B_{12}
Zanahoria/jugo de zanahoria	Alfacaroteno, betacaroteno, luteína, vitamina A, zeaxantina

Bibliografía

Capítulo 1. Lata de vita-monos

Billing, J., y P. W. Sherman. "Antimicrobial Functions of Spices: Why Some Like It Hot", *Quarterly Review of Biology* 73, núm. 1 (marzo de 1998): 3-49.

Bondonno, C. P., *et al.,* "Flavonoid-rich Apples and Nitrate-Rich Spinach Augment Nitric Oxide Status and Improve Endothelial Function in Healthy Men and Women: A Randomized Controlled Trial", *Free Radical Biology andMedicine* 52, núm. 1 (1° de enero de 2012): 95-102.

Ueta, Kazumi, *et al.,* "Broth from Canned Clams Is Suitable for Use as an Excellent Source of Free Vitamin B_{12}", *Journal of Agricultural and Food Chemistry* 59, núm. 22 (2011): 12054-1258. Tomado de http://pubs.acs.org/doi/abs/10.1021/jf2037104 el 20 de febrero de 2012.

Cockayne, S., *et al.,* "Vitamin K and the Prevention of Fractures: Systematic Review and Meta-analysis of Randomized Controlled Trials", *Archives of InternationalMedicine* 166, núm. 12 (2006): 1256-1261.

Denter, J., y B. Bisping. "Formation of B-vitamins by Bacteria During the Soaking Process of Soybeans for Tempe Fermentation", *International Journal ofFood Microbiology* 22, núm. 1 (abril de 1994): 23-31.

Deyhim, F., *et al.,* "Orange Pulp Improves Antioxidant Status and Suppresses Lipid Peroxidation in Orchidectomized Male Rats", *Nutrition* 23, núm. 7-8 (julio-agosto de 2007): 617-621.

Dietary Supplement Fact Sheet: Vitamin B_{12}. Tomado del sitio: http://ods.od.nih.gov/factsheets/vitaminb12 el 3 de marzo de 2012.

Esmaillzadeh, A., y L. Azadbakht, "Legume Consumption Is Inversely Associated with Serum Concentrations of Adhesion Molecules and Inflammatory Biomarkers Among Iranian Women", *Journal of Nutrition* 142, núm. 2 (febrero de 2012): 334-339.

Eussen, S. J., *et al.,* "Plasma Vitamins B_2, B_6, and B_{12}, and Related Genetic Variants as Predictors of Colorectal Cancer Risk", *Cancer Epidemiology Biomarkers & Prevention* 19, núm. 10 (octubre de 2010): 2549-2561.

Garcia-Rodriguez, C. E., *et al.*, "Does Consumption of Two Portions of Salmon per Week Enhance the Antioxidant Defense System in Pregnant Women?", *Antioxidants & Redox Signaling* 16, núm. 12 (15 de junio de 2012): 1401-1406.

Kim, S. Y., *et al.*, "Kale Juice Improves Coronary Artery Disease Risk Factors in Hypercholesterolemic Men", *Biomedical and Environmental Sciences* 21, núm. 2 (abril de 2008): 91-97.

Klein, E. A., *et al.*, "Vitamin E and the Risk of Prostate Cancer: The Selenium and Vitamin E Cancer Prevention Trial (SELECT)", *Journal of the AmericanMedical Association* 306, núm. 14 (12 de octubre de 2011): 1549-1556.

Kobayashi, D., *et al.*, "The Effect of Pantothenic Acid Deficiency on Keratinocyte Proliferation and the Synthesis of Keratinocyte Growth Factor and Collagen in Fibroblasts", *Journal of Pharmacological Sciences* 115, núm. 2 (2011): 230-234.

Krinsky, N. I., J. T. Landrum and R. A. Bone, "Biologic Mechanisms of the Protective Role of Lutein and Zeaxanthin in the Eye", *Annual Review of Nutrition* 23 (2003): 171-201.

McGowan, C. A., *et al.*, "Insufficient Vitamin D Intakes Among Pregnant Women", *European Journal of Clinical Nutrition* 65, núm. 9 (septiembre de 2011): 1076-1078.

Mousain-Bosc, M., *et al.*, "Improvement of Neurobehavioral Disorders in Children Supplemented with Magnesium-Vitamin B_6. II. Pervasive Developmental Disorder-Autism", *Magnesium Research* 19, núm. 1 (marzo de 2006): 53-62.

Murakoshi, M., *et al.*, "Potent Preventive Action of Alpha-Carotene Against Carcinogenesis: Spontaneous Liver Carcinogenesis and Promoting Stage of Lung and Skin Carcinogenesis in Mice Are Suppressed More Effectively by Alpha-Carotene than by Beta-Carotene", *Cancer Research* 52, núm. 23 (1° de diciembre de 1992): 6583-6587.

Murphy, M. M., *et al.*, "Fresh and Fresh Lean Pork Are Substantial Sources of Key Nutrients When These Products Are Consumed by Adults in the United States", *Nutrition Research* 31, núm. 10 (octubre de 2011): 776-783.

Naghashpour, M., *et al.,* "Riboflavin Status and Its Association with Serum hs-CRP Levels Among Clinical Nurses with Depression", *Journal of the AmericanCollege of Nutrition* 30, núm. 5 (octubre de 2011): 340-347.

Pelletier, S. X., *et al.,* "A Diet Moderately Enriched in Phytosterols Lowers Plasma Cholesterol Concentrations in Normocholesterolemic Humans", *Annals ofNutrition and Metabolism* 39 (1995): 291-295.

Praxedes de Aquino, R. C., *et al.,* "Analysis of Retinol Concentrations in Bovine Liver and Its Habitual Consumption by Pregnant Women", *Annals of Nutritionand Metabolism* 50, núm. 4 (2006): 325-329.

Rabbani, R., *et al.,* "High-Dose Thiamine Therapy for Patients with Type 2 Diabetes and Microalbuminuria: A Randomised, Double-Blind Placebo- Controlled Pilot Study", *Diabetologia* 52, núm. 2 (febrero de 2009): 208-212.

Reis, F. S., *et al.,* "Composition and Nutritional Value of the Most Widely Appreciated Cultivated Mushrooms: An Inter-species Comparative Study", *Food andChemical Toxicology* (28 de octubre de 2011).

Schaefer, E. J., *et al.,* "Plasma Phosphatidylcholine Docosahexaenoic Acid Content and Risk of Dementia and Alzheimer Disease: The Framingham Heart Study", *Archives of Neurology* 63, núm. 11 (noviembre de 2006): 1545-1550.

Sconce, E., P. Avery, P. Wynne y F. Kamali (2007), "Vitamin K Supplementation Can Improve Stability of Anticoagulation for Patients with Unexplained Variability in Response to Warfarin", *Blood* 109, núm. 6 (2007), 2419-2423.

Yong, L. C., y M. R. Petersen, "High Dietary Niacin Intake Is Associated with Decreased Chromosome Translocation Frequency in Airline Pilots", *BritishJournal of Nutrition* 105, núm. 4 (febrero de 2011): 496-505.

Yu, B. H., y C. Kies. "Niacin, Thiamine, and Pantothenic Acid Bioavailability to Humans from Maize Bran as Affected by Milling and Particle Size", *Plant Foods for Human Nutrition* 43, núm. 1 (enero de 1993): 87-95.

Zhang, R., y D. P. Naughton. "Vitamin D in Health and Disease: Current Perspectives", *Nutrition Journal* 9, núm. 65 (2010).

Adams, L. S., *et al.,* "White Button Mushroom *(Agaricus bisporus)* Exhibits Antiproliferative and Proapoptotic Properties and Inhibits Prostate Tumor Growth in Athymic Mice", *Nutrition and Cancer* 60, núm. 6 (2008): 744-756.

Berr, C., *et al.,* "Increased Selenium Intake in Elderly High Fish Consumers May Account for Health Benefits Previously Ascribed to Omega 3 Fatty Acids", *Journal of Nutrition Health 7 Aging* 13, núm. 1 (enero de 2009): 14-18.

Centers for Disease Control and Prevention (CDC), "CDC Grand Rounds: Dietary Sodium Reduction—Time for Choice", MMWR Morb Mortal Wkly Rep., febrero de 2012 10; 61(5): 89-91. Tomado de http://www.cdc.gov/salt/pdfs/sodium_fact_sheet.pdf el 29 de marzo de 2012.

Freedman, M. R., y D. R. Keast, "White Potatoes, Including French Fries, Contribute Shortfall Nutrients to Children's and Adolescents' Diets", *NutritionResearch* 31, núm. 4 (abril de 2011): 270-277.

Fulgoni, V. L. III, *et al.,* "Nutrients from Dairy Foods Are Difficult to Replace in Diets of Americans: Food Pattern Modeling and an Analysis of the National Health And Nutrition Examination Survey 2003-2006", *Nutrition Research* 31, núm. 10 (octubre de 2011): 759-765.

Gennari, C. "Calcium and Vitamin D Nutrition and Bone Disease of the Elderly", *Public Health Nutrition* 4, núm. 2B (abril de 2001): 547-559.

Gletsu-Miller, N., *et al.,* "Incidence and Prevalence of Copper Deficiency Following Roux-en-y Gastric Bypass Surgery", *International Journal of Obesity* 36, núm. 3 (marzo de 2012): 328-335.

Grimm, M., *et al.,* "High Phosphorus Intake Only Slightly Affects Serum Minerals, Urinary Pyridinium Crosslinks and Renal Function in Young Women", *EuropeanJournal of Clinical Nutrition* 55, núm. 3 (2001): 153-161.

Hale, L. P., *et al.,* "Dietary Supplementation with Fresh Pineapple Juice Decreases Inflammation and Colonic Neoplasia in IL-10–Deficient Mice with Colitis", *Inflammatory Bowel Diseases* 16, núm. 12 (diciembre de 2010): 2012-2021.

Hu, Y., *et al.,* "Kaempferol in Red and Pinto Bean Seed *(Phaseolus vulgaris L.)* Coats Inhibits Iron Bioavailability Using an in Vitro Digestion/Human Caco-2 Cell Model", *Journal of Agricultural and Food Chemistry* 54, núm. 24 (29 de noviembre de 2006): 9254-9261.

Josse, A. R., *et al.,* "Almonds and Postprandial Glycemia—A Dose-Response Study", *Metabolism* 56, núm. 3 (marzo de 2007): 400-404.

Karp, H., *et al.,* "Differences Among Total and in Vitro Digestible Phosphorus Content of Meat and Milk Products", *Journal of Renal Nutrition* 22, núm. 3 (mayo de 2012): 344-349.

Khosravi-Boroujeni, H., *et al.,* "Favorable Effects on Metabolic Risk Factors with Daily Brewer's Yeast in Type 2 Diabetic Patients with Hypercholesterolemia: A Semi-Experimental Study", *Journal of Diabetes* 4, núm. 2 (junio de 2012): 153-158.

Kristensen, M. B., *et al.,* "Total Zinc Absorption in Young Women, but Not Fractionalm Zinc Absorption, Differs Between Vegetarian and Meat-Based Diets with Equal Phytic Acid Content", *British Journal of Nutrition* 95, núm. 5 (mayo de 2006): 963-967.

Marlett, J. A., M. I. McBurney, y J. L. Slavin, "Position of the American Dietetic Association: Health Implications of Dietary Fiber", *Journal of the American Dietetic Association* 102, núm. 7 (julio de 2002): 993-1000.

Mitchell, D. C., *et al.,* "Consumption of Dry Beans, Peas, and Lentils Could Improve Diet Quality in the U.S. Population", *Journal of the American DieteticAssociation* 109, núm. 5 (mayo de 2009): 909-913.

O'Neil, C. E., *et al.,* "Tree Nut Consumption Improves Nutrient Intake and Diet Quality in U. S. Adults: An Analysis of National Health and Nutrition Examination Survey (NHANES) 1999-2004", *Asia Pacific Journal of Clinical Nutrition* 19, núm. 1 (2010): 142-150.

Pearce, E. N., "National Trends in Iodine Nutrition: Is Everyone Getting Enough?" *Thyroid* 17, núm. 8 (septiembre de 2007): 823-827.

Pearce, E. N., *et al.,* "Sources of Dietary Iodine: Bread, Cows' Milk, and Infant Formula in the Boston Area", *Journal of Clinical Endocrinology & Metabolism* 89, núm. 7 (julio de 2004): 3421-3424.

Rao, A. V., y D. M. Snyder. "Raspberries and Human Health: A Review", *Journal of Agricultural and Food Chemistry* 58, núm. 7 (14 de abril de 2010): 3871-3883.

Rude, R. K., "Magnesium Deficiency: A Cause of Heterogeneous Disease in Humans", *Journal of Bone and Mineral Research* 12 (1998): 749-758.

Saris, N. E., *et al.,* "Magnesium: An Update on Physiological, Clinical, and Analytical Aspects", *Clinica Chimica Acta* 294 (2000): 1-26.

Singh, M., y R. R. Das. "Zinc for the Common Cold", Cochrane Database of Systematic Reviews (16 de febrero de 2011): 2:CD001364.

Stranges, S., *et al.,* "A Prospective Study of Dietary Selenium Intake and Risk of Type 2 Diabetes", *BMC Public Health* 10 (21 de septiembre de 2010): 564.

Tordoff, M. G., y M. A. Sandell, "Vegetable Bitterness Is Related to Calcium Content", *Appetite* 52, núm. 2 (abril de 2009): 498-504.

Capítulo 3. Masticar las grasas, la fibra y los fitoesteroles

Agurs-Collins, T., *et al.,* "Legume Intake and Reduced Colorectal Adenoma Risk in African-Americans", *Journal of National Black Nurses Association* 17, núm. 2 (diciembre de 2006): 6-12.

Asp, M. L., *et al.,* "Time-Dependent Effects of Safflower Oil to Improve Glycemia, Inflammation and Blood Lipids in Obese, Post-Menopausal Women with Type 2 Diabetes: A Randomized, Double-Masked, Crossover Study", *Clinical Nutrition* 30, núm. 4 (agosto de 2011): 443-449.

Bassett, C. M., *et al.,* "The α-linolenic Acid Content of Flaxseed Can Prevent the Atherogenic Effects of Dietary Trans Fat", *American Journal of Physiology—Heart and Circulatory Physiology* 301, núm. 6 (diciembre de 2011): H2220-2226.

Cyril, W. C., *et al.,* "Nuts, Metabolic Syndrome and Diabetes", *British Journal of Nutrition* 104 (2010): 465-473.

Gouni-Berthold, I., y H. K. Berthold, "Policosanol: Clinical Pharmacology and Therapeutic Significance of New Lipid-Lowering Agent", *American HeartJournal* 143, núm. 2 (2002): 356-365.

Griel, A. E., *et al.,* "A Macadamia Nut–Rich Diet Reduces Total and LDL-Cholesterol in Mildly Hypercholesterolemic Men and Women", *Journal of Nutrition* 138, núm. 4 (abril de 2008): 761-767.

Harris, W. S., *et al.,* "Omega 6 Fatty Acids and Risk for Cardiovascular Disease: A Science Advisory from the American Heart Association Nutrition Subcommittee of the Council on Nutrition, Physical Activity, and Metabolism; Council on Cardiovascular Nursing; and Council on Epidemiology and Prevention", *Circulation* 119 (2009): 902-907.

Heber, D., y S. Bowerman, "Applying Science to Changing Dietary Patterns", *Journal of Nutrition* 131, núm. 11 (noviembre de 2001): 3078S-3081S.

Murty, C. M., *et al.,* "Chickpea Supplementation in an Australian Diet Affects Food Choice, Satiety and Bowel Health", *Appetite* 54, núm. 2 (abril 2010): 282-288.

Musa-Veloso, K., *et al.,* "A Comparison of the LDL-Cholesterol Lowering Efficacy of Plant Stanols and Plant Sterols over a Continuous Dose Range: Results of a Meta-Analysis of Randomized, Placebo-Controlled Trials", *ProstaglandinsLeukotrienes and Essential Fatty Acids* 85, núm. 1 (julio de 2011): 9-28.

Ulbricht, C., *et al.,* "Chia *(Salvia hispanica):* A Systematic Review by the Natural Standard Research Collaboration", *Reviews on Recent Clinical Trials* 4 (2009): 168-174.

Wong, J. M., *et al.,* "The Effect on the Blood Lipid Profile of Soy Foods Combined with a Prebiotic: A Randomized Controlled Trial", *Metabolism* 59, núm. 2 (septiembre de 2010): 1331-1440.

Capítulo 4. Digiérelo

Chen, S., J. Wang, y Y. Li, "Is Alcohol Consumption Associated with Gastroesophageal Reflux Disease?", *Journal of Zhejiang University* 11, núm. 6 (junio de 2010): 423-428.

Hargrove, J. L., *et al.,* "Inhibition of Aromatase and ⍺-amylase by Flavonoids and Proanthocyanidins from Sorghum Bicolor Bran Extracts", *Journal of MedicinalFood* 14, núm. 7-8 (Julio-agosto de 2011): 799-807.

Li, S. Q., y Q. H. Zhang, "Advances in the Development of Functional Foods from Buckwheat", *Critical Reviews in Food Science and Nutrition* 41, núm. 6 (septiembre de 2001): 451-464.

Loeb, H., *et al.,* "Tannin-Rich Carob Pod for the Treatment of Acute-Onset Diarrhea", *Journal of Pediatric Gastroenterology and Nutrition* 8, núm. 4 (1989): 480-485.

McFarland, L. V., "Evidence-Based Review of Probiotics for Antibiotic-Associated Diarrhea and *Clostridium difficile* Infections", *Anaerobe* 15, núm. 6 (2009): 274-280.

Trinkley, K. E., K. Porter y M. C. Nahata, "Prescribing Patterns for the Out-patient Treatment of Constipation in the United States", *Digestive Diseasesand Sciences* 55, núm. 12 (diciembre de 2010): 3514-3520.

Capítulo 5. Corazonada alimenticia

Cesar, T. B., *et al.,* "Orange Juice Decreases Low-Density Lipoprotein Cholesterol in Hypercholesterolemic Subjects and Improves Lipid Transfer to High-Density Lipoprotein in Normal and Hypercholesterolemic Subjects", *NutritionResearch* 30, núm. 10 (octubre de 2010): 689-694.

Estevez-Gonzalez, M. D., *et al.,* "HDL Cholesterol Levels in Children with Mild Hypercholesterolemia: Effect of Consuming Skim Milk Enriched with Olive Oil and Modulation by the TAQ 1B Polymorphism in the CETP Gene", *Annal sof Nutrition and Metabolism* 56, núm. 4 (2010): 288-293.

Inoue, N., *et al.,* "Screening of Soy Protein-Derived Hypotriglyceridemic Dipeptides in Vitro and in Vivo", *Lipids in Health and Disease* 10 (22 de mayo de 2011): 85.

Jalali-Khanabadi, B. A., *et al.,* "Effects of Almond Dietary Supplementation on Coronary Heart Disease Lipid Risk Factors and Serum Lipid Oxidation Parameters in Men with Mild Hyperlipidemia", *Journal of Alternative and Complementary Medicine* 16, núm. 12 (diciembre): 1279-1283.

Rasmussen, B., B. Vessby, y M. Uusitupa, "Effects of Dietary Saturated, Monounsaturated, and n-3 Fatty Acids on Blood Pressure in Healthy Subjects", *American Journal of Clinical Nutrition* 83, núm. 2 (febrero de 2006): 221-226.

Shearer, G. C., O. V. Savinova, y W. S. Harris, "Fish Oil: How Does It Reduce Plasma Triglycerides?", *Biochimica et Biophysica Acta* 1821, núm. 5, mayo de 2012): 843-851.

Yang, S. C. *et al.,* "Soybean Protein Hydrolysate Improves Plasma and Liver Lipid Profiles in Rats Fed High-Cholesterol Diet", *Journal of the American Collegeof Nutrition* 26 (2007): 416-423

Capítulo 6. Dulce amargura

Butt, M. S., *et al.,* "Oat: Unique Among the Cereals", *European Journal of Nutrition* 47 (2008): 68-79.

Husband, A. C., *et al.,* "The Effectiveness of Glucose, Sucrose, and Fructose in Treating Hypoglycemia in Children with Type 1 Diabetes", *Pediatric Diabetes* 11 (2010): 154-158.

Kim, H., *et al.,* "Glucose and Insulin Responses to Whole Grain Breakfasts Varying in Soluble Fiber, Beta-glucan", *European Journal of Nutrition* 48 (2009): 170-175.

Rovner, A. J., *et al.,* "The Effect of a Low-Glycemic Diet vs. a Standard Diet on Blood Glucose Levels and Macronutrient Intake in Children with Type 1 Diabetes", *Journal of the American Dietetic Association* 109 (2009): 2, 303-307.

Capítulo 7. Mayoría oral

Hansanugrum, A., *et al.,* "Effect of Milk on the Deodorization of Malodorous Breath after Garlic Ingestion", *Journal of Food Science* 75, núm. 6 (2010): C549-C558.

Negishi, O., y Y. Negishi. "Enzymatic Deodorization with Raw Fruits, Vegetables and Mushrooms", *Food Science and Technology Research* 5, núm. 2 (1999): 176-180.

Osawa, K., *et al.,* "Identification of Cariostatic Substances in the Cacao Bean Husk: Their Anti-glucosyltransferase and Antibacterial Activities", *Journal of Dental Research* 80, núm. 11 (noviembre de 2001): 2000-2004.

Tanaka, K., *et al.,* "Intake of Dairy Products and the Prevalence of Dental Caries in Young Children", *Journal of Dentistry* 38, núm. 7 (2010): 579-583.

Venkateswara, B., *et al.,* "Green Tea Extract for Periodontal Health", *Journal of Indian Society for Periodontology* 15, núm. 1 (2011): 18-22.

Capítulo 8. La belleza interior y exterior

Black, C. D., *et al.,* "Ginger (*Zingiber officinale*) Reduces Muscle Pain Caused by Eccentric Exercise", *Journal of Pain* 11, núm. 9 (septiembre de 2010): 894-903.

Hunger, D. C., *et al.,* "Consumption of Gold Kiwifruit Reduces Severity and Duration of Selected Upper Respiratory Tract Infection Symptoms and Increases Plasma Vitamin C Concentration in Healthy Older Adults", *British Journal of Nutrition* 15 (2011): 1-11.

Kirsh, V. A., *et al.,* "Prospective Study of Fruit and Vegetable Intake and Risk of Prostate Cancer", *Journal of the National Cancer Institute* 99, núm. 15 (2007): 1200-1209.

Ndiaye, M., *et al.,* "The Grape Antioxidant Resveratrol for Skin Disorders: Promise, Prospects, and Challenges", *Archives of Biochemistry and Biophysics* 508, núm. 2 (15 de abril de 2011): 164-170.

Rahbar, N., N. Asgharzadeh, y R. Ghorbani, "Effect of Omega 3 Fatty Acids on Intensity of Primary Dysmenorrhea", *International Journal of Gynaecologyand Obstetrics* 117, núm. 1 (abril de 2012): 45-47.

Tokuyama, S., y K. Nakamoto. "Unsaturated Fatty Acids and Pain", *Biological & Pharmaceutical Bulletin* 34, núm. 8 (2011): 1174-1178.

Uchide, N., y H. Toyoda, "Antioxidant Therapy as a Potential Approach to Severe Influenza-Associated Complications", *Molecules* 16, núm. 3 (2011): 2032-2052.

Williams, S., S. Tamburic, y C. Lally, "Eating Chocolate Can Significantly Protect the Skin from UV Light", *Journal of Cosmetic Dermatology* 8, núm. 3 (septiembre de 2009): 69-73.

Zhang, M., *et al.,* "Antioxidant Properties of Quercetin", *Advances in Experimental Medicine and Science* 701 (2011): 283-289.

Capítulo 9. Superestrellas categóricas

Agil, R., y F. Hosseinian. "Dual Functionality of Triticale as a Novel Dietary Source of Prebiotics with Antioxidant Activity in Fermented Dairy Products", *Plant Foods for Human Nutrition* 67, núm. 1 (marzo de 2012): 88-93.

Basu, J., A. Sachdeva, y J. Nagpal, "Emerging Health Properties of Fermented Milk and Whey Proteins: Role in *Helicobacter pylori* Eradication", *Journal ofClinical Gastroenterology* 43, núm. 10 (noviembre-diciembre 2009): 1011-1012.

Bolling, B. W., *et al.,* "Tree Nut Phytochemicals: Composition, Antioxidant Capacity, Bioactivity, Impact Factors. A Systematic Review of Almonds, Brazils, Cashews, Hazelnuts, Macadamias, Pecans, Pine Nuts, Pistachios and Walnuts", *Nutrition Research Reviews* 24, núm. 2 (diciembre de 2011): 244-275.

Brown, M. J., *et al.,* "Carotenoid Bioavailability Is Higher from Salads Ingested with Full-Fat Than with Fat-Reduced Salad Dressings as Measured with Electrochemical Detection", *American Journal of Clinical Nutrition* 80, núm. 2 (agosto de 2004): 396-403.

Davidi, A., *et al.,* "The Effect of the Addition of Daily Fruit and Nut Bars to Diet on Weight, and Cardiac Risk Profile, in Overweight Adults", *Journal of HumanNutrition and Dietetics* 24, núm. 6 (diciembre de 2011): 543-551.

Dhandayuthapani, S., *et al.,* "Bromelain-Induced Apoptosis in GI-101A Breast Cancer Cells", *Journal of Medicinal Food* 15, núm. 4 (abril de 2012): 344-349.

Iwasawa, H., *et al.,* "Anti-oxidant Effects of Kiwi Fruit in Vitro and in Vivo", *Biological & Pharmaceutical Bulletin* 34, núm. 1 (2011): 128-134.

Jonnalagadda, S. S., *et al.,* "Putting the Whole Grain Puzzle Together: Health Benefits Associated with Whole Grains—Summary of American Society for Nutrition 2010 Satellite Symposium", *Journal of Nutrition* 141, núm. 5 (mayo de 2011): 1011S-1022S.

Paddon-Jones, D., *et al.,* "Role of Dietary Protein in the Sarcopenia of Aging", *American Journal of Clinical Nutrition* 87 (2008): 1562S-1566S.

Pelchat, M. L., *et al.,* "Excretion and Perception of a Characteristic Odor in Urine After Asparagus Ingestion: A Psychophysical and Genetic Study", *ChemicalSenses* 36, núm. 1 (enero de 2011): 9-17.

Slatnar, A., *et al.,* "Effect of Drying of Figs (*Ficus carica L.*) on the Contents of Sugars, Organic Acids, and Phenolic Compounds", *Journal of Agricultural and Food Chemistry* 59, núm. 21 (9 de noviembre de 2011): 11696-11702.

Spaccarotella, K. J., y W. D. Andzel. "The Effects of Low Fat Chocolate Milk on Postexercise Recovery in Collegiate Athletes", *Journal of Strength and Conditioning Research* 25, núm. 12 (diciembre de 2011): 3456-3460.

Symons, T., *et al.,* "Aging Does Not Impair the Anabolic Response to a Protein-Rich Meal", *American Journal of Clinical Nutrition* 86 (2007): 451-456.

Van Camp, D., N. H. Hooker, y C. T. Lin, "Changes in Fat Contents of U. S. Snack Foods in Response to Mandatory Trans Fat Labelling", *Public Health Nutrition* (8 de febrero de 2012): 1-8.

Waller, S. M., *et al.,* "Evening Ready-to-Eat Cereal Consumption Contributes to Weight Management", *Journal of the American College of Nutrition* 23, núm. 4 (agosto 2004): 316-321.

Wolfe, R. "The Underappreciated Role of Muscle in Health and Disease", *American Journal of Clinical Nutrition* 84 (2006): 475-482.

Zizza, C. A., y B. Xu, "Snacking Is Associated with Overall Diet Quality AmongAdults", *Journal of the American Dietetic Association* 112, núm. 2 (11 de noviembre de 2011): 291-296.

Capítulo 10. Alimentos olímpicos

Howatson, G., *et al.,* "Effect of Tart Cherry Juice (*Prunus cerasus*) on Melatonin Levels and Enhanced Sleep Quality", *European Journal of Nutrition* (30 de octubre de 2011).

Jackman, S. R., *et al.,* "Branched-Chain Amino Acid Ingestion Can Ameliorate Soreness from Eccentric Exercise", *Medicine & Science in Sports and Exercise* 42, núm. 5 (2010): 962-970.

Joseph, J. A., B. Shukitt-Hale, y L. M. Willis, "Grape Juice, Berries, and Walnuts Affect Brain Aging and Behavior", *Journal of Nutrition* 139, núm. 9 (septiembre de 2009): 1813S-1817S.

Kim, Y., *et al.,* "Raisins are a Low to Moderate Glycemic Index Food with a Correspondingly Low Insulin Index", *Nutrition Research* 28, núm. 5 (2008): 304-308

Krikorian, R., *et al.,* "Blueberry Supplementation Improves Memory in Older Adults", *Journal of Agricultural and Food Chemistry* 58, núm. 7 (14 de abril de 2010): 3996-4000.

Kuehl, K. S., *et al.,* "Efficacy of Tart Cherry Juice in Reducing Muscle Pain During Running: A Randomized Controlled Trial", *Journal of the International Societyof Sports Nutrition* 7 (2010): 17.

Rondanelli, M., *et al.,* "The Effect of Melatonin, Magnesium, and Zinc on Primary Insomnia in Long-Term Care Facility Residents in Italy: A Double-Blind, Placebo-Controlled Clinical Trial" *Journal of the American Geriatrics Society* 59, núm. 1 (enero de 2011): 82-90.

Shell, W., *et al.,* "A Randomized, Placebo-Controlled Trial of an Amino Acid Preparation on Timing and Quality of Sleep", *American Journal of Therapeutics* 17, núm. 2 (marzo–abril de 2010): 133-139.

Índice alfabético

Lo mejor que puedes comer de David Grotto
se terminó de imprimir en abril de 2017
en los talleres de
Impresora Tauro S.A. de C.V.
Av. Plutarco Elías Calles 396, col. Los Reyes,
Ciudad de México